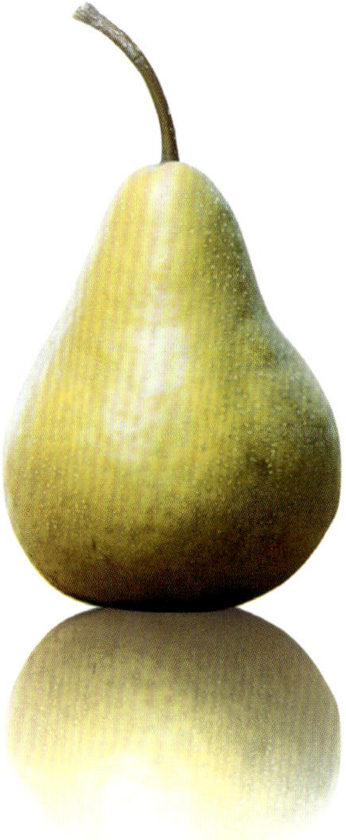

INHALT

VORWORT
Mein Bauch und ich 8

1. KAPITEL | QUICK-FIX
Wie starten? 13
Vorbereitung und Ablauf 16
Essplan 18
Ess- und Emotionstagebuch 20
Wie geht es weiter 21
Fabian und sein Bauch 23
Isabelle und ihr Bauch 26
Roland und sein Bauch 27
C. und ihr Bauch 28

2. KAPITEL | DICKER BAUCH
Definition Blähbauch 30
Definition Fettbauch 32
Skinny-Fat 35
Kotbauchformen 36
Genetische Ausprägung 38

3. KAPITEL | GRÜNDE FÜR EINEN DICKEN BAUCH
Lebensmittelunverträglichkeiten (LUV) 40
LUV: Gluten 41
Dr. Albers: Durchlässiger Darm 43
LUV: FODMAP 44
Zucker – und Zuckeralternativen 45
LUV: Fruchtzucker (Fruktose) 48
Dr. Albers: Verdauung von Fruchtzucker 50
Dr. Albers: Folgen von hohem Fruchtzuckerkonsum 53
Dr. Albers: Erkennung einer Fruktoseintoleranz 55
LUV: Milchzucker 57
Was ist eine Laktoseintoleranz? 58
Dr. Albers: Zu wenig Kalzium ohne Milchprodukte? 61
LUV: Histamin 61
Verdauungsbeschwerden durch Rohkost 64
Stress 72
Bewegung 76
Erholung und Entspannung 78

4. KAPITEL | LÖSUNGEN

5. KAPITEL | MAHLZEITENPLÄNE

6. KAPITEL | REZEPTE

7. KAPITEL | TRAININGSPLÄNE

8. KAPITEL | BEZUGSQUELLEN, ADRESSEN & INFORMATIONEN

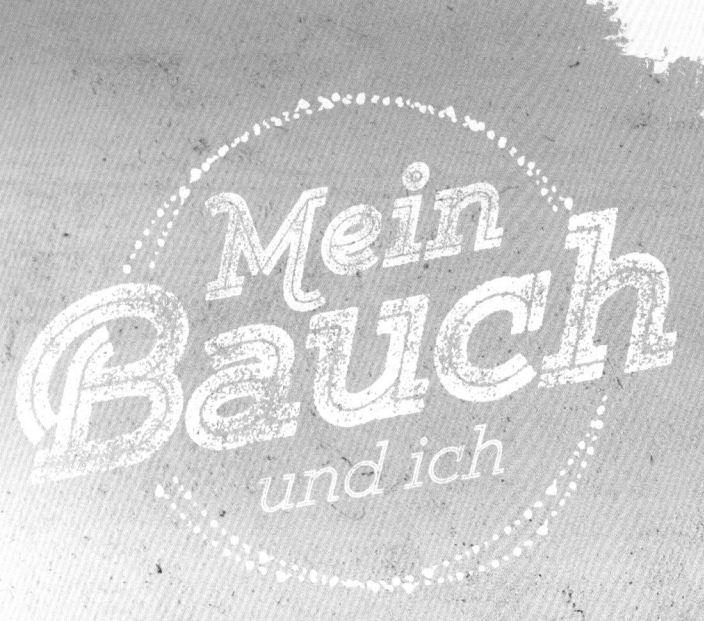

Mein Bauch und ich ist eine lange Geschichte. Mit knapp 20 fing das Leiden an. Ich war nicht zufrieden, wie mein Bauch aussah. Ich war schlank und hatte dennoch ein Bäuchlein. Ich hielt strickte Diät und nahm ab. Mein Bauch hingegen blieb trotzig an seinem Platz. Jedes Mal wenn ich in den Spiegel blickte, war er da und grinste mich an. Ich hasste meinen Bauch. Er verstand nicht, wieso ich ihn nicht mochte. War er doch mindestens so wichtig wie mein Kopf. Traf er doch mehr Entscheidungen als das Hirn da weiter oben. Bei ihm waren doch die Gefühle, und er war doch da, um künftig Kindern Raum zu bieten.

Aber alles was ich wollte, war einen flachen, straffen und schön geformten Bauch. Irgendwann fragte ich mich: Warum macht mein Bauch da unten nicht mit? Schlussendlich hat er ja auch nur mich. Ich las Gesundheitsratgeber, Fitnessmagazine und ging zu verschiedenen Ärzten. Jahrelang war ich auf der Suche und probierte alle möglichen Ratschläge, Tipps und Tricks aus. Ich schluckte Pülverchen und Tabletten, trank Entschlackungstees, ließ meinen Darm durchspülen und machte mir Darmmassagen. 100 Crunches pro Tag oder jahrelanges Bauch-Beine-Po-Training – mein Bauch blieb standhaft. Ich war verzweifelt. Doch aufgeben und mich mit meinem Ballonbauch abfinden, kam nicht infrage. Ich bin sehr ehrgeizig und hartnäckig.

Heute – 25 Jahre später – liebe ich meinen Bauch. Ich bin so stolz auf ihn und mich. Wir haben nach so vielen Jahren endlich zueinandergefunden. Nein, es war nicht meine Schwangerschaft, die uns versöhnte. In dieser Zeit war einfach Waffenstillstand bis zum Tage der Geburt und keinen Tag länger. Es war die Erkenntnis aus vielen Tests und Experimenten, die mir deutlich zeigten, wie mein Körper ernährt werden will, damit er reibungslos funktioniert. Über die letzten zehn Jahre konnte ich so Puzzleteil für Puzzleteil zusammensetzen und zu meinem körperlichen und seelischen Wohl finden.

DEIN BAUCH UND DU

Mit meinem Buch will ich dir helfen, schneller und effizienter zu deinem Wohlbefinden zu gelangen. Zum Glücklichsein bedarf es auch nicht unbedingt einen Waschbrettbauch. Du wünschst dir vielleicht nur etwas Ruhe im Bauch und einen regelmäßigen, beschwerdefreien Stuhlgang. Vielleicht erkennst du im Laufe der Auseinandersetzung mit deinem Bauch, dass du nicht auf glutenhaltige Produkte wie Brot, Pasta und Bier verzichten willst. Sie sind superfein und kostengünstig. Sie sind überall erhältlich und machen das Leben bedeutend einfacher, sei es in Gesellschaft von Freunden, Familie, an Festen oder in Restaurants, wo man mit Spezialwünschen nur unangenehm auffällt.

Vielleicht entscheidest du dich, trotz Ballonbauch nicht auf größere Mengen von Früchten, Salaten und/oder Milchprodukten zu verzichten. Das ist deine Entscheidung. Dann sei erst recht lieb mit deinem Bauch und wertschätze ihn. Er, dein unfreiwilliger Abfallkübel, leidet wegen dir an üblen Blähungen, Druck und Schmerzen. Er muss als Bauchbrauerei Überstunden leisten und Aufgaben übernehmen, die er langfristig nicht beschwerdefrei leisten kann. Sei, solange er noch einigermaßen funktioniert, nett und lieb zu ihm. Nicht jeder Bauch hat die Kraft, größere Mengen Rohkost zu verdauen. Dein Bauch gibt dir zwar immer wieder eindeutige Signale, dass er mit so viel Salat, rohem Gemüse und Früchten überfordert ist. Du ignorierst ihn und bist zudem noch unfair ihm gegenüber.

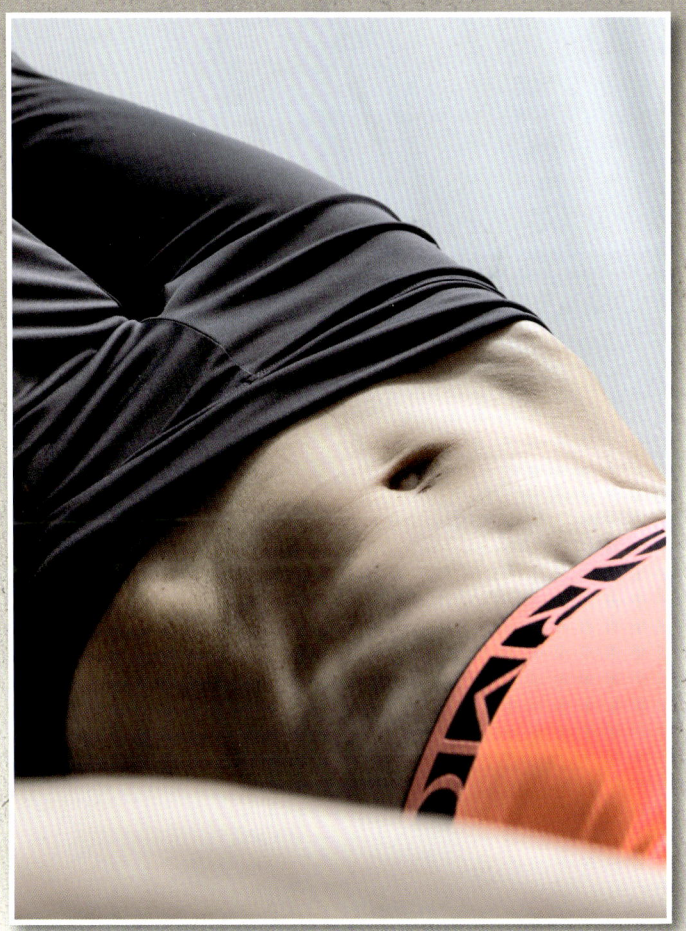

So wirst du nicht glücklich und zufrieden. Entweder änderst du deine Ernährung und probierst geduldig aus, was dir bekommt und was du nicht ohne Probleme verdauen kannst. Ist dir das zu mühsam und zeitaufwendig, dann ergib dich in deinem Unwohlsein und akzeptiere deinen Bauchballon. Im Volksmund sagt man: „Ein Schwein frisst alles." Das stimmt beim Hausschwein bis zu einem gewissen Punkt. Die arme Sau hat ja nicht wirklich die Wahl. Sie muss fressen, was in den Trog kommt. Und wir intelligenteren Wesen (fr)essen freiwillig und bei vollem Bewusstsein künstliche Zusatzstoffe, Unmengen von Zucker, Fastfood, Energy-Drinks und glutenhaltige Produkte. Wir rauchen, trinken Alkohol und schlafen zu wenig, sind gestresst und werden krank. Wir gehen zum Arzt und erhalten Medikamente zur Symptombekämpfung. Wir jammern und stöhnen. Wir sind gestresst und unzufrieden. Wir haben schlechte Laune und lassen dies unser Umfeld spüren. Es ist deine Wahl. Du setzt die Prioritäten in deinem Leben. Nicht alles, aber vieles lässt sich ändern.

Meine Ratschläge sind eine Grundbasis, damit du nicht so viele Jahre brauchst wie ich, um den „ungeliebten" Bauch loszuwerden. Sie können dir zu einer besseren Verdauung und schöneren Körperform verhelfen. Es sind praktische Tipps für den Alltag zur schrittweisen Optimierung deiner Ernährung. Ich erkläre dir, was nebst der Ernährung auch einen starken Einfluss auf dein Gewicht, Verdauung und Körperform hat und wie alles miteinander in Verbindung steht. Je nach deiner

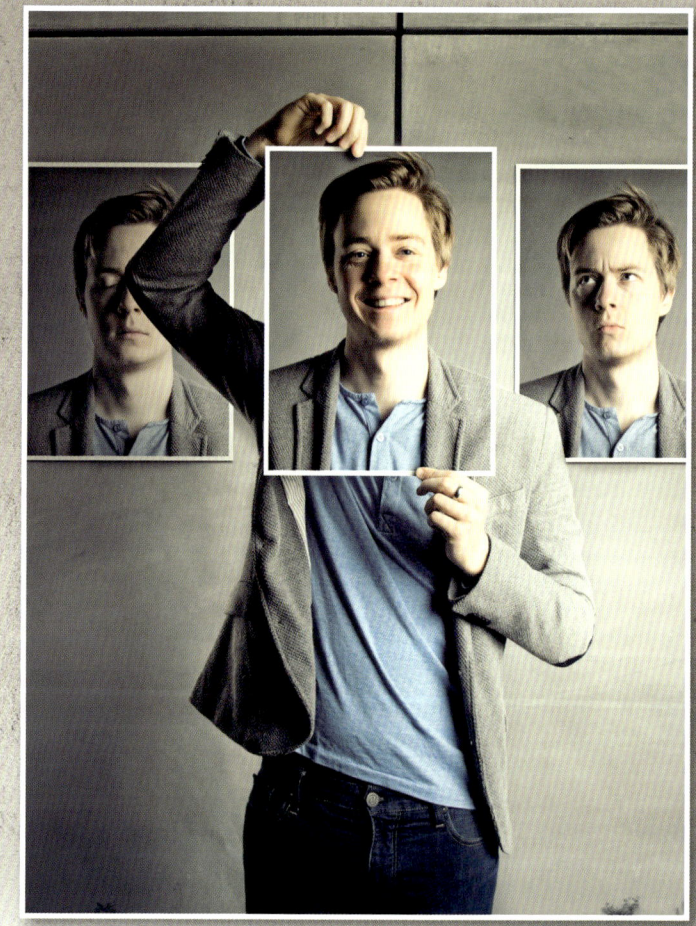

Ausgangslage und deinem Gesundheitszustand kannst du sofortige, eindrückliche Erfolge erleben. Du darfst jedoch auch nicht enttäuscht sein, wenn die positive Veränderung auf sich warten lässt. Etwas Disziplin und Geduld wirst du aufbringen müssen. Gewohnheiten zu ändern ist in der Theorie sehr einfach. Im Alltag ist die Umsetzung wesentlich anspruchsvoller, und es dauert mindestens 60 Tage, bis ein neuer Ablauf automatisiert ist.

Sobald du die Zusammenhänge verstehst und erkennst, was in deinem Körper passiert, machen die Ratschläge und die neue Lebensweise Sinn. Es fällt dir einfacher und du fühlst dich leichter und besser. Du wirst viele Aha-Momente erleben, wenn du bewusst isst und beobachtest, wie dein Körper reagiert. So können dies zum Beispiel auch nicht sehr erfreuliche Momente sein, wenn du wieder einen vernebelten Kopf und/oder Kopfschmerzen nach dem Genuss von Gluten hast. Es kann aber auch die Erleichterung sein, wenn endlich die Muskeln am Bauch zum Vorschein kommen, nur weil du beispielsweise weniger Rohkost isst. Einer meiner größten Aha-Momente folgte ein paar Tage nachdem ich keine Früchte mehr gegessen hatte. Mein Bauch war plötzlich flach und meine Blähungen weg. Sollte ich jetzt weinen oder lachen? Ich wusste aber endlich mit Sicherheit, was meine Beschwerden verursachte. Ich informierte mich über Zucker und Fruchtzucker. Es folgten weitere negative Punkte: Zucker und Fruchtzucker sind wie Drogen. Sie lösen ähnliche Suchtmuster im Gehirn aus wie Marihuana, Heroin, Alkohol und Nikotin. Zucker und Fruchtzucker verhindern den Körperfettabbau. Sie erhöhen den Blutzucker und verursachen Heißhunger. Sie machen uns dick, launisch und unzufrieden. Das metabolische Syndrom mit seinen vier charakteristischen Faktoren ist die Folge: abdominelle Fettleibigkeit, Bluthochdruck, veränderte Blutfettwerte und Insulinresistenz.

Will ich abhängig sein? Will ich Verdauungsprobleme und einen Blähbauch haben? Will ich mich der Gefahr des metabolischen Syndroms aussetzen? Die Antwort war und ist einfach: Nein.

Seit fast fünf Jahren esse ich nun keine Früchte mehr außer Avocado und manchmal eine kleine Menge Beeren. Vermisse ich Früchte? Nein. Fehlen mir die Vitamine und Ballaststoffe der Früchte? Nein. Ich esse viele verschiedene Gemüse und wähle von einem riesigen Nahrungsmittelangebot von gesunden, natürlichen Fetten, Proteinen (tierisch und pflanzlich) aus. Ich lege großen Wert auf saisonale, regionale und biologische Lebensmittel. Tierische Produkte sind, sofern möglich, von artgerecht gehaltenen und artgerecht gefütterten Tieren. Meine Blutwerte sind besser als je zuvor. Ich bin in den letzten fünf Jahren nie mehr krank gewesen. Ich habe viel mehr Energie. Ich schlafe gut und bin ausgeglichen. Mein Leben macht Spaß. Sogar an Tagen, an denen nicht alles rund läuft.

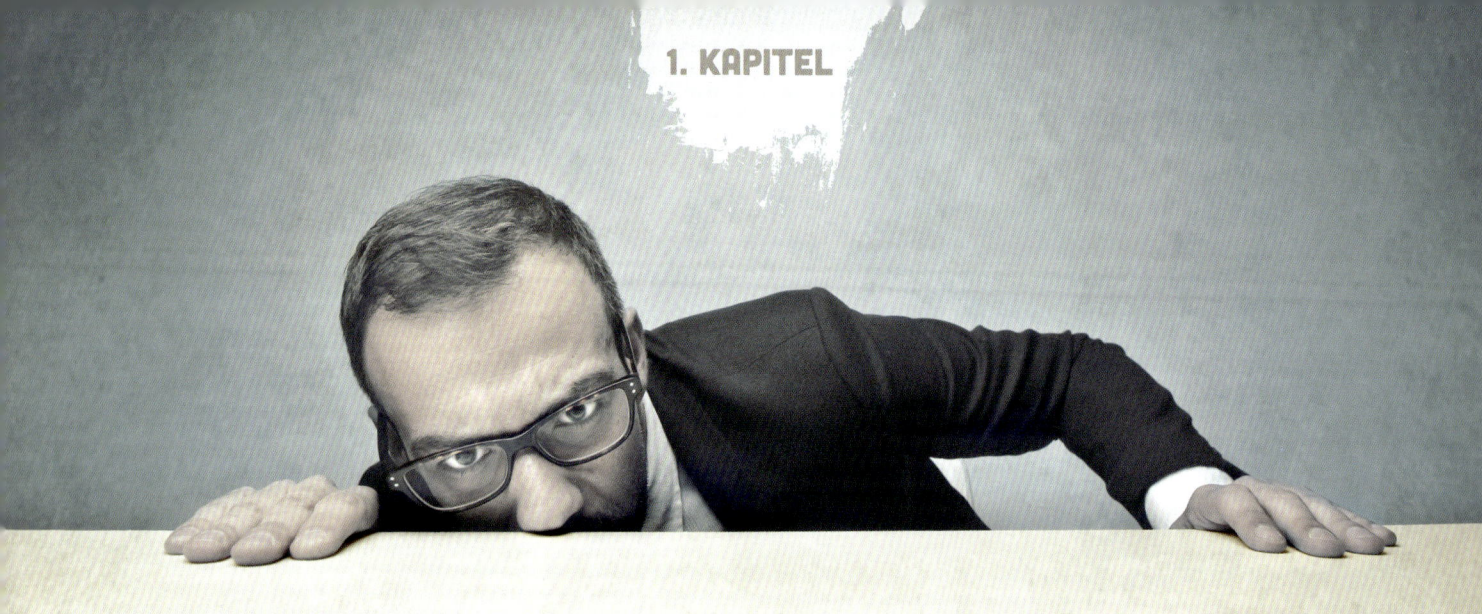

Quick-Fix

QUICK-FIX – BRINGT NIX? ODER DOCH? WIE STARTEN?

Du willst eine Veränderung? Du willst deine Verdauungsbeschwerden und andere Probleme loswerden? Du willst einen schönen Bauch? Ja. Dann habe ich für dich zwei wichtige Fragen: Isst/Trinkst du regelmäßig (täglich) einmal oder mehrmals von den rechts aufgeführten Nahrungsmitteln?
Oder hast du regelmäßig (fast täglich oder mehrmals pro Woche/Monat) Beschwerden wie auf der nächsten Seite aufgeführt (alle Punkte ankreuzen, die zutreffen)?

Wenn du in beiden Kategorien mehr als fünf Punkte in einer oder beiden Kolonnen angekreuzt hast, kannst du mit dem nachfolgenden 4-Tage-Quick-Fix-Ernährungsplan herausfinden, ob die Beschwerden direkt durch deine Ernährungsgewohnheiten verursacht werden.
Wenn du weniger als 5 Punkte auf beiden Seiten oder einer Seite angekreuzt hast, ist die Durchführung des Quick-Fix-Plans ebenfalls hilfreich, um zu sehen, ob die Elimination dieser Nahrungsmittel eine Verbesserung bringt.
Falls du keine Beschwerden hast und einfach deinen Bauchumfang reduzieren willst, kannst du direkt zu Kapitel 3 gehen und dich informieren, wie Körperfett entsteht und wie man es gesund und nachhaltig abbauen kann.

- ☐ FRÜCHTE
- ☐ SMOOTHIES
- ☐ FRUCHTSÄFTE
- ☐ SOFTGETRÄNKE, GEZUCKERT
- ☐ SOFTGETRÄNKE, KÜNSTLICH GESÜSST
- ☐ KOHLENSÄUREHALTIGE GETRÄNKE, GEZUCKERT
- ☐ KOHLENSÄUREHALTIGE GETRÄNKE, KÜNSTLICH GESÜSST
- ☐ FRUCHTJOGHURT
- ☐ BIRCHERMÜESLI
- ☐ MILCHGETRÄNKE, GESÜSST
- ☐ MILCHGETRÄNKE, KÜNSTLICH GESÜSST
- ☐ PASTEURISIERTE MILCH
- ☐ PASTEURISIERTE UND HOMOGENISIERTE MILCH(-PRODUKTE)
- ☐ KÄSE AUS PASTEURISIERTER MILCH
- ☐ SOJAMILCH UND -PRODUKTE
- ☐ FERTIGPRODUKTE (PIKANT)
- ☐ SÜSSIGKEITEN, INDUSTRIELL HERGESTELLT MIT ZUCKER
- ☐ SÜSSIGKEITEN, INDUSTRIELL HERGESTELLT MIT KÜNSTLICHEN SÜSSSTOFFEN
- ☐ SALAT
- ☐ ROHES GEMÜSE
- ☐ HÜLSENFRÜCHTE (BOHNEN, ERDNÜSSE, SOJA ETC.)
- ☐ WEIZEN, ROGGEN, DINKEL (BROT, NUDELN, GEBÄCK ETC.)
- ☐ INDUSTRIELL HERGESTELLTE PFLANZENÖLE (ERDNUSSÖL, SONNENBLUMENÖL, SOJAÖL, MARGARINE ETC.)

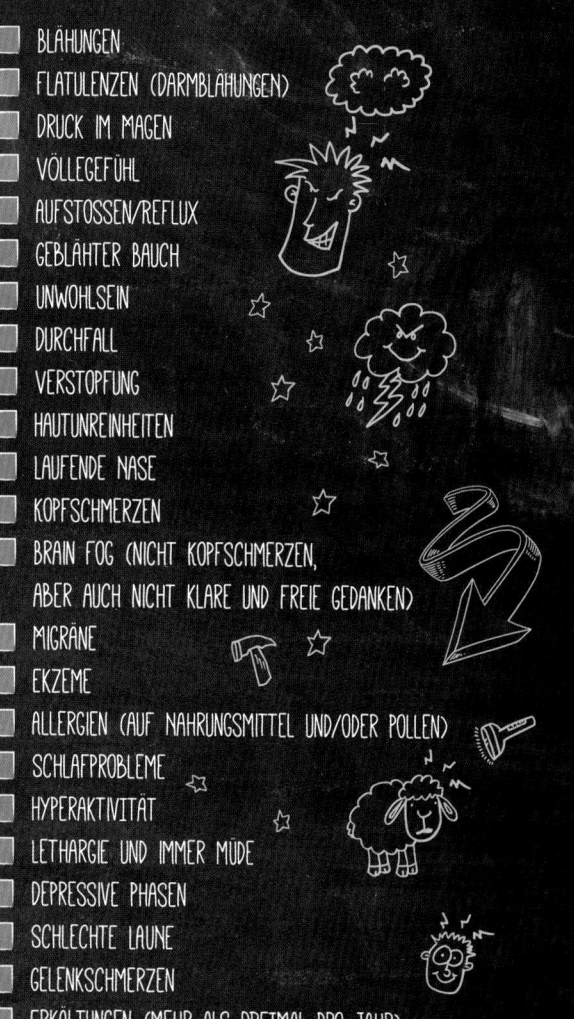

- BLÄHUNGEN
- FLATULENZEN (DARMBLÄHUNGEN)
- DRUCK IM MAGEN
- VÖLLEGEFÜHL
- AUFSTOSSEN/REFLUX
- GEBLÄHTER BAUCH
- UNWOHLSEIN
- DURCHFALL
- VERSTOPFUNG
- HAUTUNREINHEITEN
- LAUFENDE NASE
- KOPFSCHMERZEN
- BRAIN FOG (NICHT KOPFSCHMERZEN, ABER AUCH NICHT KLARE UND FREIE GEDANKEN)
- MIGRÄNE
- EKZEME
- ALLERGIEN (AUF NAHRUNGSMITTEL UND/ODER POLLEN)
- SCHLAFPROBLEME
- HYPERAKTIVITÄT
- LETHARGIE UND IMMER MÜDE
- DEPRESSIVE PHASEN
- SCHLECHTE LAUNE
- GELENKSCHMERZEN
- ERKÄLTUNGEN (MEHR ALS DREIMAL PRO JAHR)

Mit der 4-Tage-Quick-Fix Ernährung wirst du kein Körperfett abbauen. Wie du gesund und nachhaltig Körperfett abbauen kannst, findest du im/ab Kapitel 4.

Der Quick-Fix ist dazu da, überschüssige Wasseransammlungen und Blähungen (Gase im Verdauungstrakt) abzubauen und auszuscheiden. Die Quick-Fix-Ernährungstage beruhigen die Verdauung und geben den Verdauungsorganen (zum Beispiel Magen, Darm, Leber oder Nieren) eine Erholungsphase.

Während der vier Tage verzichtest du komplett auf Rohkost inklusive Früchte, Milch- und alle Milchprodukte, Getreide sowie Soja, Hülsenfrüchte, Eier, künstliche Zusatzstoffe und industrielle Pflanzenfette. Diese Nahrungsmittel lösen die meisten Verdauungsbeschwerden und Nahrungsmittelintoleranzen aus. Durch den Verzicht auf diese Lebensmittel wirst du wahrscheinlich eine ziemlich starke Verbesserung deiner Beschwerden erleben. Das ist mit dem Quick-Fix in vier Tagen möglich.

Wie du in den Aufzeichnungen unserer Testpersonen siehst, kannst du dein Gewicht (Ausscheidung von Wasseransammlungen/Ödemen) und deinen Bauchumfang reduzieren (weniger Blähungen und Gase in den Därmen). Du wirst dich leichter fühlen, mehr Energie haben und besser schlafen. Dein

Körper genießt „die Auszeit" ohne zu hungern. Die Verdauungsarbeit fällt ihm viel einfacher. Alles, was du in den vier Tagen isst, ist für die meisten Menschen leicht verdaulich, sättigend und enthält alle notwendigen Nährstoffe.
Probiere es aus und spüre es selbst!

WANN STARTEN MIT DEM 4-TAGE-QUICK-FIX?

Am besten heute alle Instruktionen (nächster Abschnitt) genau durchlesen, alles Notwendige einkaufen und morgen früh beginnen. Die vier Tage sind schnell vorbei und die Erkenntnisse daraus können sehr hilfreich sein. Du wirst vermutlich erkennen, dass eines oder mehrere der Lebensmittel, die du in den vier Tagen weggelassen hast, die Ursache für deinen Blähbauch und Beschwerden sein könnten. Steht in den nächsten vier Tagen eine Feier an, an der du mitessen und mitfeiern möchtest, dann starte nicht gleich jetzt. Doch zu lange rausschieben und immer wieder Ausreden finden, hilft dir auch nicht weiter.

Verschieben und wieder verschieben kann auch ein Zeichen sein, dass du Angst vor der Wahrheit hast. Du weißt bereits jetzt, dass du gewisse Gewohnheiten hast, die dir nicht gut tun. Du willst es nicht wahrhaben und deswegen findest du immer wieder eine Ausrede, wieso du nicht mit dem Quick-Fix beginnen kannst. Das ist dann einfach so und ich will auch nicht näher darauf eingehen. Es gibt nämlich eine Alternative:

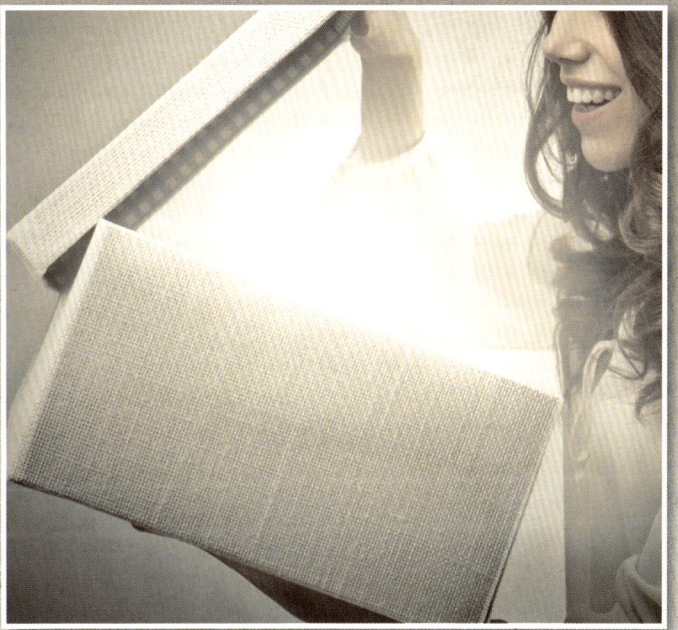

In Kapitel 4 sind die zehn Grundsätze der Pure-Food-Ernährung basierend auf der Paleo-Philosophie beschrieben. Lies sie durch und fange an, eine Empfehlung nach der anderen in deinem Tempo umzusetzen. Es muss nicht der krasse Einstieg sein, sondern ein stufenweiser Prozess mit kleinen Schritten. Wahrscheinlich ist es nicht nur die Ernährung, die deine Beschwerden verursacht. Ein nachhaltig gesunder Lebensstil setzt sich aus folgenden Punkten zusammen: Ernährung, Bewegung, Erholung/

Entspannung und deinem sozialen Umfeld. Dazu findest du viele Informationen in Kapitel 3 sowie Lösungsansätze in Kapitel 4. Du kannst überall und jederzeit einsteigen und deinen Lebensstil optimieren.

> ## AUCH DER LÄNGSTE WEG FÄNGT MIT DEM ERSTEN SCHRITT AN.
> Chin. Sprichwort

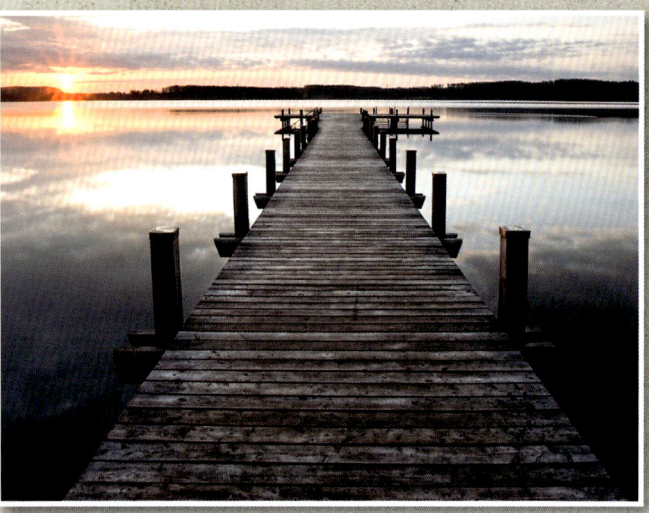

VORBEREITUNG UND ABLAUF 4-TAGE-QUICK-FIX

- **Alle Informationen von Seite 13 bis Seite 22 lesen**

- **Alle notwendigen Lebensmittel einkaufen**
  (Einkaufsliste siehe Seite 215)

- **Messen und Wiegen**
  Körpergewicht auf Waage wiegen, am Morgen nach dem ersten Toilettengang, vor dem Frühstück und noch bevor du etwas getrunken hast (am besten nackt oder in Unterwäsche).

  Mit einem flexiblen Messband den Umfang um den Bauch, an der umfangreichsten Stelle, messen. Genau merken oder fotografieren, wo du misst, damit der Vergleich nach fünf Tagen objektiv ist.

  Ein Foto von deinem Bauch machen.

- **Mit dem Essplan starten**

- **Ess- und Emotionstagebuch führen**

- **Immer vor 20 Uhr Abendessen**

- **Abend-Ritual einführen**
  Warmes Bad mit Epsom-Salz, alternativ warmes Fußbad und anschließend Füße mit Magnesium-Öl oder Creme einreiben.

  Kamillen- oder Abendtee trinken und entspannendes Buch lesen, Abendspaziergang, beruhigenden Film schauen, ein bisschen Stretching machen oder Massagerolle anwenden.

  22 Uhr Bettruhe (Schlafzimmer ist total verdunkelt, keine Lichter und Lämpchen, kein Fernseher, keine elektronischen Geräte, iPhone ist auf Flugmodus, Temperatur auf 18 °C einstellen).

  In den meisten Fällen fällt dann das Einschlafen nicht schwer. Es könnte sein, dass es am ersten Abend nicht so gut klappt, weil du an diesem Morgen lange ausgeschlafen hast.

  Morgens aufstehen, wenn du von alleine aufwachst oder wenn der Wecker klingelt. Fenster öffnen und Tageslicht reinlassen. Den Körper auf Wachmodus umstellen.

- **Sport/Bewegung**
  Sport ist optional -> nach Lust und Laune.

  Bewegung ist obligatorisch -> täglich 30 bis 60 Minuten spazieren in der Natur.

- **Tag 2 bis 4 wiederholen**

- **5. Tag morgens messen und wiegen**

4-TAGE-QUICK-FIX-ESSPLAN

	FRÜHSTÜCK	MITTAGESSEN	ABENDESSEN	SNACK (OPTIONAL)
1. TAG	Randen-Karotten-Smoothie	Hähnchenbrust mit Süßkartoffel-Karotten-Salat	Fischfilet mit Spinat und Kartoffeln	½ Portion vom Frühstück, Mittag- oder Abendessen
2. TAG	8 Uhr Butterkaffee 10 Uhr Butterkaffee	Hackfleisch-Tomaten-Pfanne	Fleischspieße mit Sellerie-Kartoffel-Püree	½ Portion vom Frühstück, Mittag- oder Abendessen
3. TAG	Karotten-Kokosmilch-Smoothie	Thaisuppe	Süßkartoffelnudeln mit Minutenschnitzel	½ Portion vom Frühstück, Mittag- oder Abendessen
4. TAG	Randen-Avocado-Smoothie	Gemüsesalat mit Thunfisch	Kürbissuppe mit Hähnchenbrust	½ Portion vom Frühstück, Mittag- oder Abendessen

INFORMATIONEN ZUM ESSPLAN

- Jede Mahlzeit (Frühstück, Mittag- oder Abendessen) kann ausgetauscht werden -> Ausnahme Butterkaffee.
- Butterkaffee nur zum Frühstück und vormittags anstelle eines Snacks trinken.
- Nach dem Mittagessen kann ein Espresso ohne Milch und Zucker (ohne alternativ Süßstoffe) getrunken werden.
- Keinen Kaffee mehr nach 14 Uhr trinken.
- Erlaubte Getränke sind Wasser ohne Kohlensäure, Schwarztee ohne Zucker (ohne alternativ Süßstoffe).
- Alle anderen Getränke sind in diesen vier Tagen nicht erlaubt.
- Wenn du Hunger zwischen den Mahlzeiten hast, kannst du eine halbe Portion einer vollständigen Mahlzeit als Snack essen (außer Butterkaffee nur vormittags).
- Es ist sinnvoll und praktisch, mehr als nur eine Portion der Mahlzeiten zu kochen und portionsweise im Kühlschrank aufzubewahren.
- Du kannst auch jeden Tag dasselbe essen oder zum Mittagessen und Abendessen das gleiche Gericht einnehmen.
- Bei großem Hunger kannst du auch eine ganze und eine halbe Portion des Menüs essen.
- Nicht einzelne Nahrungsmittel essen oder Fleisch/Fisch weglassen.

- **KEINE** anderen Zutaten zu den Rezepten hinzufügen (auch keine Zwiebeln oder Knoblauch).
- Kräuter und Gewürze kannst du nach Belieben auswechseln (mehr oder weniger davon benutzen).

Option für Vegetarier:

- Instant-Gelatinepulver mit vegetarischem Eiweißpulver (Bezugsquellen im Anhang) ersetzen.
- 4-Tage-Quick-Fix mit Shakes (morgens/mittags/abends) anstelle von Mahlzeiten durchführen.
- Eier sind keine Alternative für Fleisch, Fisch oder Geflügel, weil sehr viele Menschen auf Eier (vor allem konventionelle Eier) intolerant sind und mit Entzündungen reagieren -> zum Beispiel Blähbauch verursachen.
- Hülsenfrüchte inklusive Soja und Tofu sind ebenfalls keine Eiweißalternativen. Hülsenfrüchte sind schwer verdaulich, fördern die Gasbildung und Blähungen. Soja und Tofu beeinflussen unseren Hormonhaushalt (vor allem die Östrogenproduktion).
- Eiweißanteil einfach wegzulassen ist auch keine Option, weil dadurch die Mahlzeiten einseitig werden und so die Gefahr von Jo-Jo-Effekten provoziert wird.

ESS- UND EMOTIONSTAGEBUCH

Das Führen eines Ess- und Emotionstagebuches unterstützt dich, dich und deine Gewohnheiten besser kennenzulernen. Es zeigt auch Muster auf, die unbewusst ablaufen.

Beim Aufschreiben der Gefühle findet man oft heraus, was die Auslöser für diese automatischen Abläufe (Gewohnheiten) sind.

DATUM	UHRZEIT	ORT	HUNGER	GEFÜHLE VOR DEM ESSEN	LEBENSMITTEL	SÄTTIGUNG	GEFÜHLE NACH DEM ESSEN	SYMPTOME
BEISPIEL → 30.06.	07:00	ZU HAUSE AM TISCH	3	NOCH MÜDE, NERVÖS WEGEN DES MEETINGS	KAROTTEN-KOKOSMILCH-SMOOTHIE	7	UNRUHIG, ETWAS GEREIZT, SO SCHNELL GEGESSEN	GEBLÄHT, DURCHFALL

Hunger- und Sättigungsskala

0: Fastende „Gefühlslosigkeit", kein Hunger wird mehr verspürt

1: Hungerzustand mit Heißhunger auf Nahrung

2: Kopfweh, gereizt, zitternd, müde, schwindlig

3: Magen ist leer mit zeitweisem knurrendem Bedürfnis, bald zu essen

4: Erste noch nicht merkliche Sättigung; Essen sieht noch gut und verführerisch aus

5: Zufriedenes Gefühl, man könnte noch etwas mehr essen, aber kann es auch sein lassen

6: Angenehme Sättigung, die sich nach 30 Minuten in einem zufriedenen Gefühl äußert

7: Unangenehmes Völlegefühl, welches Übereessen begleitet

8: Gebläht, Magen steht weit heraus

9: Übelkeit mit Magen- und Rückenschmerzen

10: Völlegefühl, Erbrechen liegt nahe

Ziel ist es, sich zwischen 3 und 6 zu bewegen

WIE GEHT ES NACH DEM 4-TAGE-QUICK-FIX WEITER?

Das Ergebnis am 5. Tag war:

ÜBERRASCHEND POSITIV	POSITIV	UNVERÄNDERT

- 1 bis 3 kg Gewichtsverlust
- 5 bis 10 cm weniger Bauchumfang
- voller Energie und gut erholt

- ca. 1 kg weniger
- 1 bis 3 cm weniger Bauchumfang
- mehr Energie und besser erholt

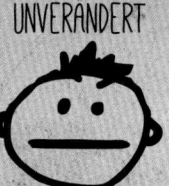

- kein Gewichtsverlust
- Bauchumfang ist gleich geblieben
- müde und lustlos

WIE SIND DIE ERGEBNISSE ZU INTERPRETIEREN?

Ein deutlicher Gewichtsverlust bedeutet, dass du in diesen vier Tagen viel Wasser ausgeschieden hast. Das kann aufgrund der reduzierten Kohlenhydratmenge sein und/oder Reduktion des Stressniveaus. Du hast vielleicht mehr geschlafen und konntest „loslassen" und entspannen. Es kann auch sein, dass du Nahrungsmittel weggelassen hast, auf welche du sensibel mit Unverträglichkeiten reagierst und Wasser im Körper zurückhalten. Die auffallende Reduktion des Bauchumfangs kommt wahrscheinlich daher, dass du keine blähenden Lebensmittel in den letzten vier Tagen gegessen hast.

Das was du jetzt noch als Bauch siehst, ist die Realität. Wenn du schön schlank bist, dann ist das Bäuchlein sehr wahrscheinlich weg oder zumindest schon viel kleiner.

Wenn du übergewichtig bist, dann weißt du jetzt, wie viel Körperfett am Bauch effektiv vorhanden ist. Um dieses abzubauen, brauchst du mehr Zeit als die 4-Tage-Quick-Fix. Eine langfristige Umstellung der Ernährung und, wo immer möglich, eine Veränderung des Lebensstils ist notwendig. Dazu findest du detaillierte Informationen in den folgenden Kapiteln.

Bei dir ist nach den vier Tagen eine positive Veränderung fühlbar. Es ist nicht ein großer Gewichtsverlust oder sichtbare Reduktion des Bauchumfangs. Du spürst aber eine positive Veränderung in deiner Verdauung und deinem Wohlbefinden. Es kann sein, dass du keine Kopfschmerzen, Bauchschmerzen oder Gelenkschmerzen mehr hast. Du hast mehr Energie und schläfst besser.

Abhängig von deiner Ausgangslage und deinen Beschwerden kann es sein, dass du auf dem richtigen Weg bist und dein Körper einfach etwas länger braucht, um sich zu reinigen und zu erholen.

Vielleicht ist bei dir auch nicht unbedingt die Ernährung das Hauptproblem, sondern andere Faktoren wie beispielsweise Stress, chronisches Schlafmanko oder Krankheit. Auf diese Punkte gehen wir auch in den folgenden Kapiteln ein.

Ein unverändertes Ergebnis oder sogar eine Verschlechterung ist natürlich unerfreulich, insbesondere, wenn du dich während der vier Tage an alle Anweisungen gehalten hast und trotzdem keine mentale, noch körperliche Verbesserung spürst. Du kannst ohne Bedenken nochmals ein paar Tage Quick-Fix anhängen und schauen, ob du einfach mehr Zeit brauchst.

Tritt auch dann keine positive Veränderung ein, empfehle ich dringend zu einer Untersuchung zur genauen Abklärung deiner Beschwerden bei einem Facharzt.

ES KANN AUCH SEIN, DASS DU GENAU AUF EINES ODER MEHRERE NAHRUNGSMITTEL IM 4-TAGE-QUICK-FIX-PLAN MIT UNVERTRÄGLICHKEITEN REAGIERST. DAZU MEHR INFORMATIONEN IM KAPITEL 3 UNTER FODMAPS.

ENTSCHEIDUNGSDIAGRAMM

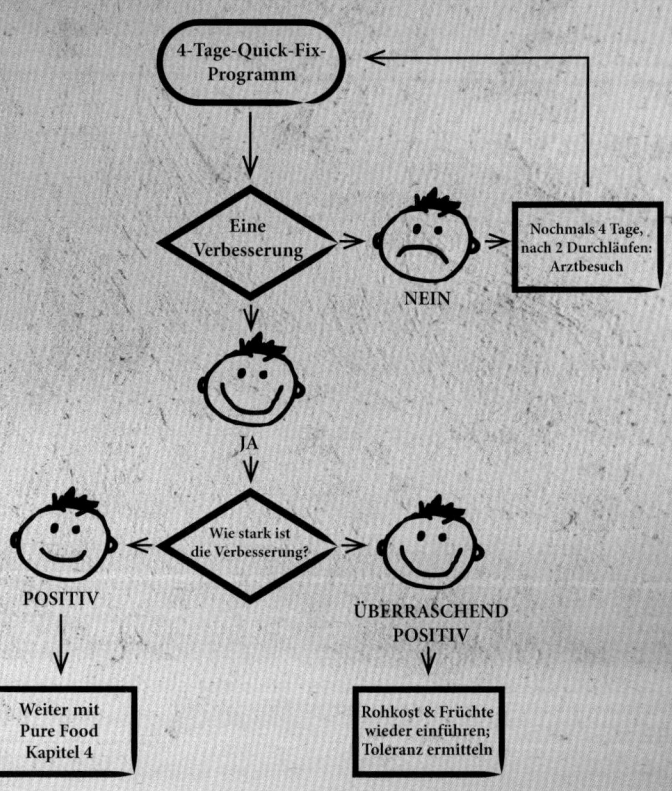

4-Tage-Quick-Fix-Programm

Eine Verbesserung

NEIN → Nochmals 4 Tage, nach 2 Durchläufen: Arztbesuch

JA

Wie stark ist die Verbesserung?

POSITIV → Weiter mit Pure Food Kapitel 4

ÜBERRASCHEND POSITIV → Rohkost & Früchte wieder einführen; Toleranz ermitteln

FABIAN UND SEIN BAUCH

Fabian ist Personal-Fitnesstrainer und sehr körperbewusst. Er achtet auf seine Ernährung und trainiert regelmäßig. Manchmal hört er von seinen Kundinnen und Kunden, die Körperfett reduzieren wollen, dass er sich nicht in sie hineinversetzen könne. Er wisse nicht, wie schwierig es sei, abzunehmen. Fabian musste seinen Kundinnen und Kunden Recht geben. Er konnte nicht aus Erfahrung sprechen. Er war noch nie in seinem Leben dick gewesen. Er konnte ihnen nur theoretische Tipps zum Abnehmen geben.

Nach reiflichen Überlegungen entschloss er sich im September 2013, ein Experiment zu starten. Er wollte bis Ende des Jahres so viel Körperfett wie möglich zunehmen und anschließend das zugelegte Gewicht wieder abnehmen. Er wollte seinen Kunden und sich selbst beweisen, dass mit seinen Ernährungs- und Fitnesstipps abnehmen realistisch und im Alltag praktikabel durchführbar ist.

Drei Monate lang, von September bis Ende Dezember 2013, aß Fabian riesige Mengen. Er hat vor allem mehr Kohlenhydrate gegessen. Ein Mittagessen sah zum Beispiel so aus: 400 Gramm Spaghetti (gekocht), 200 Gramm gehacktes Rindfleisch, 3 Tomaten, 1 ganze Kugel Mozzarella und einen halben Liter Coca Cola. Geplant war eine gesunde und kontrollierte Gewichtszunahme. Fabian machte dabei eine sehr interessante Erfahrung. Fabian erzählt: „Schon nach kurzer Zeit habe ich die Kontrolle völlig verloren."

Sein Appetit hat sich durch die vielen Kohlenhydrate (Zucker) unverhältnismäßig vergrößert und mehrmals täglich Heißhunger mit anschließenden Fressattacken ausgelöst.

14 Kilogramm Körpergewicht hatte er nach drei Monaten zugelegt. Aufgrund der vorher/nachher Körperfettanalyse handelte es sich fast ausschließlich um Körperfett und nicht um Muskeln. Fabian hat auch während der Gewichtszunahme regelmäßig trainiert. Obwohl er hauptsächlich fetter wurde, konnte er auch seine Kraft beim Gewichtheben steigern.

Wie hat Fabian die Zeit während der Gewichtszunahme erlebt? „Mein Bauch war aufgebläht. Er war beim Hose und Schuhe anziehen immer im Weg. Es störte mich extrem und ich fühlte mich nicht wohl." Panische Angst hatte Fabian vor Hautrissen (sogenannten Schwangerschaftsstreifen). „Ich cremte mich von Anfang an täglich mit Schwangerschaftscremes ein", erzählt er schmunzelnd. Der dickere Bauch störte ihn und machte ihm das Leben im wahrsten Sinne des Wortes schwer. Etwas überraschend stellte Fabian nach einiger Zeit fest, dass der Alltag nicht nur physisch anstrengender war, sondern dass er auch mental unter dem großen Bauch litt. Er fühlte sich immer öfter psychisch angeschlagen.

In seinen Worten tönt das so: „Ich wurde leicht depressiv, fühlte mich nicht wohl und ärgerte mich über die banalsten Dinge. Psychisch war ich sehr angeschlagen. Jeder schaute mich komisch an. Manchmal feuerten sie mich beim Essen an. Ich habe mein Experiment von Anfang an auf Facebook öffentlich gemacht und

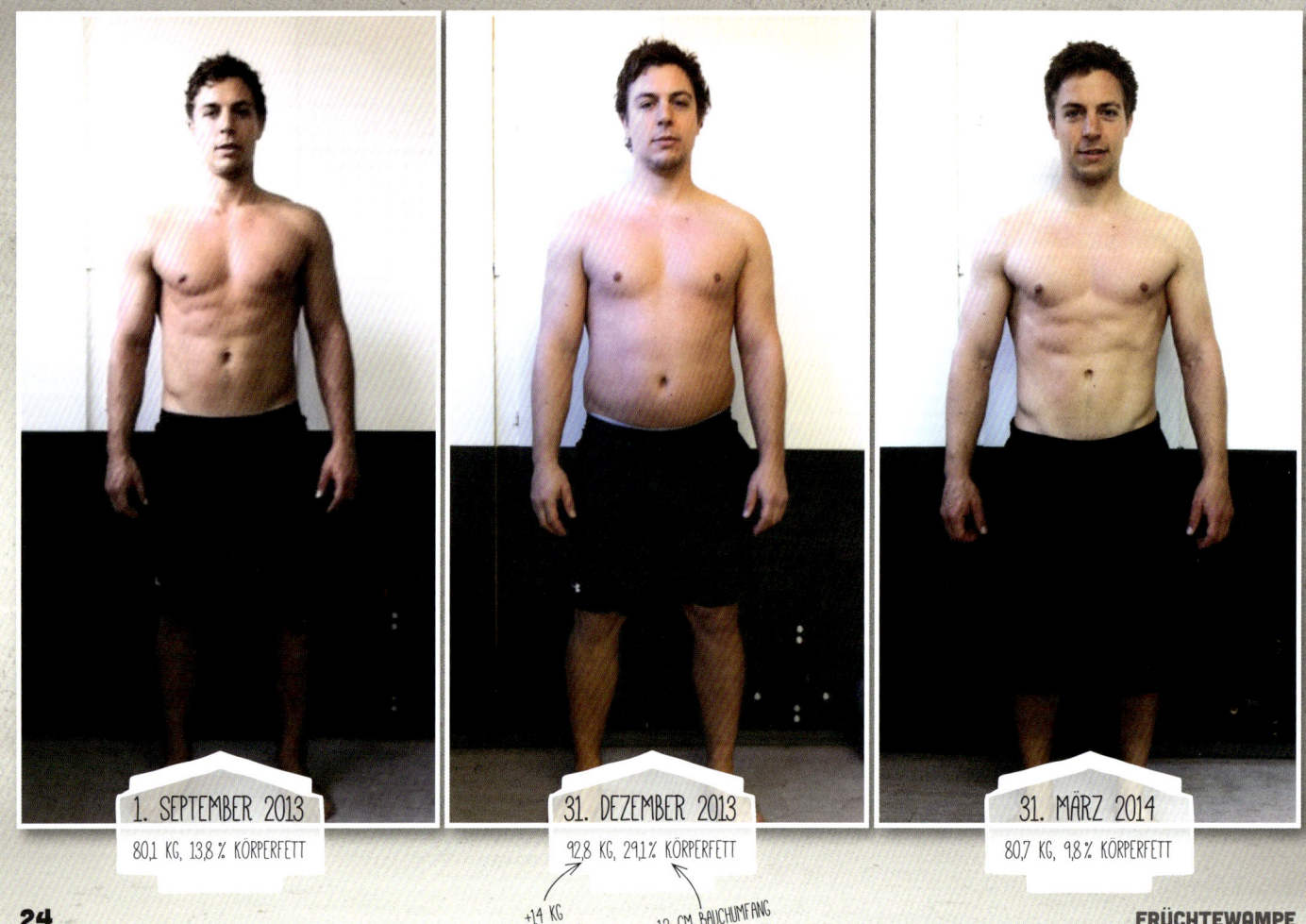

1. SEPTEMBER 2013
80,1 KG, 13,8 % KÖRPERFETT

31. DEZEMBER 2013
92,8 KG, 29,1 % KÖRPERFETT

+14 KG

+12 CM BAUCHUMFANG

31. MÄRZ 2014
80,7 KG, 9,8 % KÖRPERFETT

meine Fortschritte kommentiert. Und trotzdem fühlte ich mich in meiner Haut nicht wohl und war das erste Mal in meinem Leben nicht mehr in meinem Körper zu Hause." Als man bei Fabian die Gewichtszunahme nicht mehr übersehen konnte, war es vor allem Fabians Freundin, die immer sofort den Leuten erzählte, dass er „nur" ein Experiment mache.

Der 1. Januar 2014 kam und Fabian konnte es kaum mehr erwarten. Das war der Startschuss für die zweite Phase des Experiments – die 14 Kilogramm wieder abzunehmen und zurück zum Sixpack-Bauch gelangen. „Ich ging am 1. Januar 2014 um 10 Uhr joggen und ernährte mich drei Wochen lang nur noch von Ge-

AM 1. JANUAR STARTETE DIE ZWEITE PHASE DES EXPERIMENTS – 14 KILO ABNEHMEN UND ZURÜCK ZUM SIXPACK-BAUCH

müse und Fleisch (max. 1.000 Kilokalorien). So verlor ich drei Kilogramm." Geplant wären eigentlich 4,5 Kilogramm gewesen. Die leichte Zielverfehlung der ersten drei Wochen motivierte ihn umso mehr. Mit einer etwas moderateren kohlenhydratarmen Diät verlor er anschließend wöchentlich ein Kilogramm. Fabian hatte drei Monate keinen Tropfen Alkohol getrunken und sechsmal die Woche trainiert.

Die zweite Phase machte Fabian nicht mehr alleine. Er forderte seine Kundinnen, Kunden und alle Fans auf Facebook auf, mit ihm abzunehmen. Obwohl er am Bauch am meisten Fett zunahm, verlor er zuerst die Fettpölsterchen im Gesicht. Das zeigt einmal mehr, dass Körperfettabbau nicht punktuell gesteuert werden kann.

„EIGENTLICH WAR DAS ZUNEHMEN SCHWIERIGER" SAGT FABIAN HEUTE

Was war für Fabian schwieriger, zuzunehmen oder abzunehmen? „Psychisch war zunehmen schwieriger. Ich konnte mich im Spiegel nicht mehr anschauen. Der Bauch nervte mich, meine Stimmung war oft depressiv und ich ärgerte mich häufig. Ich war fast ein bisschen ein anderer Mensch." Dagegen fiel ihm das Abnehmen einfach. „Ich hatte einen Plan, trainierte regelmäßig und ernährte mich Low-Carb – es brauchte nur Disziplin. Ich hatte nie Hunger und die depressiven Stimmungsschwankungen waren schon nach wenigen Wochen weg."

Fabian ist nach 14 Wochen wieder bei seinem Ausgangsgewicht. Er hat sein geliebtes Sixpack zurück.

Fazit: „Ich kann mich besser in übergewichtige Menschen hineinversetzen. Ich verstehe den Teufelskreis, in dem man sich befindet, besser. Mit einem Plan und etwas Vorbereitung sollte es möglich sein, abzunehmen. Abnehmen ohne zu hungern und ohne in die Jo-Jo-Falle zu tappen." Fabian ist überzeugt, dass er durch das Experiment ein besserer und verständnisvollerer Trainer geworden ist. Er schätzt seinen Körper und seine Gesundheit noch mehr als vorher.

Würde er es nochmals machen? „Nein. So extrem nicht mehr." Meint er mit einem lachenden Gesichtsausdruck.

ISABELLE UND IHR BAUCH

Bei Isabelle hat die 4-Tage-Diät sehr gut angesprochen. Sie nahm ab und reduzierte markant den Bauchumfang.

Neben dem motivierenden Resultat hat Isabelle sich sehr gut gefühlt, mehr Energie gehabt und endlich mal keinen Heißhunger auf Süßigkeiten. Sie wird nun mit kohlenhydratreduzierter Paleo-Ernährung weitermachen, um Körperfett abzubauen.

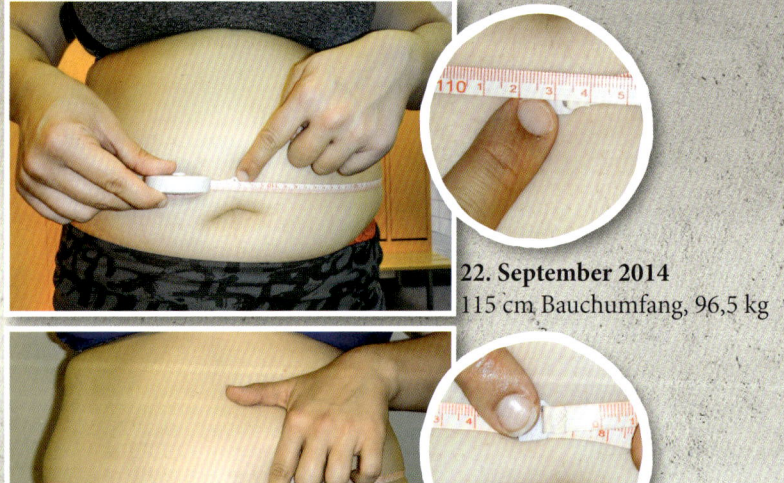

22. September 2014
115 cm Bauchumfang, 96,5 kg

26. September 2014
108 cm Bauchumfang, 93,7 kg

– 6,1% BAUCHUMFANG   – 2,9% GEWICHT

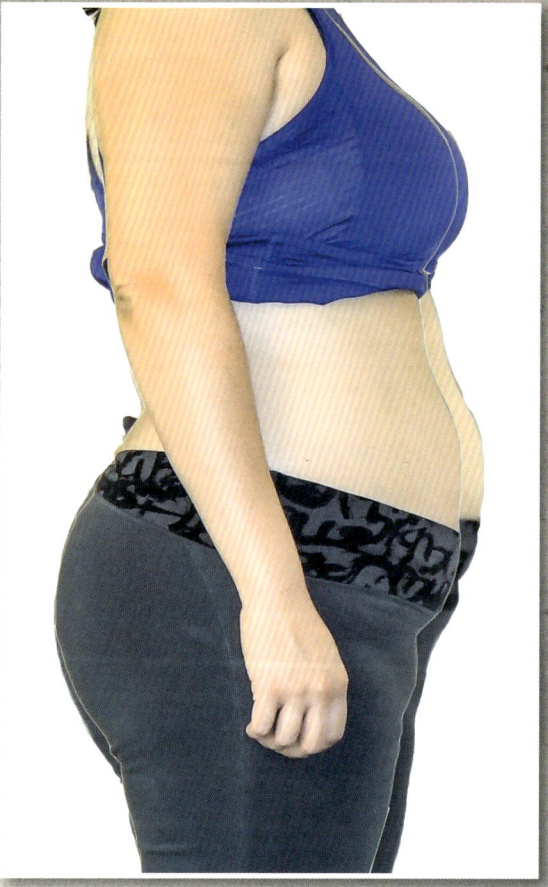

Isabelle vor und nach dem 4-Tage-Quick-Fix

ROLAND UND SEIN BAUCH

Roland fühlte sich nach dem 4-Tage-Quick-Fix sehr gut. Mit dem nur leicht positiven Ergebnis war er nicht ganz zufrieden. Er führte die Quick-Fix-Ernährung konsequent weiter. Und siehe da, nach 20 Tagen: -3,6 kg (-3,6 %) und eine Reduktion von 4,5 cm Bauchumfang (-4,1 %).

Ihm schmeckten die Quick-Fix-Mahlzeiten sehr gut, und er fühlte sich voller Energie, ohne Hunger zwischen den Mahlzeiten und ohne Lust auf Süßigkeiten oder Alkohol.

Roland wird jetzt mit der Paleo-Ernährung weiterfahren, um nachhaltig Körperfett abzubauen.

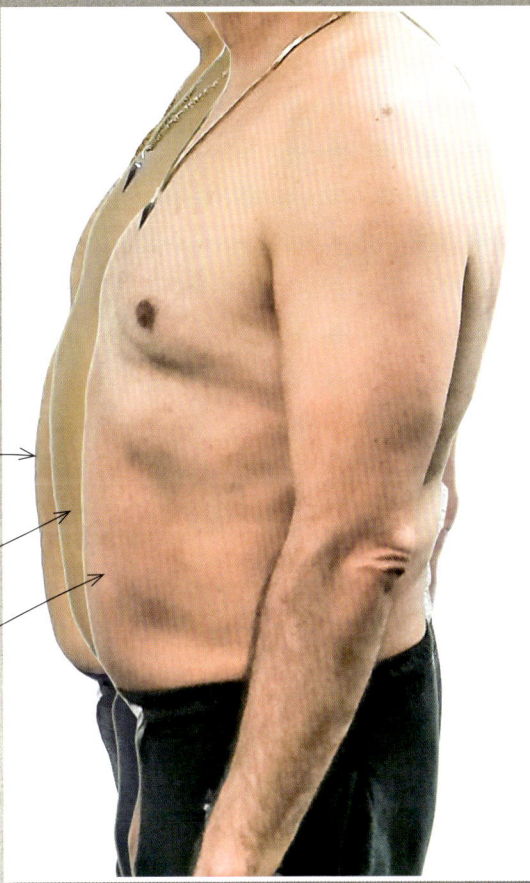

2. OKTOBER 2014
99,9 KG, BAUCH 108,5 CM

7. OKTOBER 2014
98,6 KG, BAUCH 107 CM

23. OKTOBER 2014
96,3 KG, BAUCH 104 CM

Roland vor und nach dem 4-Tage-Quick-Fix

C. (40 JAHRE) UND IHR BAUCH

Sie ist eine erfolgreiche Ausdauerläuferin und ist sehr schlank (13 Prozent Körperfett), außer am Unterbauch, der stark nach außen gewölbt ist. Sie isst sehr viel Rohkost und große Mengen an Gemüse.

Nach vier Tagen ist der obere Bauch noch schlanker und der Unterbauch weniger hart, jedoch immer noch stark nach außen gewölbt. C. führte die Diät um weitere vier Tage fort. Es ist keine starke Verbesserung eingetreten. Sie wird nun einen Arzt aufsuchen, um abzuklären, was der Grund für die unnatürliche Bauchform ist.

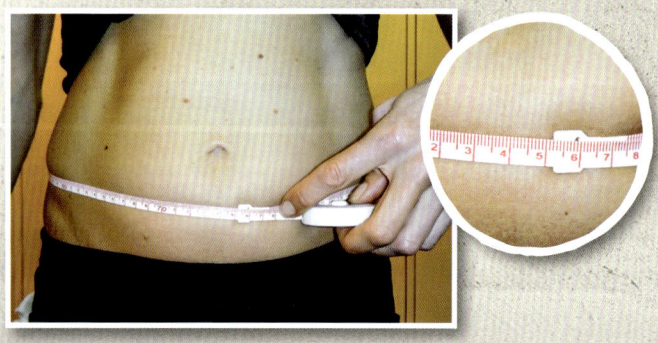

22. September 2014
54,4 kg, Bauchumfang 77,5 cm

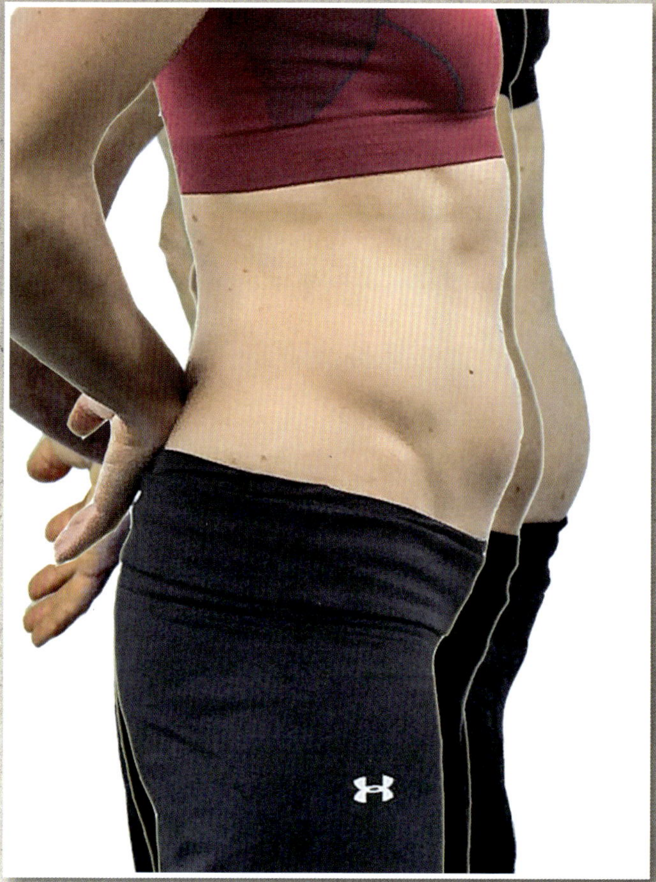

C. vor und nach dem 4-Tage-Quick-Fix

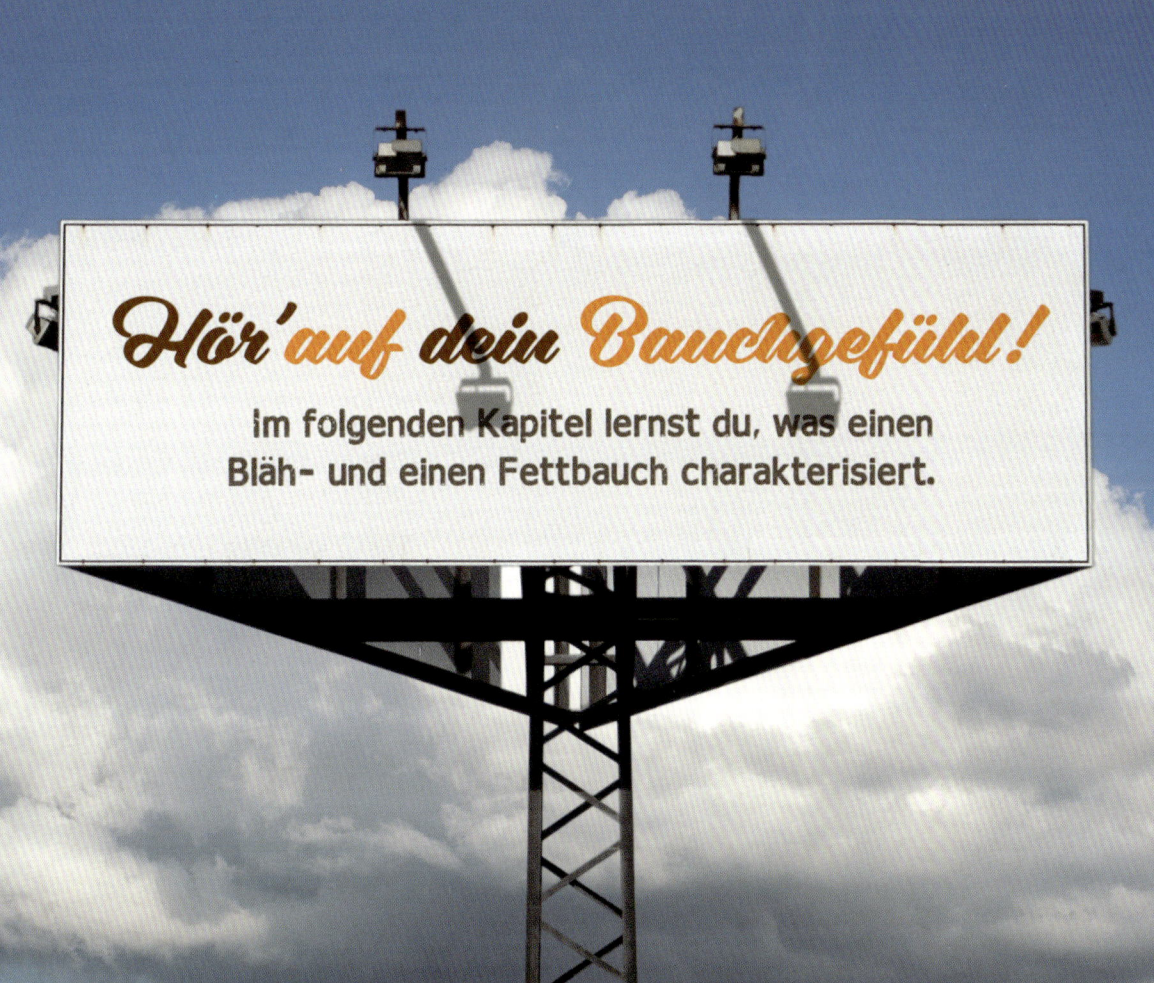

Hör'auf dein Bauchgefühl!

Im folgenden Kapitel lernst du, was einen
Bläh- und einen Fettbauch charakterisiert.

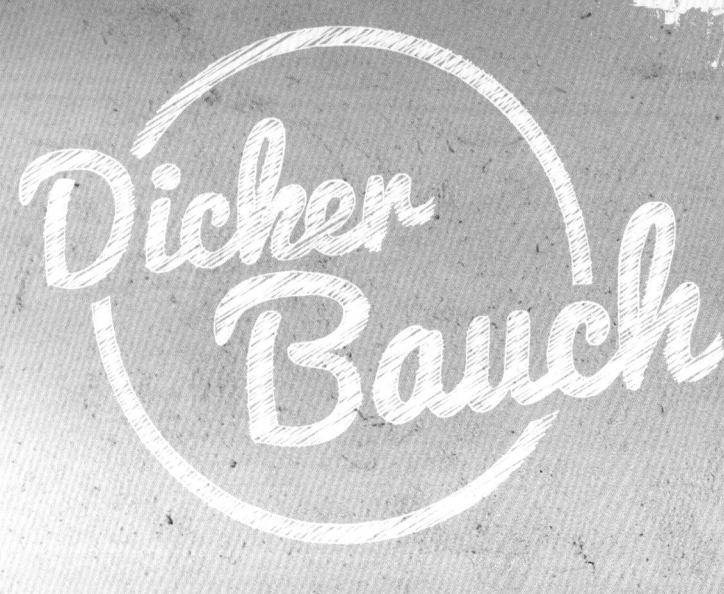

2. KAPITEL

In diesem Kapitel wird erklärt, was Bläh- und Fettbäuche charakterisiert, welche verschiedenen Bauchformen vorliegen können und wie ein Bläh- und Fettbauch zugleich bestehen kann. Dabei wirst du bereits schon einige Gründe in Kürze kennenlernen. Ausführliche Informationen zu den Ursachen erhältst du dann im darauffolgenden Kapitel.

DEFINITION BLÄHBAUCH

Ein Blähbauch ist gekennzeichnet durch einen aufgeblähten sowie vorgewölbten Bauch und entsteht durch eine verstärkte Ansammlung von Gas im Verdauungskanal oder Magen, in wenigen Fällen in der freien Bauchhöhle. Im Medizinischen wird der Blähbauch auch als Meteorismus bezeichnet und ist von der Flatulenz (Blähungen) abzugrenzen, da beim Meteorismus nicht generell Darmgase abgegeben werden.

Bei jedem Verdauungsprozess entwickeln sich Gase, die aus verschiedenen Quellen resultieren. Bei einer Mahlzeit wird bereits unbeabsichtigt etwas Luft geschluckt. Je hastiger gegessen wird, desto mehr Luft wird aufgenommen. Bis zu zwei Liter pro Tag liegen im Normalbereich.

Auch im Darm entwickeln sich Gase. In diesem Fall sind Darmbakterien ursächlich. Ihre Menge ist kaum vorstellbar und überwiegt die Anzahl der Körperzellen um das Zehnfache. Sie verfügen wie unsere Körperzellen über ihren eigenen Stoffwechsel, das heißt Nahrungsaufnahme und Ausscheidungen wie beispielsweise Methan, Wasserstoff, Stickstoff und Kohlendioxid. Faulgase, wie Schwefelwasserstoff, können ebenfalls in geringen Mengen entstehen.

Wichtig ist vor allem, dass der Darm die Fähigkeit besitzt, Gase aufzunehmen. Im Regelfall gehen die meisten Gase einfach vom Darm ins Blut, hin zur Lunge und werden dort wieder abgeatmet. Dies erklärt auch, warum ein aufgeblähter Bauch vom Vorabend am nächsten Morgen wieder flach wird. In diesem Fall wurden die Darmgase über die Lunge ausgeschieden, was sich dann oftmals als unangenehmer Geschmack oder schlechter Atem bemerkbar macht. Was die Darmschleimhaut nicht aufnehmen kann, geht schlussendlich als „Flatulenz" (Winde) ab.[1] Teilweise sind Blähungen harmlos und verschwinden nach einiger Zeit schon wieder. In anderen Fällen werden die Betroffenen, abhängig von der Ursache, von quälenden Begleitsymptomen über einen längeren Zeitraum begleitet. Zu den Begleiterscheinungen zählen Stuhlunregelmäßigkeiten beziehungsweise Verstopfung, Spannungs- und Völlegefühl, Schmerzen im Ober- und Unterbauch (starkes Stechen) und Darmgeräusche (Gluckern, Gurgeln). Auch Übelkeit, Erbrechen und Durchfall zählen in einigen Fällen zu den Symptomen.

Der aufgeblähte Bauch fühlt sich meistens sehr hart an und reagiert auf Druck äußerst empfindlich. Dieses unangenehme Gefühl kann sich durch sitzende Positionen oder enge Kleidung nochmals verstärken und für den Betroffenen zur Qual werden. Die Problematik aus der Sicht der Betroffenen bestehe insbesondere darin, dass sie sich nur noch auf ihre Körpermitte konzentrieren können, wodurch das seelische, körperliche und geistige Wohlbefinden sowie die allgemeine Leistungsfähigkeit beeinträchtigt werden. Die Konzentration auf sämtliche Tätigkeiten und damit die Teilhabe am Sozial- und Arbeitsleben wird erschwert.[2]

BLÄHBAUCHGRÜNDE

1) UNPASSENDE ERNÄHRNUNG
(z. B. zu viel Rohkost, Früchte, Milchprodukte, Zucker, künstliche Zusatzstoffe)

2) LEBENSMITTELUNVERTRÄGLICHKEITEN
(z. B. Fruktose-, Laktose-, Histamin-, Glutenintoleranz)

3) LUFT SCHLUCKEN BEIM ESSEN UND TRINKEN

4) KAUGUMMI KAUEN

5) STRESS

6) ZU WENIG SCHLAF

7) GESTÖRTE DARMFLORA

8) PARASITEN

9) PILZE (CANDIDA)

... UND SO WEITER.

DEFINITION FETTBAUCH

Fettgewebe beim Menschen hat die Funktion, Organe zu schützen und Energie zu speichern. Überschüssige Nahrungsenergie legt der Körper als Depot an. In „Notzeiten", das heißt wenn nicht ausreichend Nahrung zugeführt wird, greift der Körper auf diese Reserven zurück. In Zeiten von Nahrungsmittelknappheit machte dies auch Sinn. Doch in der Überflussgesellschaft von heute, in der Nahrung überall zur Verfügung steht („Essen to go" etc.), wirkt sich dies bei einigen mit wachsenden Bäuchen und Polstern auf den Hüften aus. Grundsätzlich ist Fett nicht gleich Fett, da der Körper über verschiedene Fettarten verfügt.

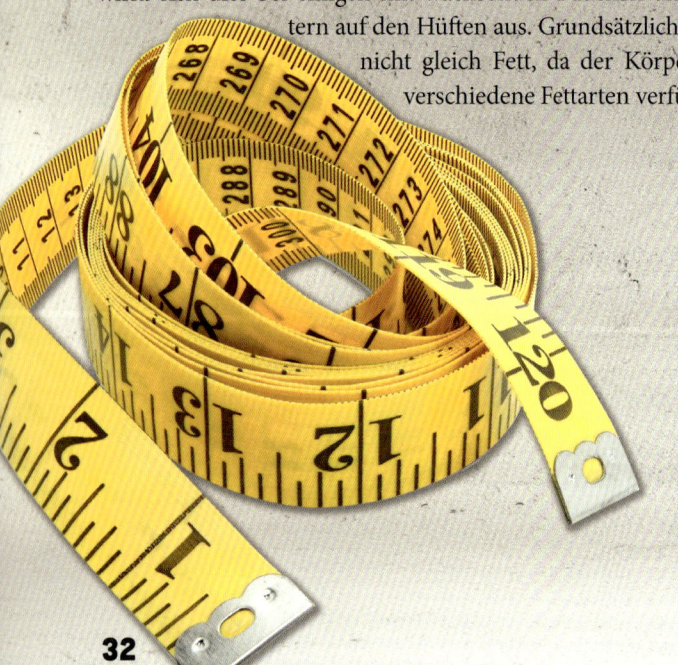

DR. TORSTEN ALBERS – VISZERALES FETT

Als viszerales Fett (auch intraabdominales Fett genannt) bezeichnet man das Fett im Bauchraum, das zwischen den Organen eingelagert und damit nicht direkt sichtbar ist. Es ist bei Menschen unterschiedlich ausgeprägt und zu etwa 50 Prozent von der individuellen Genetik abhängig. Bei einer deutlichen Vermehrung zeigt es sich als typischer „Bierbauch". Hier fällt der Bauch durch eine pralle Vorwölbung auf, weniger durch eine massive Unterhautfettschicht, die man mit den Händen von der darunter liegenden Muskelschicht ablösen kann.

Als Parameter zur Abschätzung der Menge des viszeralen Fettgewebes dient der Bauchumfang. Dieser wird knapp über dem seitlich tastbaren knöchernen Beckenkamm bei normaler Ein- und Ausatmung gemessen. Je höher der Bauchumfang, desto größer in der Regel auch die Menge des Fettgewebes im Bauchraum. Bei Frauen gilt ein Grenzwert von 80 cm, bei Männern von 94 cm, ab dem in Studien eine Erhöhung des gesundheitlichen Risikos nachgewiesen wurde. Bei mehr als 88 cm bzw. 102 cm Umfang geht man von einem deutlich erhöhten Anteil an Bauchraumfett aus und damit auch einer starken Risikoerhöhung für Diabetes mellitus Typ 2 sowie vorzeitigem Herzinfarkt und Schlaganfall. Auch die Sterblichkeit, egal aus welcher Ursache, erhöht sich durch einen erhöhten Bauchumfang statistisch signifikant. Somit ist eine Taille im Normbereich wie eine Lebensversicherung anzusehen.

Im Vergleich zum Unterhautfettgewebe weist das viszerale Fett einige Unterschiede auf. So ist es sehr aktiv in der ständigen Abgabe von freien Fettsäuren in das Blut. Diese hohe metabolische Aktivität führt dazu, dass Personen mit vermehrtem viszeralem Fett auch hohe Blutfettspiegel aufweisen, eine Voraussetzung für die Ablagerung von Fett auch in Organen. Eine solche sogenannte ektope Fetteinlagerung findet dann vorwiegend in Leber und Bauchspeicheldrüse statt und wird heute als ursächlich für die Entstehung des Diabetes mellitus Typ 2 angesehen. Somit ist ein erhöhtes Bauchraumfett als Marker für die ungünstige Fetteinlagerung in innere Organe anzusehen, die die eigentliche Problematik für die Folgeerkrankungen darstellt.

Viszerales Fett ist daneben auch sehr stark hormonell aktiv, deutlich mehr als das eher „träge" Unterhautfettgewebe. Es produziert abhängig von seinem Volumen sehr viele Botenstoffe mit ungünstigen Auswirkungen im Stoffwechsel. So kommt es bei einem „Bierbauch" vermehrt zur Freisetzung von entzündungsfördernden Stoffen, von Signalstoffen, die den Zucker- und Cholesterinstoffwechsel verschlechtern, hormonartigen Substanzen, die die Blutgerinnung im Gefäßsystem forcieren und damit Thrombosen begünstigen, blutdruckerhöhende Verbindungen und weitere metabolisch ungünstige Substanzen. Aus diesem Grund sind Personen mit Bauchansatz immer als gefährdet für die genannten internistischen Erkrankungen anzusehen. Eine Verringerung des Bauchumfanges in den Normbereich ist gesundheitlich wichtiger als eine reine Gewichtsreduktion, um einen normalen Body-Mass-Index zu erreichen. Daher sind schlanke Personen mit erhöhtem Bauchumfang einem größeren gesundheitlichen Risiko ausgesetzt als kräftig gebaute Menschen mit normalen Messwerten in der Körpermitte. Die wichtigsten Risikofaktoren zur Entstehung eines vermehrten Bauchraumfettes sind neben der genetischen Veranlagung natürlich ein ungünstiges Essverhalten sowie zu wenig Bewegung/Sport. Inaktivität und ein Zuviel an täglichen Kalorien in der Kost lassen dann bei vielen Menschen schnell den „Wohlstandsbauch" entstehen, wobei hier Männer eher betroffen sind als Frauen. Durch ein Mehr an männlichen Hormonen wie Testosteron kommt es bei den Herren der Schöpfung rascher zu einem Anwachsen des Bauchansatzes, während bei Damen das weibliche Geschlechtshormon Östrogen die Fetteinlagerung eher im Unterhautfettgewebe von Gesäß und Oberschenkel begünstigt. Aus gesundheitlicher Sicht ist dabei die weibliche Fettverteilung die günstigere, da das Unterhautfett der weiblichen „Problemzonen" deutlich weniger ungünstige Signalstoffe als das viszerale Fett produziert. In den Wechseljahren der Frau, in denen das Östrogen deutlich absinkt, kommt es bei vielen Betroffenen zu einer gesundheitlich ungünstigen „Umverteilung" des Fettgewebes in Richtung Bauch. So berichten viele Frauen über 50, dass sich das Fett wie „eine Etage höher verlagert" hat mit Eintritt in die Wechseljahre. Bei Männern hingegen führt ein oft zu beobachtender Rückgang des männlichen Geschlechtshormons Testosteron jenseits des vierten Lebensjahrzehnts ebenso zu einer Begünstigung von vermehrtem viszeralem Fett und damit erhöhtem gesundheitlichem Risiko.

Unabhängig vom Geschlecht wird heute auch das Stresshormon Cortisol aus der Nebennierenrinde als wichtiger Risikofaktor für eine Vermehrung des viszeralen Fettgewebes angesehen. Chronischer Stress, wie hohe berufliche Belastung, private Probleme, schlechter und zu wenig (< 6 Stunden pro Nacht) Schlaf führen zu einem dauerhaft erhöhten Cortisolspiegel, was langfristig zu einer Umverteilung des Fettgewebes weg von den Extremitäten und hin zur Körpermitte führt. Damit einhergehend steigt dann auch das gesundheitliche Risiko, insbesondere für Bluthochdruck, Gefäßerkrankungen und Zuckerkrankheit.

FETTBAUCHGRÜNDE

1) KALORIENÜBERSCHÜSS
   (mehr Energie zugeführt als verbrannt/verbraucht)

2) STRESS

3) ZU WENIG SCHLAF

4) FALSCHE ERNÄHRUNG
   (Zucker, industriell hergestellte Fette, Fertigprodukte, künstliche Zusatzstoffe, Softgetränke, Energy-Drinks, künstliche Zucker etc.)

5) ZU WENIG BEWEGUNG

... UND SO WEITER.

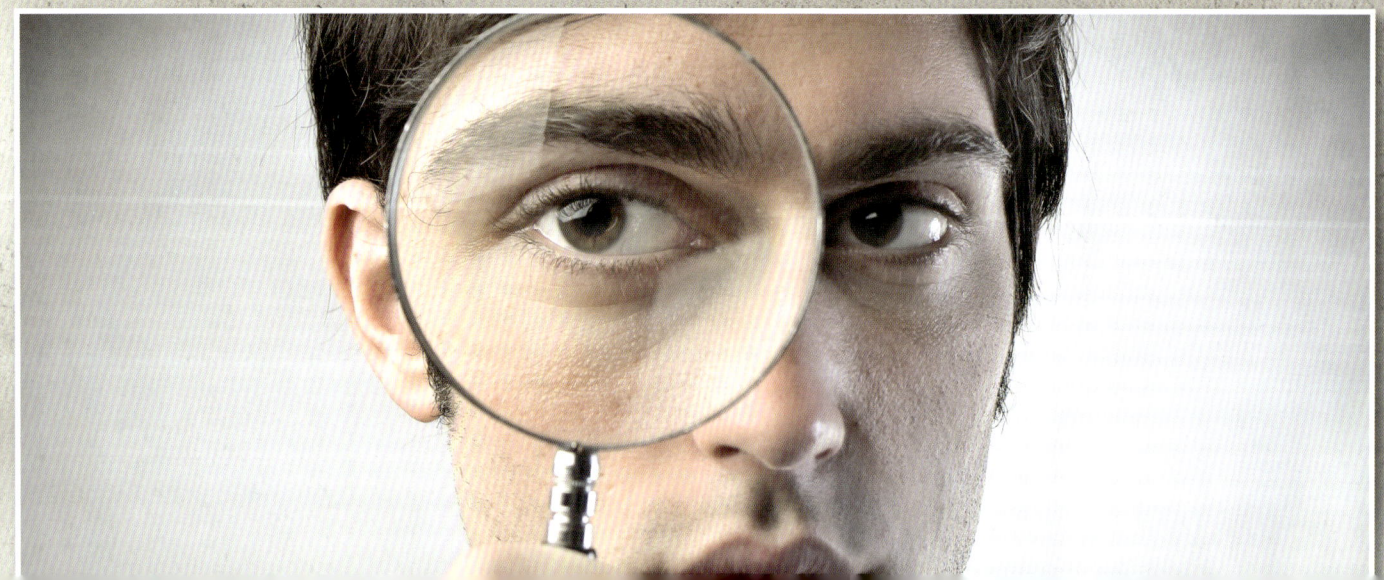

SKINNY-FAT

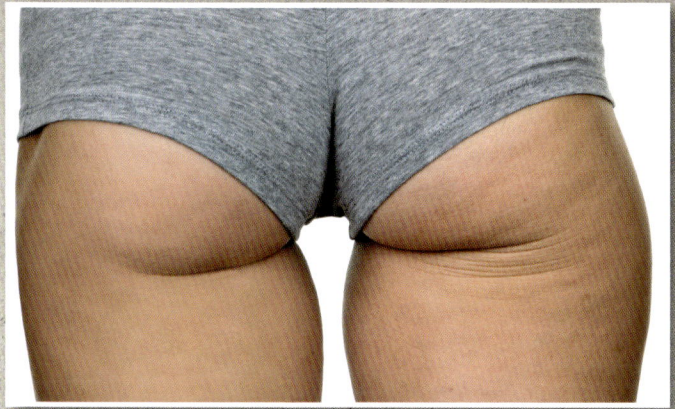

Skinny-Fat beschreibt Menschen, die zwar angekleidet schlank wirken, allerdings einen geringen Anteil an Muskelmasse und recht hohen Fettanteil verfügen. Oft weisen sie einen kleinen Hängebauch und an der Innenseite ihrer Oberschenkel Fettpölsterchen auf. Skinny-Fat trifft auf Frauen zu, die sich ungesund ernähren, meistens zu Lightprodukten greifen oder sich schon fast schonungslos für ihre Traumfigur runterhungern.

Hinzu kommt, dass viele Frauen exzessiv Ausdauersport betreiben, in der Hoffnung, ihrem Idol (zum Beispiel Schauspieler oder Models aus Hollywood) zu ähneln. Dabei wird leider vergessen, dass viel Ausdauersport mit niedrigem Puls langfristig eher gegenteilig wirkt: Es wird mehr Muskelmasse als Fett verbrannt, womit sie sich von ihrem Ziel weiter entfernen.

KOMBINATION VON BLÄH- UND FETTBAUCH

Das Bauchfett (Viszeralfett) und das Unterhautfett, welches über der Muskulatur liegt, vergrößern das Erscheinungsbild des Bauches. Das Unterhautfett macht eine unschöne „Wampe" und verzerrt den Blick auf die Bauchmuskeln, während das Viszeralfett den gesamten Bauch größer erscheinen lässt. Ein hinzukommender Blähbauch verstärkt natürlich nochmals das ganze Ausmaß.[3] Im Normalfall weisen all deine Organe eine bestimmte Normgröße auf. Bestehen Abweichungen, ist dies auf eine Krankheit zurückzuführen. Veränderungen erscheinen bei manchen Menschen in Form von einer vergrößerten Leber, Schilddrüse, Gebärmutter, einem vergrößerten Herz oder eben auch in Form von Störungen des Magen-Darm-Systems. Störungen des Magen-Darm-Trakts sind charakterisiert durch Verengungen (Verkrampfungen) sowie Erweiterungen (Erschlaffungen). Sobald dies größere Bereiche des Magen-Darm-Trakts betrifft, verändert sich auch die Bauchform. Chronische Verdauungsschwächen führen automatisch dazu, dass sich deine Bauchform verändert. F. X. Mayr hat bereits herausgefunden, dass sich die Bauchform im Verlauf des Lebens verändern kann. Dies hängt vom Stadium der Darmschädigung, der Zusammensetzung der Nahrung sowie von der Veranlagung ab.

KOTBAUCHFORMEN [9]

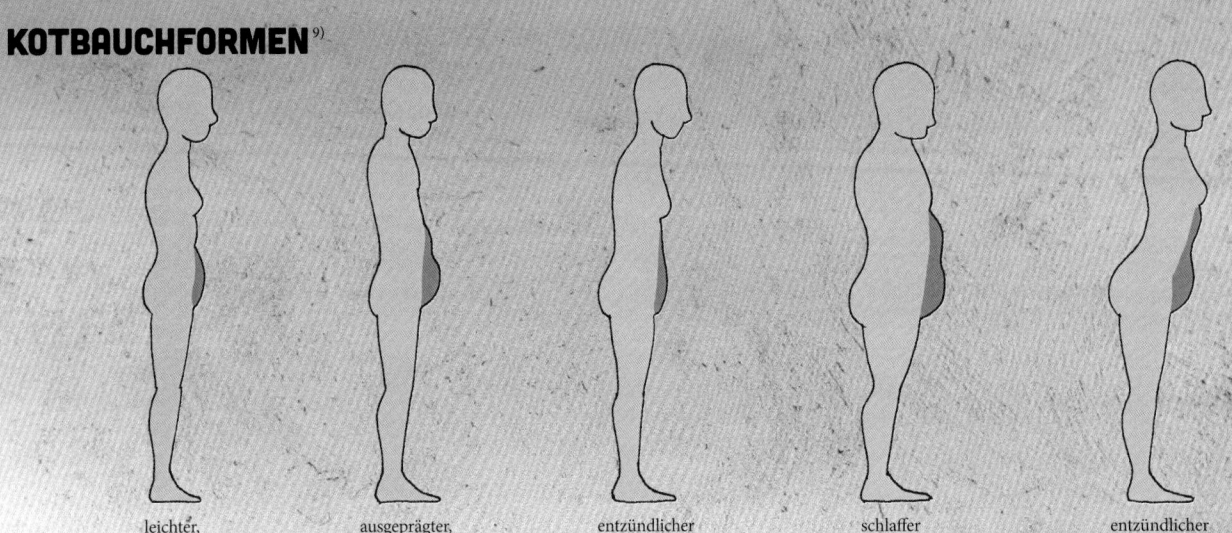

leichter, schlaffer Kotbauch	ausgeprägter, schlaffer Kotbauch	entzündlicher Kot-Bauch (Spitzbauch)	schlaffer Gas-Kot-Bauch	entzündlicher Gas-Kot-Bauch (Gas-Spitzbauch)

Nähere Informationen unter: http://www.mayr-kuren.de/mayr-kur-bauchformen.html

Im Regelfall wird ein großer Bauch automatisch mit einem Fettbauch verbunden. Doch in Wirklichkeit sei der reine Fettbauch eher eine Seltenheit. Die Größe des Bauches hängt nach F. X. Mayr davon ab, wie hoch der Füllungszustand des Verdauungsschlauches ist.[7] Zu den Ausnahmen zählen natürlich Umstände wie Gravidität, große Tumoren oder pathologische Flüssigkeitsansammlungen in der Bauchhöhle.

Sollte dies jedoch nicht der Fall sein, ist nach F. X. Mayr davon auszugehen, dass Fettansammlungen im Bauchraum nie alleine eine Vorwölbung des Bauchraums bewirken. F. X. Mayr weist zudem auf die Unterscheidung von „Fettbauch" und „Fettschürze" hin. Fettschürzen, d. h. Fettansammlungen in der Bauchdecke, sind häufig vertreten. Dieses Fett hängt oft wie eine „Schürze" herab. Der sogenannte „Speckbauch" dagegen wird durch einen Gas- oder Kotbauch verursacht.[8]

GENETISCHE AUSPRÄGUNG

Wir alle sind Individuen und besitzen einen Rucksack von genetischem Erbmaterial, welches uns bestimmt aber auch einzigartig macht. Und dies ist auch gut so. Warum streben wir dennoch einem oftmals unseren genetischen Gegebenheiten diametral verschiedenen Körperbild nach? Wenn ich nun mal mit eher muskulösen Beinen bei 1,70 m ausgestattet bin und nach Gazellenbeinen einer 1,90 m großen Hochspringerin trachte, werde ich niemals mich und meinen Körper akzeptieren können. Dies nun einmal vorweg, wir haben genetische Grundbedingungen, welche uns in unseren Veränderungsmöglichkeiten zu einem gewissen Grade unterscheiden. Jedoch jede und jeder kann aus seinen Voraussetzungen das Beste herausholen, und das ist oftmals sehr viel.

In der Trainingslehre hat sich seit 1942 die Konstitutionstypologie von William Sheldon fest manifestiert. Anhand dieser drei Körpertypen kann ein optimaler Trainingsplan und auch Ernährungsplan erstellt werden. Es gilt aber gleich hier anzumerken, dass fast niemand genau einem der drei Körpertypen zugeordnet werden kann, vielmehr ist jeder Mensch eher eine Mischform, aber mit einer stärkeren Ausprägung einer der drei Phänotypen.

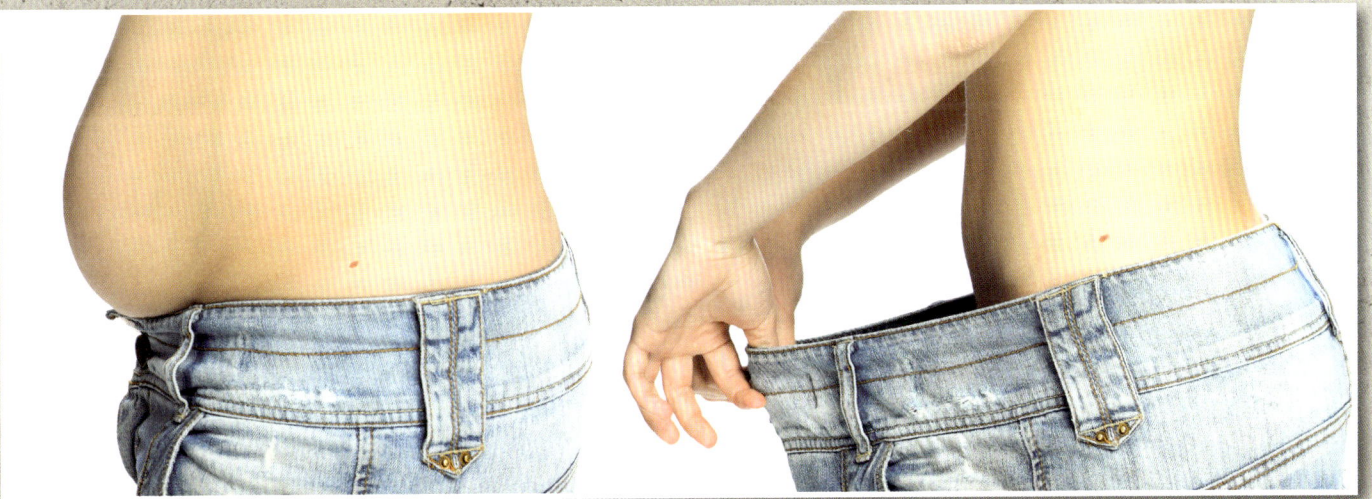

Die drei Körpertypen sind:

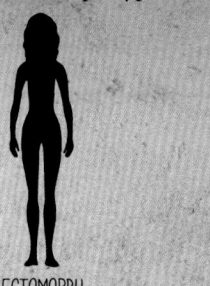 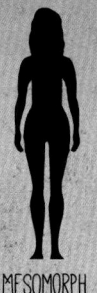 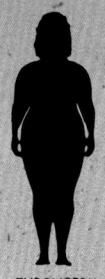 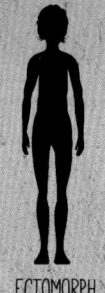 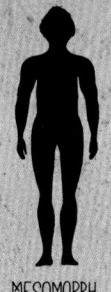 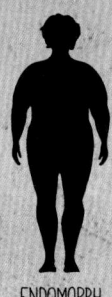

ECTOMORPH MESOMORPH ENDOMORPH ECTOMORPH MESOMORPH ENDOMORPH

Mesomorph: muskulös, athletische Muskulatur, großer Brustkorb, langer Oberkörper, dicke Haare und Haut, mittelmäßige Fetteinlagerung, baut relativ schnell Muskeln auf. Mesomorphe Menschen haben ihr Gewicht größtenteils sehr gut unter Kontrolle und nehmen nur zu, wenn sie über längere Zeit zu viel essen. Es sind die richtigen „Sportler" unter den Körpertypen.

Endomorph: kurze Arme und Beine, weiche Muskulatur, breite Hüften, rundes Gesicht, dünne, aber viele Haare, sehr starke Fetteinlagerung, sehr effektiver Muskelaufbau. Endomorphe Menschen haben leider einen sehr langsamen Stoffwechsel und kämpfen häufig permanent mit Übergewicht. Dieser Körpertyp sollte unbedingt die hyperkalorische Ernährung (mehr Kalorien essen, als er verbraucht) vermeiden. Hartnäckiger Bauch kann hier, sofern nicht Intoleranzen bestehen, von einem zu hohen Fettanteil in der Bauchregion herführen.

Ectomorph: groß, lange, dünne Muskulatur, dünne und weniger dichte Haare, sehr geringe Neigung zur Fetteinlagerung, baut sehr langsam Muskeln auf (Hard-Gainer). Bei einem hartnäckigen Bauch ist es mit allergrößter Wahrscheinlichkeit auf Blähungen zurückzuführen.[10]

Wie viel kann ich nun selbst beeinflussen?

Seinen genetischen Körpertyp kann niemand ändern, aber mit einer optimalen Kombination von Training und Ernährung lässt sich für jeden Typ ein attraktiver, gesunder Körper erreichen. Zwar mag nicht jeder Muskel definiert sein, die Hüften etwas breiter oder schmaler, die Taille ausgeprägter oder weniger, ein schöner Bauch, eine gute Haltung, ein sicheres Auftreten lässt sich für jeden erzielen.

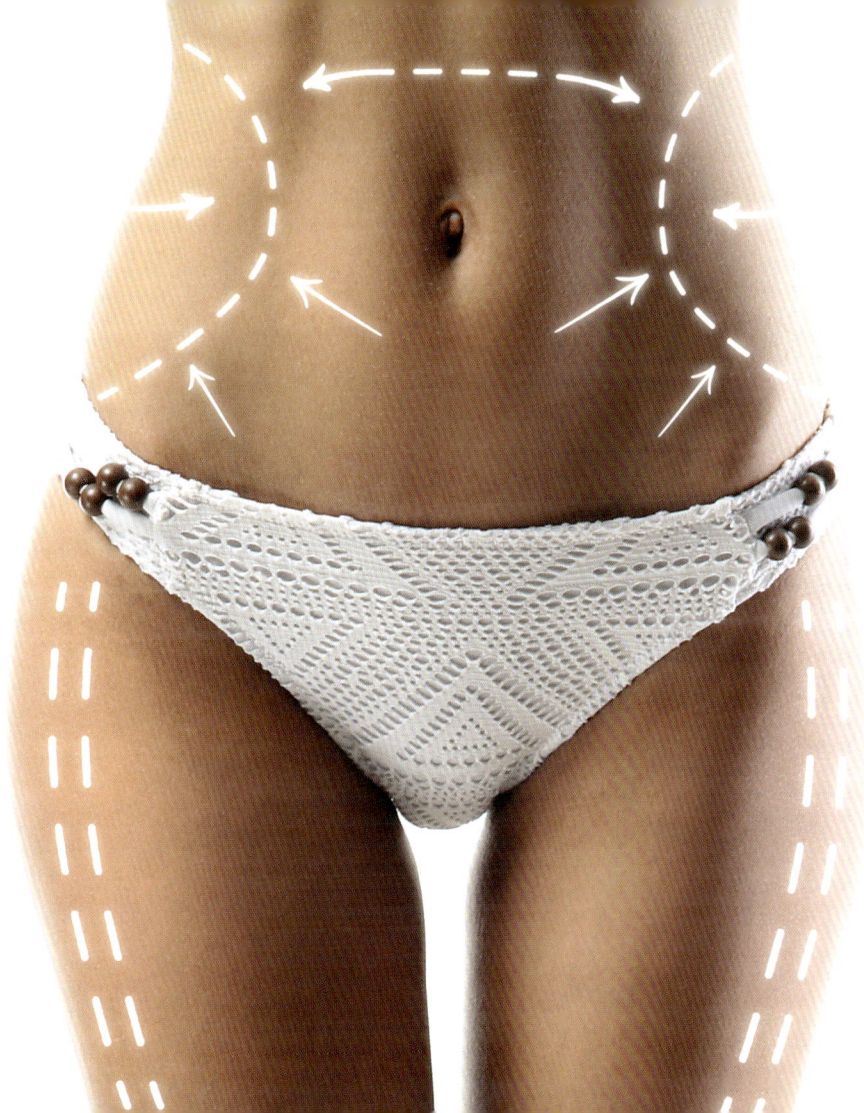

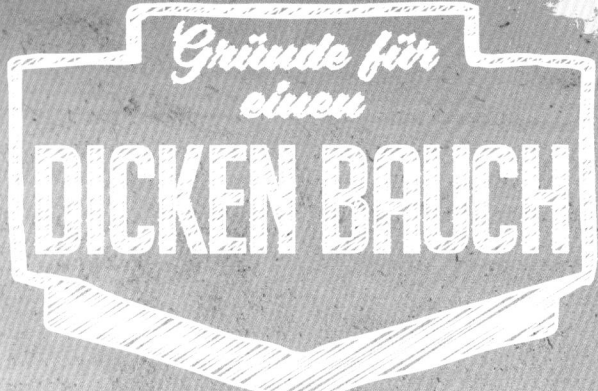

3. KAPITEL

Gründe für einen DICKEN BAUCH

Wieso haben Menschen einen dicken Bauch? Aus den verschiedensten Gründen, der schönste ist aber wohl der Babybauch. Fast alle Frauen lieben in dieser Zeit ihren wachsenden Bauch – zu Recht! Übrigens ist dies der einzige wirkliche natürliche Grund, einen übergroßen Bauch zu haben. Dicke geblähte Bäuche entstehen durch Mangelernährung,

Du musst für dich herausfinden, worauf dein Bauch negativ, neutral oder positiv reagiert. Jede/r von uns ist ein Individuum mit einer einzigartigen Darmflora (eigenständig lebender Organismus in unserem Darm). Nur durch Versuche – vor allem durch temporäres Weglassen von einzelnen Nahrungsmitteln – kannst du für dich herausfinden, was dir bekommt und was dir nicht bekommt.

Überernährung, nicht menschengerechte Ernährung oder einer Kombination davon. Oft kommt noch eine schlechte Körperhaltung dazu, die uns dicker aussehen lässt, als wir effektiv sind. Eine häufige Ursache sind Lebensmittelunverträglichkeiten (LUV), die uns dick und unförmig werden lassen. In diesem Kapitel erklären wir die häufigsten Ursachen, die einen Bläh- und/oder Fettbauch verursachen können.

LEBENSMITTELUNVERTRÄGLICHKEITEN (LUV)

Wir gehen hier auf die häufigsten LUV ein, ohne den Anspruch auf Vollständigkeit. Um die Thematik besser zu verstehen, erhältst du zuerst einige allgemeine Informationen und anschließend gehen wir auf die einzelnen LUV ein.

Unter Lebensmittelunverträglichkeiten werden meist zwei verschiedene körperliche Phänomene verstanden. Einmal kann damit eine Lebensmittelallergie gegen bestimmte Nahrungsmittel oder -bestandteile gemeint sein. Oder man versteht darunter die Unfähigkeit, ein bestimmtes Lebensmittel oder einen Lebensmittelbestandteil verdauen zu können.

Diese beiden Bedeutungen werden oft verwechselt, meinen aber zwei grundsätzlich unterschiedliche Erscheinungen. Bei der Allergie spielt das körpereigene Immunsystem die entscheidende Rolle, indem es beispielsweise fälschlich körperfremde Eiweiße aus der Nahrung als „Feind" ansieht und Antikörper als vorbeugende

Maßnahme dagegen bildet. Geringste Mengen des allergieauslösenden Stoffes (Allergene) können damit schon Symptome auslösen: Zöliakie, die Glutenunverträglichkeit, ist ein Beispiel.

Bei der Lebensmittelintoleranz dagegen hat der Körper die Fähigkeit verloren, einen bestimmten Stoff zu verdauen oder diese Fähigkeit nie besessen. Die Intoleranz muss nicht vollständig ausgeprägt sein, sodass oft noch geringe Mengen des entsprechenden Nahrungsmittels weiterhin gut vertragen werden können. Erst größere Mengen, die über der Toleranzschwelle liegen, lösen dann die Symptome aus.[11]

LUV: GLUTEN

Gluten ist eine Mischung aus verschiedenen Proteinen, die sich nicht nur im Weizen, sondern auch in vielen anderen Getreidearten befinden, zum Beispiel im Dinkel, Roggen, Hafer und in der Gerste. Ebenfalls glutenhaltig sind etliche sogenannte Urgetreidearten wie Einkorn, Kamut und Emmer.

Für das Getreidekorn ist das Gluten ein Speicherprotein, das im Laufe des Keimprozesses dem Keimling Nährstoffe bereitstellt. In der Backstube des Menschen sorgt das Gluten hingegen dafür, dass das Brot beim Backen schön zusammenhält. Es ist der Kleber. Daher gibt man in Brotrezepte mit glutenfreien Getreidearten oder Pseudogetreidearten regelmäßig Bindemittel hinzu, welche die Klebereigenschaften des hier fehlenden Glutens übernehmen sollen.

Zu den glutenfreien Getreidearten gehören die Hirse, der Teff (eine Hirseart) und der Reis sowie die Pseudogetreidearten Quinoa, Amaranth und Buchweizen.

Gluten besteht aus zwei Gruppen, den sogenannten Prolaminen und den Glutelinen. Diese unterscheiden sich geringfügig in ihrer Struktur je nach Getreideart. Die weizentypischen Gluteline werden Glutenin genannt. Die Prolamine heißen im Weizen Gliadin, im Hafer heißen sie Avenin und im Roggen Secalinin. Diese Stoffe lassen sich jetzt noch weiter unterteilen: Denn es gibt nicht nur ein einziges Gliadin im Weizen, sondern viele verschiedene wie das alpha-, das beta-, das gamma- und das omega-Gliadin.[12]

Tests für Glutenunverträglichkeit oft sinnlos

Bei den üblichen Tests für Glutenintoleranz wird lediglich nach einem einzigen „Stoff gefahndet", nämlich nach Antikörpern gegen Gliadin in der alpha- oder beta-Variante. Das Gluten birgt aber viel mehr riskante Stoffe, wie beispielsweise das Weizenkeimagglutinin, das Gluteomorphin (auch Gliadorphin genannt, das erst bei der Verdauung von Gliadin entsteht), dann das Glutenin und auch das omega- oder gamma-Gliadin.

Jede einzelne oder auch eine Kombination aus diesen Substanzen kann ebenfalls zu Unverträglichkeitsreaktionen führen. Infolgedessen ist es durchaus möglich, auch dann an einer Glutensensitivität zu leiden, wenn der übliche Glutenintoleranztest negativ ausfällt.

Glutensensitivität, Glutenunverträglichkeit und Glutenintoleranz – was ist der Unterschied?

Meistens werden „Glutenunverträglichkeit" und „Glutenintoleranz" als Oberbegriffe für sämtliche Unverträglichkeitsreaktionen verwendet, die im Zusammenhang mit Gluten auftreten können. Hierzu zählt dann auch die Glutensensitivität (Zöliakie). Während die Diagnose der Zöliakie – einer Autoimmunerkrankung – relativ sicher anhand einer Biopsie und bestimmter Blutmarker gestellt werden kann, verhält es sich bei der Glutensensitivität aufgrund der erwähnter Schwierigkeiten in Bezug auf den Glutenintoleranztest nicht ganz so einfach.

Die vielfältige Symptomatik der Glutensensitivität erleichtert die Diagnose auch nicht. Während nämlich die Zöliakiesymptome recht eindeutig sind (Durchfall, Bauchschmerzen, Gewichtsverlust, Nährstoffmangel), können bei einer Glutensensitivität auch solche Symptome auftreten, die man auf den ersten Blick nicht mit einer Lebensmittelunverträglichkeit in Verbindung bringen würde. Zu den Symptomen der Glutensensitivität gehören Verdauungsstörungen, aber auch Kopfschmerzen, Erschöpfung, Schlafstörungen, ein Gefühl des Benebeltseins (Brain Fog), Konzentrationsstörungen, ADHS, ADS, Autismussymptome, Stimmungsschwankungen, Schwindel oder Übergewicht, das sich trotz aller Bemühungen einfach nicht mehr abbauen lässt.

Beide Glutenunverträglichkeiten können überdies zu (weiteren) Autoimmunerkrankungen führen beziehungsweise solche verstärken. Dazu gehören zum Beispiel die Hashimoto Thyreoiditis (chronische Schilddrüsenentzündung) oder auch die rheumatoide Arthritis.[13]

Weizenallergie

Der Vollständigkeit halber sei noch die Weizenallergie erwähnt, die häufig Kleinkinder betrifft. Die allergische Reaktion richtet sich hier ausschließlich gegen Eiweiße des Weizens, also nicht unbedingt auch gegen Eiweiße anderer Getreidearten. Eine generell glutenfreie Ernährung kann hier daher nicht in jedem Fall helfen, da Weizen neben Gluten auch noch andere Eiweiße enthält, die allergen wirken können.

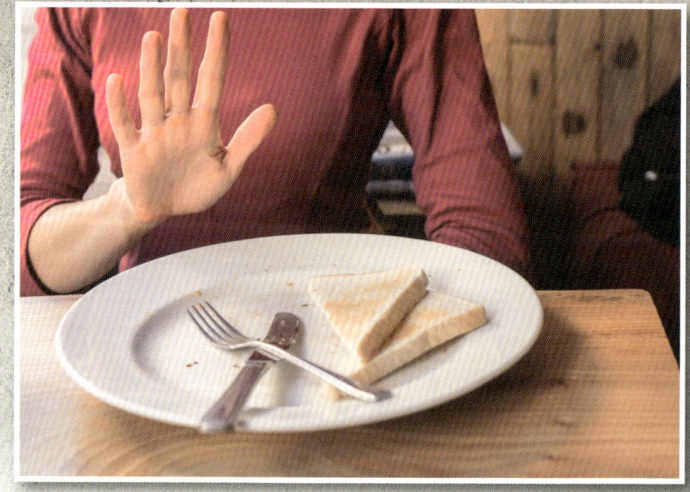

DR. TORSTEN ALBERS – DURCHLÄSSIGER DARM (LEAKY-GUT-SYNDROM)

Die Darmschleimhautbarriere ist bei Menschen eigentlich undurchlässig für den Übertritt von ganzen und nur teilweise verdauten Nahrungsbestandteilen. Durch Stress, exzessiven Sport, Einnahme von Antibiotika und bestimmter Schmerzmittel, Alkohol, eine Ernährung mit vielen Weizenprodukten (u. a. Weißbrot, Müsli, Pasta) und eine ungünstige Zusammensetzung der Darmflora wird diese Barrierefunktion des Darmes jedoch vorübergehend oder auch längerfristig gestört, sodass es zum unerwünschten Übertritt von nur teilweise verdauten Nahrungseiweißen und anderen Fremdstoffen in das Blut kommt. Diese können dann Autoimmunerkrankungen wie rheumatische Erkrankungen oder Schilddrüsenstörungen triggern. Auch Allergien und chronisch entzündliche Prozesse im Organismus, wie die Entzündung der Leber im Rahmen einer Fettlebererkrankung (nichtalkoholische Steatohepatitis), werden begünstigt.

Eine dauerhaft perfekte Darmschleimhautbarriere ist unter den heutigen Lebensbedingungen kaum realisierbar, ein „Leaky-Gut", im Sinne einer durchlässigen Darmbarriere aber sicherlich weit häufiger zu finden als nötig wäre. Leider gibt es aktuell keine absolut zuverlässigen Labortests, die standardmäßig im Blut erhoben werden können, nicht zuletzt auch aus dem Grund, dass klare und valide Referenzwerte, die ein „gesunder Darm" aufweisen sollte, nicht existieren. Die Bestimmung des Proteins Zonulin im Serum/Stuhl, die Messung von sekretorischem IgA im Stuhl sowie der Laktulose-/Mannitoltest stellen aktuell noch die besten Bestimmungsmethoden dar, um Hinweise auf einen Leaky-Gut zu bekommen.

Therapeutisch erscheinen aus heutiger Sicht die gezielte Einnahme verschiedener probiotischer Stämme, die Meidung von Weizenprodukten und Alkohol sowie eine Stressregulation am ehesten Erfolg versprechend.

Die Kohlenhydrate – Einfach-, Zweifach- und Vielfachzucker
Kohlenhydrate bestehen aus Zuckermolekülen. Das heißt aber nicht, dass alle kohlenhydratreichen Lebensmittel auch süß schmecken. Zum Beispiel Getreide (Brot, Nudeln, Reis) oder Kartoffeln schmecken nicht süß, enthalten aber viele Kohlenhydrate. Was viele Menschen auch nicht bedenken: Auch Obst enthält reichlich Kohlenhydrate aufgrund des enthaltenen Fruchtzuckers.

Je nach Anzahl der Zuckerbausteine werden Kohlenhydrate in drei Gruppen unterteilt:[14]

Einfachzucker (Monosaccharide):
Die wichtigsten Vertreter sind Traubenzucker (Glukose) und Fruchtzucker (Fruktose).

Zweifachzucker (Disaccharide):
Dazu gehört in erster Linie Haushaltszucker sowie Malz- und Milchzucker. Einfach- und Zweifachzucker kommen vor allem

in Süßigkeiten und Schokolade vor. Sie schmecken süß, sind aber meist leere Energieträger, die keine Vitamine oder Mineralstoffe enthalten und den Blutzuckerspiegel schnell in die Höhe schießen lassen.

Mehrfachzucker (Polysaccharide):

Das wichtigste Polysaccharid ist Stärke. Die Mehrfachzucker sind vor allem in Getreide, Vollkornprodukten, Kartoffeln und Hülsenfrüchten enthalten. Mehrfachzucker lassen den Blutzuckerspiegel nach dem Essen langsamer ansteigen.

> *Makro- und Mikronährstoffe*
> *Nahrungsmittel enthalten in verschiedenen Mengen Makronährstoffe: Kohlenhydrate, Eiweiße (Proteine) und Fette. Mineralstoffe und Vitamine werden Mikronährstoffe genannt. Die Nährstoffe werden im Verdauungstrakt aufgespalten, über das Blut zu den Körperzellen transportiert und dort verwertet.*

So wirken Kohlenhydrate im Körper

„Kohlenhydrate müssen im Verdauungstrakt zuerst wieder in Einfachzucker (Glukose) zerlegt werden, bevor sie in die Blutbahn gelangen", sagt Professor Dr. Volker Schusdziarra, Leiter der Ambulanz für Ernährungsmedizin am Klinikum rechts der Isar in München. Das Hormon Insulin transportiert die Glukose vom Blut in die Körperzellen. „Eine bestimmte Blutzuckerkonzentration ist lebenswichtig und darf nicht unterschritten werden", erklärt der Ernährungsmediziner. Sonst komme es zu gefährlichen Unterzuckerungen. Sobald ein bestimmter Grenzwert unterschritten wird, steuert die Leber über den Abbau von Glykogen den Blutzuckerspiegel. „Bei längeren Hungerperioden produziert die Leber Glukose über den Abbau von Körpereiweiß. Das stellt sicher, dass ein minimaler Blutzuckerspiegel zur Versorgung des Gehirns aufrechterhalten werden kann", erläutert Schusdziarra. Eine weitere Bestätigung, dass Kohlenhydrate für die Körperfunktionen nicht lebensnotwendig sind. Der Körper kann sich die notwendige Glukose auch aus Eiweiß, durch die sogenannte Gluconeogenese, selbst herstellen.

LUV: FODMAP

Trotz weglassen der gängigen LUV leiden manche Menschen weiter an unspezifischen Verdauungsproblemen. Gibt es keine konkreten Testresultate, die auf eine Intoleranz oder Allergie hinweisen, erhält man die Diagnose: Reizdarm.

Die Forscher Peter Gibson und Susan Shepherd der Monash Universität in Australien gingen den Ursachen für den Teufelskreis von Blähungen, Durchfall, Verstopfung und Schmerzen auf den Grund. Sie stießen darauf, dass es insbesondere gewisse Zuckerarten sind, welche die Auslöser vieler Beschwerden sein können. „Fermentierbare Oligo-, Di- und Monosaccharide sowie Polyole" – geboren war FODMAP (**f**ermantable **o**ligo-, **d**i- and **m**onosaccarides **a**nd **p**olyols).

Fermentierbar: Diese Zuckerarten haben die Fähigkeit und Tendenz, in unseren Därmen zu fermentieren und somit Blähungen und Durchfall hervorzurufen.
Oligosaccharide: Fruktane (FOS), Weizen, Roggen, Zwiebeln, Knoblauch und Galaktane (GOS), Hülsenfrüchte, Kichererbsen.
Disaccharide: Sukrose, Maltose und Laktose.
Monosaccharide: Fruktose, Glukose und Galaktose.
Polyole: Sorbit, Mannit, Xylitol, Malitol (Zuckeraustauschstoffe).

Keinesfalls gilt es, einen oder alle diese Zuckerarten in der Ernährung wegzulassen, da diese absolut natürlich in unseren Lebensmitteln vorkommen. Bei Beschwerden macht es aber Sinn, Nahrungsmittel mit diesen Bestandteilen für eine gewisse Zeit zu meiden, um zu sehen, ob diese Zuckerart Probleme verursacht. Weiter fanden die Forscher heraus, dass es ein Topf der FODMAPs ist, welchen man pro Tag toleriert. Falls somit die Toleranz mittels Laktose aufgebraucht ist, muss es nicht verwundern, wenn doch die Beeren, welche am Vortag noch ohne Beschwerden vertragen wurden, plötzlich Probleme bereiten. Die Vorstellung eines FODMAP-Topfs, der sich im Laufe des Tages mit jeder Mahlzeit etwas füllt, ist ein treffendes Bild. Läuft der Topf über, haben wir negative Reaktionen.
Die Pure-Food-Paleo-Ernährung eliminiert die Fruktane und Galaktane weitgehend, mit der Empfehlung, Getreide auszulassen. Hülsenfrüchte werden ebenfalls gemieden oder nur ausnahmsweise gegessen. Nach einer Karenzphase können durchaus wieder

Früchte getestet werden, wobei die Tabelle Aufschluss gibt, welche besser verträglich sind. Es ist alles eine Frage des Maßes. Der Quick-Fix bringt eine Entlastungskur für den Darm und in der Folge gilt es, die eigenen Toleranzgrenzen auszuloten.

> *Beachte: Nicht verwunderlich ist, dass unter Stress die FODMAP-Verträglichkeit wesentlich herabgesetzt ist, da Stresshormone die Verdauungsprozesse stören.*
> *Beachte: Egal, welche Zuckerform wir wählen, die Folgen für unseren Körper und Hirn sind unvorteilhaft. Er macht schlaff, antriebslos, müde, depressiv und krank.*

SIND KÜNSTLICHE ZUCKER EINE ALTERNATIVE?

Nein. Und damit könnte ich diesen Abschnitt bereits abschließen. Wir sind natürliche Wesen und sollten nichts Künstliches essen. Unser Körper und Hirn lässt sich nicht für dumm verkaufen.
Der Lübecker Gehirnforscher und Diabetologe Professor Achim Peters warnt ebenfalls vor einem „Persilschein" für ungebremsten Süßstoffverzehr. Süßstoffe, so Peters, könnten auf heimtückische Weise in die Steuerung des Appetit- und Hungergefühls eingreifen. Süßer Geschmack signalisiert dem Gehirn nämlich, dass Energienachschub eingetroffen ist. Registriert es jedoch, dass auf das Signal kein Verlass mehr ist – weil Süßstoff keine Energie liefert – geht

das Gehirn auf Nummer sicher und lässt den „Appetitschalter" angeknipst, um so die Versorgung mit Energie sicherzustellen.[15] Das heißt, wir haben Hunger, obwohl wir erst gerade gegessen haben. Mehr Kalorien werden zugeführt, und was nicht verbraucht wird, wird in den Fettdepots gespeichert. Künstliche Zucker werden in der Tiermast angewendet, damit die Tiere schneller wieder Hunger haben und mehr fressen. Sie werden schneller fett, können früher geschlachtet werden und bringen mehr Kilos auf die Waage.

Es gibt schädlichere und weniger schädliche - keiner gehört in eine menschengerecht Ernährung und alle sind so konsequent wie möglich zu vermeiden.[16]

NATÜRLICHE KALORIENFREIE UND KALORIENREDUZIERTE ZUCKER

Stevia

Der bekannteste natürliche kalorienfreie Zuckerersatzstoff ist Stevia. Steviablätter werden seit Jahrhunderten von der idigenen Bevölkerung Paraguays und Brasiliens bei der Zubereitung von Speisen und Getränken und als Heilpflanze verwendet. Die Süßkraft von getrockneten Steviablättern ist etwa 30-mal größer als die von Zucker.[17] Der Vorteil von Stevia gegenüber natürlichen Zuckern ist, dass der Blutzuckerspiegel nach der Einnahme nicht ansteigt. Bei der Auswahl von Steviaprodukten ist sehr gut zu kontrollieren, dass keine anderen Zuckerarten und Zusatzstoffe im Süßstoff enthalten sind.

Xylit

Xylit (Zuckeralkohol) kommt vor allem in der Lebensmittelindustrie als Zuckeraustauschstoff zum Einsatz. Hier ist der Stoff besonders beliebt, da ihm eine antikariogene Wirkung nachgesagt wird. Xylit hat im Gegensatz zu gewöhnlichem Haushaltszucker (Saccharose) also keine schädigende Wirkung auf unsere Zähne, sondern soll sich sogar positiv auf unsere Zahngesundheit auswirken können. Xylit ähnelt vom Geschmack her normalem Haushaltszucker und besitzt auch nahezu die gleiche Süßkraft. Beim Verzehr sorgt es für einen kühlenden Effekt auf der Zunge, da es beim Kontakt mit dem Speichel der Umgebung Wärme entzieht. Ähnlich wie bei Sorbit liegt auch bei Xylit der Kaloriengehalt unter dem von normalem Haushaltszucker. Während ein Gramm Saccharose etwa vier Kalorien enthält, sind es bei Xylit nur 2,4 Kalorien pro Gramm. Da der Zuckerersatzstoff im Körper ohne Insulin verstoffwechselt werden kann, ist er auch für Diabetiker geeignet.[18]

Erythritol

Erythritol ist ebenfalls ein Zuckeralkohol, das man in der Natur auch in Birnen, Melonen und Pilzen findet. Gewonnen wird Erythritol durch Fermentierung. Mithilfe dieses Prozesses, der Fermentierung, werden auch Joghurt, Käse oder Wein hergestellt. Erythritol bindet im Körper freie Radikale und wirkt daher wie ein Antioxidans. Der glykämische Index von Erythritol ist gleich Null, das heißt, es lässt den Blutzuckerspiegel nicht ansteigen. Erythritol ist kalorienfrei.

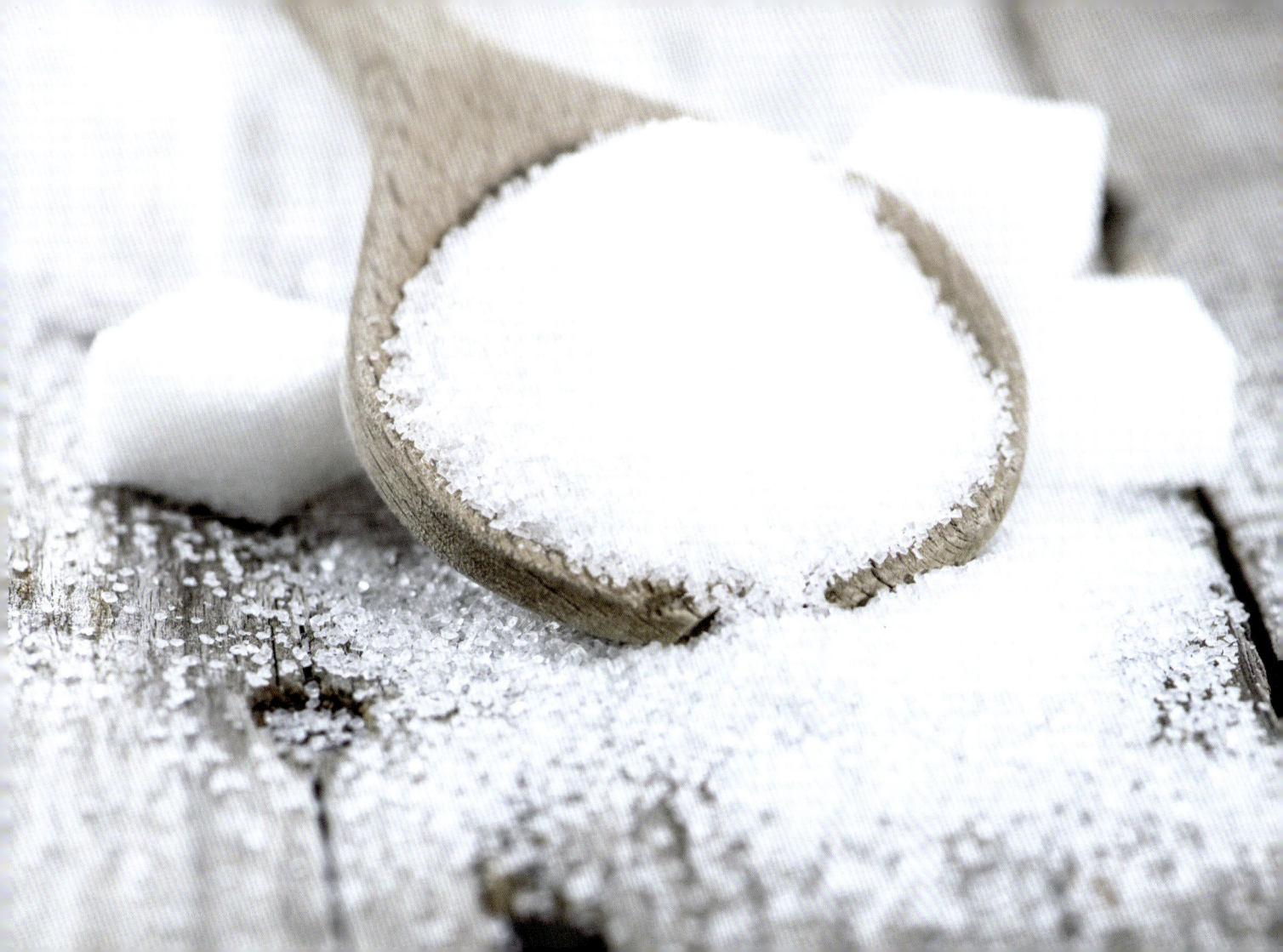

LUV: FRUCHTZUCKER (FRUKTOSE)

In diesem Abschnitt nehmen wir Früchte und Fruchtzucker unter die Lupe. Leider sind Früchte und Fruchtzucker nicht so gesund, wie uns die Werbung der Nahrungsmittelhersteller und die offiziellen Ernährungsrichtlinien weismachen wollen.

Wir essen viel mehr Fruchtzucker, als uns bewusst ist. Fruchtzucker ist längst nicht mehr nur in der natürlichen frischen Frucht enthalten:

- Fast alle Fertigprodukte und Softgetränke werden mit Fruchtzucker gesüßt.
- Die Fruktose in Fertigprodukten und Getränken ist oft nicht mehr ein natürlicher Fruchtzucker wie er in einer Banane oder Birne vorkommt, sondern sehr viel häufiger handelt es sich um hoch konzentrierten und industriell hergestellten Fruchtzucker beziehungsweise Fruchtzuckersirup (Fruktosesirup).

- Reine Fruktose ist noch süßer als Glukose (Traubenzucker). Das macht sie für die Nahrungsmittelkonzerne sehr beliebt und wird großzügig eingesetzt in Fertigprodukten und Getränken.
- Fruchtsäfte enthalten überproportional viel Fruchtzucker, da die Ballaststoffe, welche in den ganzen Früchten enthalten sind, fehlen. Fruchtsaft ist aromatisiertes Zuckerwasser.
- Trockenfrüchte sind ein beliebter „gesunder" Snack und werden oft in größeren Portionen gegessen. Hier fehlt das Wasser, welches in der frischen Frucht enthalten ist. Die Konzentration von Fruchtzucker ist um ein vielfaches höher als in einer frischen Frucht. Trockenfrüchte sind Zuckerbonbons.
- Fruktose führt zu deutlich weniger Sättigungsgefühl. Wir haben nach dem Konsum von Fruchtzucker schnell wieder Hunger (siehe Grafik rechts).

ZUCKER –
DIE BÖSEN KOHLENHYDRATE

Ist Zucker so gefährlich wie Alkohol oder Nikotin? Robert Lustig, 55, ist Professor für klinische Pädiatrie an der University of California in San Francisco, Experte für Hormonstörungen und Übergewicht bei Kindern. Gemäß seinen Studien und Erfahrungen sei die bittere Wahrheit nämlich, dass Zucker ein Gift sei, eine Droge, die wie Alkohol die Leber schädige und den Stoffwechsel aus dem Gleichgewicht bringe. Und dass nicht etwa plötzliche Fresslust und Trägheit der Grund für die in beängstigendem Tempo dick und krank werdende Menschheit ist, sondern der Zucker. Der Zuckerkonsum hat sich weltweit innerhalb von 50 Jahren verdreifacht. Parallel dazu verbreiten sich die Zivilisationskrankheiten wie Fettleibigkeit, Diabetes und Herz-Kreislauf-Störungen. Zucker ist heute nicht nur in Süßspeisen und Süßgetränken enthalten – nein, auch in unzähligen Produkten, wo man diesen überhaupt nicht erwarten würde, wie Wurst, abgepackte Hähnchenbrust, marinierte Fleischstücke, Brot, Frühstücksflocken, Saucen u. v. m.

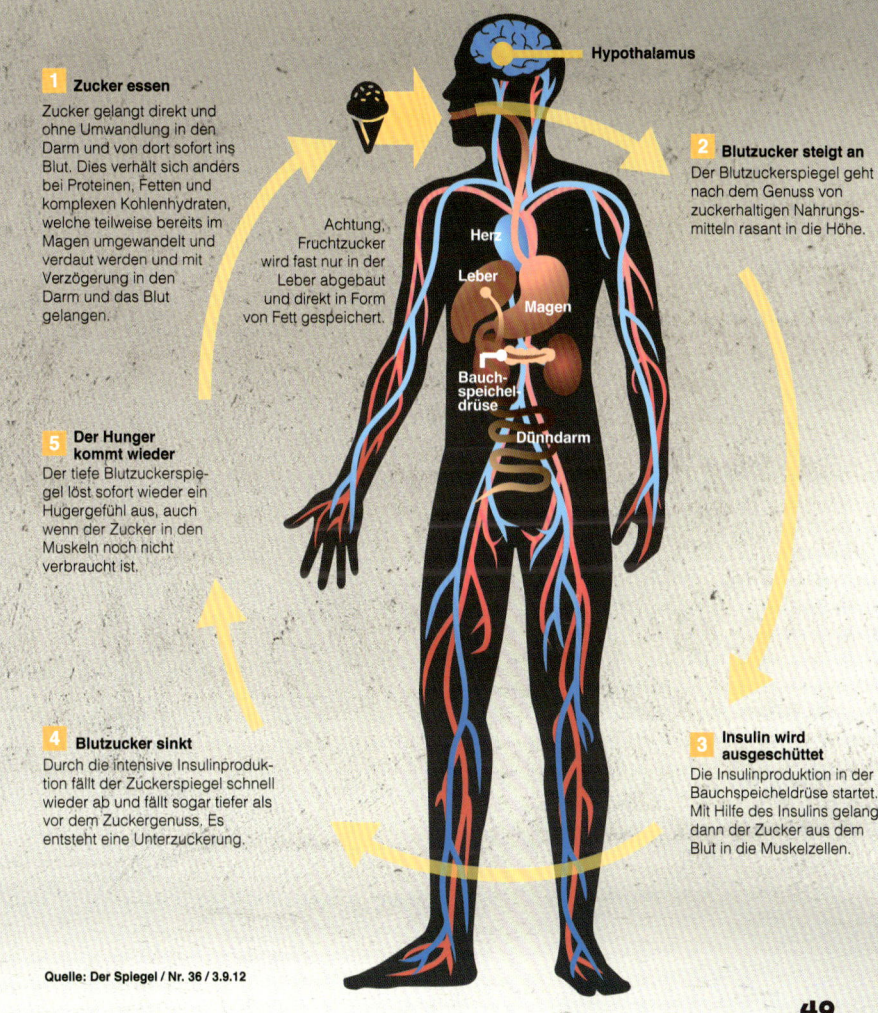

1 Zucker essen
Zucker gelangt direkt und ohne Umwandlung in den Darm und von dort sofort ins Blut. Dies verhält sich anders bei Proteinen, Fetten und komplexen Kohlenhydraten, welche teilweise bereits im Magen umgewandelt und verdaut werden und mit Verzögerung in den Darm und das Blut gelangen.

Achtung, Fruchtzucker wird fast nur in der Leber abgebaut und direkt in Form von Fett gespeichert.

2 Blutzucker steigt an
Der Blutzuckerspiegel geht nach dem Genuss von zuckerhaltigen Nahrungsmitteln rasant in die Höhe.

3 Insulin wird ausgeschüttet
Die Insulinproduktion in der Bauchspeicheldrüse startet. Mit Hilfe des Insulins gelangt dann der Zucker aus dem Blut in die Muskelzellen.

4 Blutzucker sinkt
Durch die intensive Insulinproduktion fällt der Zuckerspiegel schnell wieder ab und fällt sogar tiefer als vor dem Zuckergenuss. Es entsteht eine Unterzuckerung.

5 Der Hunger kommt wieder
Der tiefe Blutzuckerspiegel löst sofort wieder ein Hungergefühl aus, auch wenn der Zucker in den Muskeln noch nicht verbraucht ist.

Hypothalamus
Herz
Leber
Magen
Bauchspeicheldrüse
Dünndarm

Quelle: Der Spiegel / Nr. 36 / 3.9.12

DR. TORSTEN ALBERS –
VERDAUUNG VON FRUCHTZUCKER

Fruchtzucker (Fruktose) hat im Dünndarm einen eigenen Transporter durch die Darmschleimhaut. Während Traubenzucker (Glukose) den Transporter SGLT-1 nutzt, wird die Fruktose mittels des GLUT5-Membranproteins aus dem Darminneren in die Dünndarmzelle und von dort in das Blut geschleust. Dieses Eiweiß, das für die Aufnahme des Fruchtzuckers zuständig ist, kann pro Stunde bei den meisten Menschen etwa 30 Gramm aus dem Darm aufnehmen und nachfolgend in das Blut zum Transport in die Leber abgeben. Bei vielen Menschen liegt jedoch die Kapazitätsgrenze deutlich unter 30 Gramm pro Stunde, entweder angeboren oder auch erworben, z. B. bei entzündlichen Darmerkrankungen, Diabetes mellitus oder auch ungünstiger Zusammensetzung der Darmflora. Schätzungen gehen davon aus, dass ca. 20 Prozent der Erwachsenen und etwa

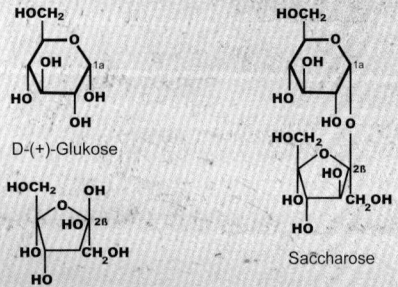

D-(+)-Glukose

D-(-)-Fruktose

Saccharose

Chemische Strukturformeln von Fruchtzucker (Fruktose), Traubenzucker (Glukose) und Haushaltszucker (Saccharose)

30 Prozent der Kinder eine genetisch bedingte eingeschränkte Transporterfunktion aufweisen.

Kommt es nun zu einer „Überlastung" des Transporters durch große Mengen Fruchtzucker auf einmal, so staut sich die Fruktose an und wird nicht vollständig aufgenommen. Dies führt dazu, dass diese dann in tiefere Darmabschnitte gelangt und von Darmbakterien zersetzt wird. Dabei kommt es zu Gärungsprozessen, die die typischen Symptome wie Völlegefühl, Blähungen, aufgetriebener Leib und sogar Durchfall verursachen können.

Eine eingeschränkte Kapazität des Fruchtzuckertransporters GLUT5 bezeichnet man klinisch als Fruktosemalabsorption. Die Betroffenen können dann nur eine gewisse Menge an Fruchtzucker pro Zeiteinheit aufnehmen ohne Probleme zu entwickeln, die oft als „Reizdarmsyndrom" fehlinterpretiert werden. Werden gleichzeitig größere Mengen an Traubenzucker mit zugeführt, so wird die Tätigkeit des Fruchtzuckertransporters stimuliert und Beschwerden können ausbleiben. Daher wird reiner Kristallzucker (Haushaltszucker, Saccharose) bei Fruktosemalabsorption oft recht gut vertragen. Die gleichzeitige Aufnahme von Sorbit, ein Zuckeraustauschstoff, der z. B. in zuckerfreien Kaugummis, aber auch in einigen Früchten enthalten ist, führt hingegen zu mehr Beschwerden, da Sorbit mit der Fruktose um den gleichen Transporter konkurriert und somit schneller die Kapazitätsgrenze erreicht wird und Fruktose dann nicht genügend aufgenommen wird. Die individuelle Toleranz an Fruchtzucker, der ohne Beschwerden vertragen wird, kann also von Person zu Person sehr unterschiedlich sein. Ebenso spielt bei Früch-

ten die Zusammensetzung der Sorte eine wichtige Rolle. Während z. B. Äpfel, Birnen oder Wassermelone im Vergleich viel Fruchtzucker und wenig Traubenzucker enthalten, treten hier früher und bei geringeren Mengen die typischen „Blähbeschwerden" auf als z. B. beim Essen einer Banane oder Aprikose, wo die Zusammensetzung der Zucker weniger fruchtzuckerlastig ist. Insbesondere Fruchtsäfte wie Apfelsaft können bereits bei zwei oder drei Deziliter Zufuhr durch die schnelle Magenpassage im Darm rasch typische Beschwerden auslösen.

Für das Auslösen von Beschwerden ist ferner auch entscheidend, ob eine Frucht alleine gegessen wird oder im Rahmen einer kompletten Mahlzeit. Ein Apfel als Zwischenmahlzeit oder Snack wird eher Blähungen verursachen als eine Frucht als Dessert, wo der Fruchtzucker zusammen mit den anderen Nahrungsinhaltsstoffen deutlich langsamer und verzögert in den Dünndarm gelangt. Hier wird dann der GLUT5-Transporter weniger schnell an seine Kapazitätsgrenzen stoßen, da pro Zeiteinheit gerade bei eiweiß- und fettreichen Mahlzeiten weniger Fruktose „anflutet".

WAS IST FRUKTOSE?

Fruktose gehört zur Gruppe der Kohlenhydrate und zählt ebenso wie Glukose (Traubenzucker) zu den sogenannten Einfachzuckern (Monosaccharide). Ursprünglich nutzten Pflanzen die Süße der Fruktose in ihren Früchten dazu, vermehrt Tiere anzulocken, sodass ihre Samen weiträumig verbreitet werden konnten. Daher ist Fruktose in nahezu allen Obst- und Gemüsesorten in unterschiedlicher Konzentration enthalten.

WARUM IST FRUKTOSE BEI DEN NAHRUNGSMITTELHERSTELLERN SO BELIEBT?

Fruktose hat von allen Zuckern die höchste Süßkraft. Sie intensiviert den Geschmack sowohl fruchtiger als auch würziger Speisen. Sie erzeugt ein erhöhtes Volumen beim Gebäck und verstärkt dessen Bräunung, verhindert die schädliche Eiskristallbildung bei Tiefkühlkost, verfügt über eine ausgezeichnete Löslichkeit und kristallisiert nicht aus. Fruktose/Fruktosesirup kann äußerst kostengünstig hergestellt werden und ist überaus sparsam im Verbrauch.[20]

WIE UMGEHT MAN ZU VIEL FRUKTOSE?

- Haushaltszucker reduzieren: Schränke deinen Zuckerkonsum bewusst und konsequent ein. Denn auch der Haushaltszucker besteht bekanntlich zur Hälfte aus Fruktose.
- Fertigprodukte mit Fruktose meiden: Lies die Inhaltsangaben auf den Etiketten aller Fertigprodukte sehr genau. Meide jene Fertigprodukte, die Fruktose oder Fruktosesirup enthalten.
- Fruchtsäfte nur sparsam trinken: Trinke von Obstsäften – auch wenn diese frisch gepresst sind – nur dann und wann ein Glas, aber nutze Fruchtsäfte nicht als Alleingetränk, auch nicht als Schorle. Denn über das Trinken von Fruchtsäften kannst du schnell eine große Fruktosemenge zu dir nehmen, die du allein über das Essen von Früchten nur schwer erreichen würdest. Ein Liter Fruchtsaft (oder mehr) ist schnell getrunken.

Darin sind – je nach Saftgehalt des verwendeten Obstes – zwei bis drei Kilogramm Früchte und natürlich auch deren Fruktose enthalten. So viel frisches Obst würdest du nie in so kurzer Zeit essen.

- **Honig nur in kleinen Mengen verwenden:** Honig enthält meist mehr Fruktose als Glukose und sollte daher sparsam verwendet werden. Je flüssiger ein naturbelassener Honig

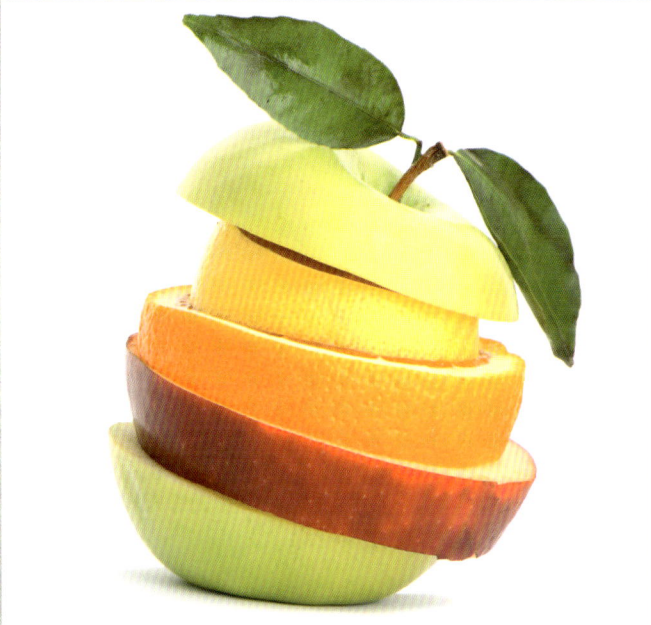

überdies ist beziehungsweise je länger er während der Lagerung flüssig bleibt, umso höher ist sein Fruktosegehalt.

- **Trockenfrüchte nur in kleinen Mengen verzehren:** Trockenfrüchte sind ebenfalls sehr fruktosereich und sollten selten und nur in kleinen Mengen gegessen werden.

Beachte: Dicksäfte aus Äpfeln und Birnen, die im alternativen Handel oft als gesunde Süßungsmittel angebotenen werden, sind keine Alternative. Sie bestehen hauptsächlich aus Fruktose. Aus diesem Grunde ist Agavendicksaft ebenfalls keine Alternative.

WAS STECKT IN EINEM FRUCHTSMOOTHIE?

Der Begriff Smoothie ist die amerikanische Bezeichnung für Ganzfruchtgetränke. Ihren Ursprung haben die Smoothies in den Saftbars der 1920er-Jahre. Ein populäres Getränk war damals ein Orangensaft-Mixgetränk bestehend aus frisch gepresstem Saft, Wasser, Eiklar, Vanilleextrakt, Zucker und Eis mit eben dieser smoothen (engl. samtig) Konsistenz.

Der Begriff Smoothie als reines Fruchtgetränk taucht erst in den 1980ern auf. Jedoch was enthält nun der hier übliche Fruchtsmoothie? Und warum ist er besser als ein herkömmlicher Saft? Die Antwort liegt in der Verwendung der ganzen Früchte, vielfach inklusive Schale. Somit bleiben alle Nahrungsfasern und Vitamine vollständig erhalten und der Fruchtzucker liegt nicht in einer gelösten Form vor. Smoothies sind zudem bedeutend sättigender, was sie auch als Frühstück- oder Mahlzeitenersatz sehr beliebt macht. Weiter bieten die Smoothies den Vorteil, dass nicht unwesentliche Mengen an Früchte konsumiert werden können. Schnell ist ein Smoothie aus einer Banane plus noch weiteren Früchten getrunken.

Diesbezüglich kommen auch die „Greensmoothies" immer mehr auf. Dies ist eine Mischung aus Früchten und Gemüse und bietet somit die Chance, nebst den Früchten auch gerade eine gute Portion Gemüse zu sich zu nehmen.

Problematisch bei einem reinen Fruchtsmoothie ist die Tatsache, dass es dennoch eine regelrechte Zucker-, insbesondere Fruchtzuckerbombe ist und zudem auch vielfach fast keine „Vorverdauung durch Einspeichelung" stattfindet. Das Getränk wird in einem Zuge ausgetrunken, statt zu kauen. Denn bereits im Mund wird durch die Speichelproduktion das Verdauungsenzym Amylase aktiviert, welches für die Kohlenhydratverdauung zuständig ist.

Wichtig ist bei Smoothies, dass diese außer Kohlenhydraten auch gesunde natürliche Fette und Proteine enthalten. Alle Smoothierezepte in diesem Buch enthalten die drei Makronährstoffe (Fett, Protein und Kohlenhydrate) in einem ausgewogenen Verhältnis. So wird verhindert, dass der Blutzuckerspiegel in die Höhe schießt. Die Pure-Food-Paleo-Smoothies sind leicht verdaulich und sättigend nachhaltig. Sie unterstützen optimal die Entblähung und beruhigen die Verdauung während des Quick-Fix (Kapitel 1).

DR. TORSTEN ALBERS – FOLGEN VON HOHEM FRUCHTZUCKER-KONSUM

Bei einer Kost, z. B. entsprechend dem Paleo-Prinzip, wo keine verarbeiteten Lebensmittel und Zucker verzehrt werden, ist eine Fruchtzuckerzufuhr von 20 bis 30 Gramm pro Tag typisch. Wer jedoch sehr viel Obst isst, viele gezuckerte Lebensmittel im Speiseplan hat (Haushaltszucker entspricht zu 50 Prozent Fruchtzucker), Fruchtsäfte trinkt (Apfel- und Orangensäfte sind besonders hoch konzentrierte Fruchtzuckerquellen), der erreicht leicht deutlich höhere Mengen an Fruchtzucker pro Tag. Auch die Verwendung von Fruchtzucker als Zuckeraustauschstoff in vielen Lebensmitteln trägt zu einer gegenüber früher deutlich höheren Zufuhr bei der Durchschnittsbevölkerung bei. Erhebungen aus Deutschland aus dem Jahre 2008 im Rahmen der Nationalen Verzehrsstudie II zeigen bei Bundesdeutschen eine durchschnittliche Fruchtzuckerzufuhr von ca. 60 Gramm pro Tag. Für die Schweiz fehlen entsprechende Erhebungen, jedoch dürften hier die Werte kaum deutlich niedriger liegen.

Ein Fruchtzuckerkonsum von mehr als 30 bis 50 Gramm pro Tag kann vielfältige negative Auswirkungen im Stoffwechsel haben, insbesondere bei einem gleichzeitigen Kalorienüberschuss in der Ernährung, der heute bei vielen Menschen vorherrscht.

Dadurch, dass Fruchtzucker gegenüber Traubenzucker anders verstoffwechselt wird, ergeben sich deutliche Unterschiede auch bei den Auswirkungen im Metabolismus. So wird der Fruchtzucker nach der Aufnahme im Darm in der Leber als direkter Energielieferant abgebaut bzw. in Traubenzucker oder Fett umgewandelt. Bei bestehendem Energieüberschuss in der Nahrung wird die Fruktose dann in der Leber vermehrt als Fett eingelagert und kann langfristig eine Leberverfettung in Gang setzen. Diese heute bei 30 bis 40 Prozent in der Bevölkerung zu findende Erkrankung stellt einen wesentlichen Risikofaktor für Übergewicht/Adipositas, Diabetes mellitus Typ 2, Herzinfarkt und Schlaganfall sowie Niereninsuffizienz bis hin zur Dialysepflicht dar.

Eine Anreicherung von Fett in der Leber, z. B. durch ein dauerndes Überangebot von Fruchtzucker, führt zu einer Insulinresistenz des Organs, schlechteren Blutfettwerten (Anstieg der Triglyzeride, Senkung des „guten" HDL-Cholesterins) und einer schlechteren Blutzuckerregulation. Dies wiederum begünstigt Blutzuckerschwankungen, Heißhungerattacken und somit eine gesteigerte Kalorienaufnahme, insbesondere über Süßes und Lebensmittel mit hohem Zucker- bzw. Kohlenhydratanteil. Somit wird die Fettleberproblematik durch den daraus resultierenden fortwährenden Energieüberschuss in der Kost im Sinne eines Teufelskreislaufs immer weiter verschlimmert, sodass sich daraus langfristig bei entsprechender Veranlagung sogar eine Zuckerkrankheit entwickeln kann. Parallel dazu kommt es natürlich nicht nur zur Fettbildung in der Leber, auch im Unterhautfettgewebe und im Bauchraumfett kommt es zu vermehrten Speicherprozessen. Dies wird auch dadurch unterstützt, dass Fruchtzucker im Gegensatz zu Traubenzucker zu einer geringeren Sättigung führt.

Somit kann eine hohe Zufuhr von Fruchtzucker über längere Zeiträume nicht nur den Bauchansatz und die Unterhautfettschicht anwachsen lassen. Ebenso entstehen vielfältige negative Auswirkungen im Stoffwechsel, die im Wesentlichen über eine fruktosebedingte Leberverfettung erklärbar sind: schlechtere Cholesterinwerte, schlechterer Zuckerstoffwechsel bis hin zum Diabetes mellitus, Schädigung der Gefäße im Sinne einer beschleunigten Arteriosklerose („Arterienverkalkung"). Diese Effekte führen dann langfristig zu einem erhöhten Risiko insbesondere für Herzinfarkt und Schlaganfall, die in der Schweiz wie in anderen westlichen Ländern die Haupttodesursache darstellen.

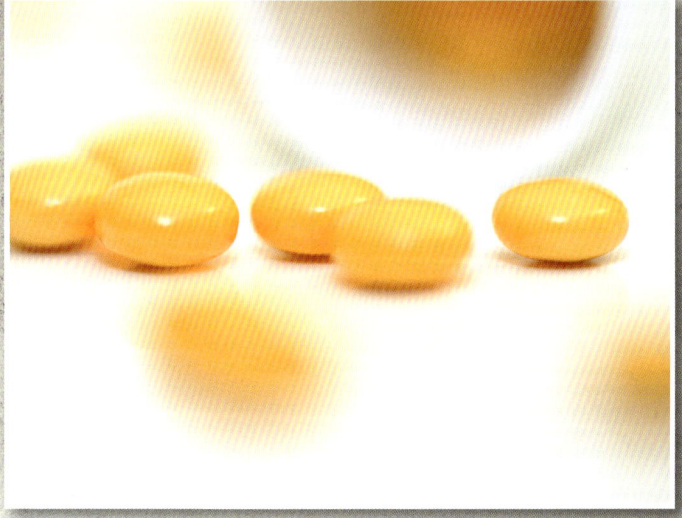

DR. TORSTEN ALBERS – WIE KANN EINE FRUKTOSEINTOLERANZ ERKANNT WERDEN?

Der sicherste Test zur Erkennung einer Fruktoseintoleranz ist der sogenannte H_2-Atemtest. Hierbei bekommt der nüchterne Patient eine Trinklösung mit 25 Gramm reinem Fruchtzucker in 200 Milliliter Wasser. Danach muss die Person über zwei Stunden alle 30 Minuten in ein spezielles Gerät pusten (wie beim Alkoholtest), das die Wasserstoffkonzentration in der Ausatemluft misst. Üblicherweise liegt die Wasserstoffgaskonzentration beim Gesunden auch nach Fruktosegabe unterhalb von 20 ppm (parts per million), beträgt also weniger als 0,0020 Prozent. Wird dieser Wert beim Atemtest über zwei Stunden klar überschritten, deutet dies auf eine Wasserstoffgasbildung im Darm hin. Zu dieser kommt es immer dann, wenn Dickdarmbakterien unverdaute Fruktose verstoffwechseln. Wasserstoffgas gelangt bei Fruchtzuckerintoleranz über die Darmschleimhaut in das Blut und wird nachfolgend abgeatmet. Jemand, der Fruchtzucker in der Menge der Testlösung (entspricht ca. zwei großen Äpfeln) gut im Dünndarm aufnehmen kann, bei dem wird es zu keinerlei Fruchtzuckeranflutung im Dickdarm kommen und dadurch auch nicht zur Wasserstoffanreicherung im Blut und in der Ausatemluft. Somit bleibt der H_2-Atemtest bei normaler Fruchtzuckeraufnahme im Darm negativ.

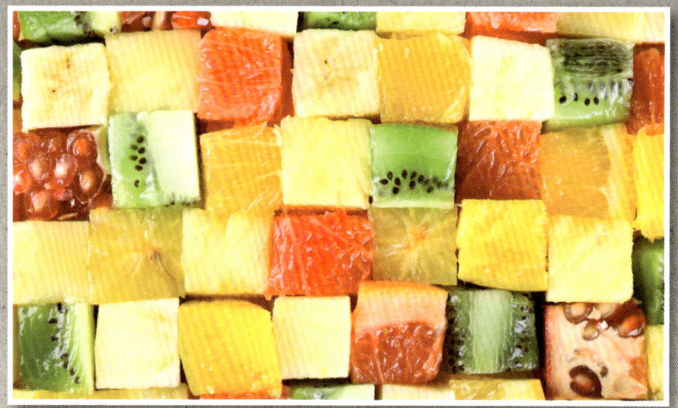

DER WANDEL VON FRÜCHTEN

Der Ur-Apfel war um einiges kleiner als die heutigen Äpfel im Supermarkt: einen Durchmesser von maximal drei Zentimetern wies er vor. Wegen der enthaltenen Gerbstoffe schmeckten diese Früchte sehr sauer. Die heutigen gezüchteten Apfelsorten entsprechen mehr unserem Geschmack, sie sind süß und saftig. Doch die Vorlieben sind unterschiedlich: Tausende in Europa gezüchtete Sorten sorgen in verschiedenen Ländern auf der Erde für das bevorzugte Geschmackserlebnis. Im Vergleich dazu ist die Auswahl in unseren Supermärkten geradezu bescheiden.[21]

Bei den Erdbeeren ist das nicht anders: Erdbeerfarmen bauen jährlich fünf bis sechs unterschiedliche Erdbeersorten an. Dabei haben die Erdbeeren aber das ursprüngliche Aroma verloren. Forscher gehen davon aus, dass auch die Erdbeere früher leicht bitter geschmeckt haben soll, aber dafür sehr geschmackvoll. Offensichtlich wurde bei der heutigen Züchtung von Erdbeeren mehr auf dessen Widerstandsfähigkeit gegen Krankheiten, also auf den Ernteertrag, als auf den Geschmack Rücksicht genommen. Heutige Erdbeeren liegen zwar sehr verlockend in großer Größe und im vollroten und perfekten Kleid im Körbchen, doch wenn man hineinbeisst, bleibt oft ein enttäuschend fader und wässeriger Geschmack zurück – Aromastoffe sind bei der Züchtung abhanden gekommen. Früchte müssen oft einen langen Transportweg zurücklegen, lagerfähig sein und dabei schön aussehen, denn die Käufer sind wählerisch.[22]

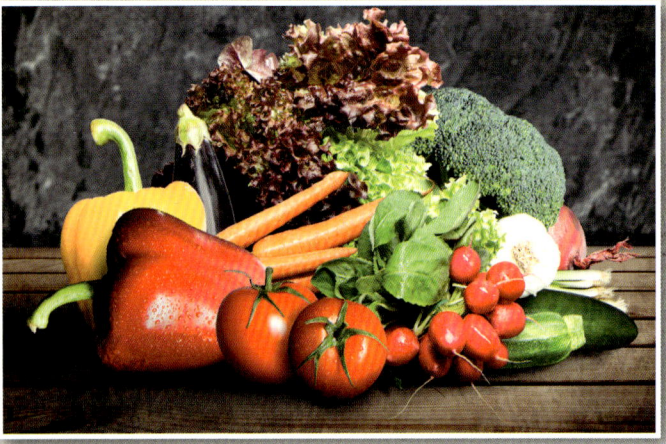

ZU WENIG VITAMINE BEI EINER ERNÄHRUNG OHNE FRÜCHTE?

Wir wissen alle, Früchte sind gesund. Früchte müssen wegen der Vitamine gegessen werden. Täglich zwei Portionen Früchte nebst den drei Portionen Gemüse sind zwingend. Ohne die Zufuhr von Früchten und Gemüsen haben wir keine Chance, unseren Vitaminbedarf zu decken.

Nun, diese Aussagen sind nicht grundlegend falsch, außer der letzten. Der tägliche Vitaminbedarf kann sehr wohl ohne Früchte spielend gedeckt werden. Biologisch angebaute, vollausgereifte Früchte sind durchaus wertvolle Nährstoff und Vitaminlieferanten, jedoch sind wir nicht auf sie angewiesen. Solange der Gemüsekonsum entsprechend gesteigert wird, besteht keinerlei Gefahr an einem Mangel zu erkranken. Vielmehr wird der Körper bei einer allfälligen Fruchtzuckersensibilität entlastet und kann sich erst durch die Einschränkung der Fruchtzuckeraufnahme erholen. Vielfach weisen gerade Gemüse eine wesentlich höhere Nährstoffdichte auf als Früchte.

Es liegt vielmehr in unserer Vorstellung, dass Früchte zum Frühstück oder als Zwischenmahlzeit ihren Platz haben und sich manch einer schlecht vorstellen kann, einen Blumenkohl zum Frühstück zu verzehren. Aber dies sind alles Sitten und Riten und haben mit der Realität nichts gemeinsam. Es ist eher eine Frage der Gewöhnung.

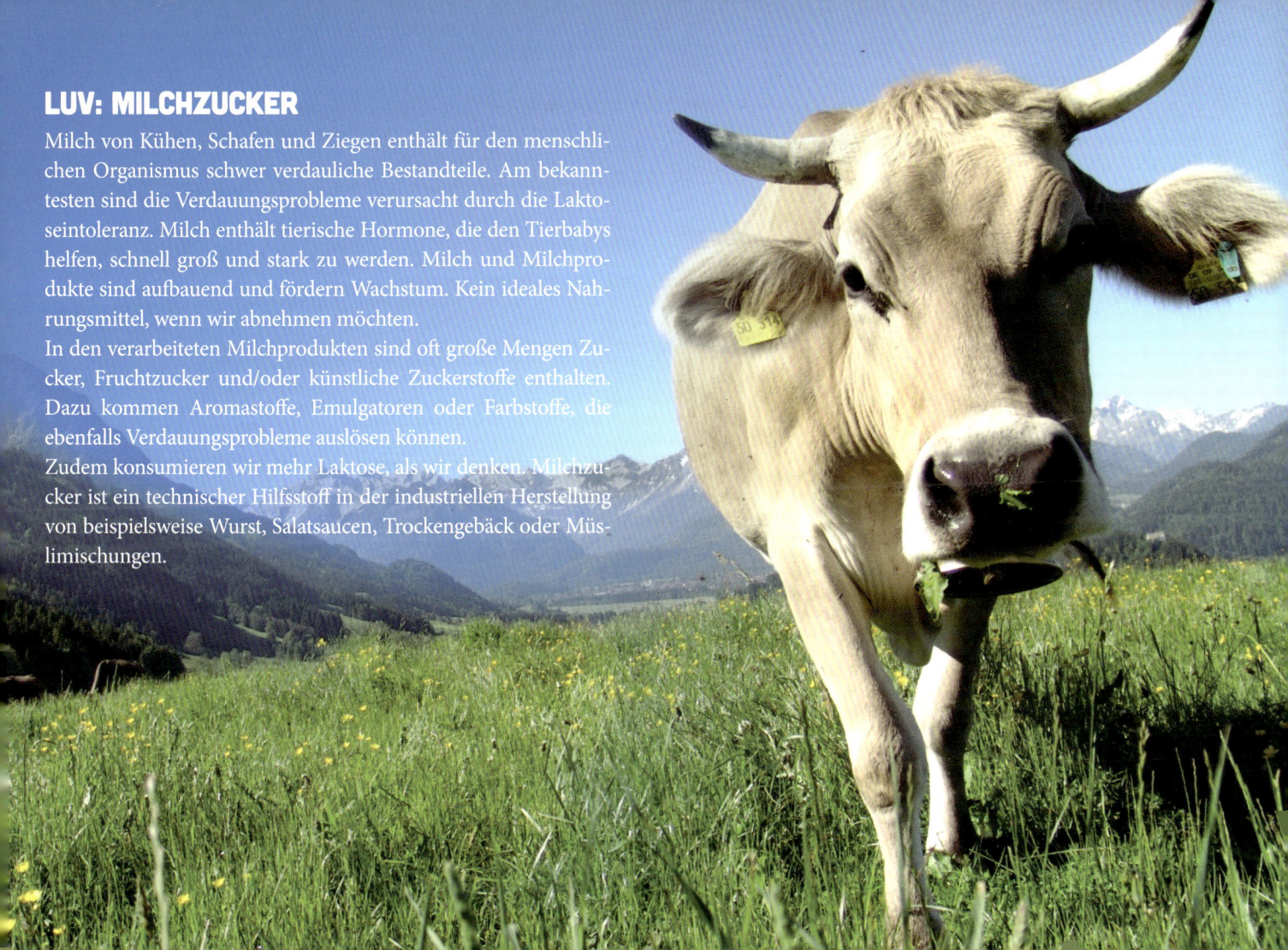

LUV: MILCHZUCKER

Milch von Kühen, Schafen und Ziegen enthält für den menschlichen Organismus schwer verdauliche Bestandteile. Am bekanntesten sind die Verdauungsprobleme verursacht durch die Laktoseintoleranz. Milch enthält tierische Hormone, die den Tierbabys helfen, schnell groß und stark zu werden. Milch und Milchprodukte sind aufbauend und fördern Wachstum. Kein ideales Nahrungsmittel, wenn wir abnehmen möchten.

In den verarbeiteten Milchprodukten sind oft große Mengen Zucker, Fruchtzucker und/oder künstliche Zuckerstoffe enthalten. Dazu kommen Aromastoffe, Emulgatoren oder Farbstoffe, die ebenfalls Verdauungsprobleme auslösen können.

Zudem konsumieren wir mehr Laktose, als wir denken. Milchzucker ist ein technischer Hilfsstoff in der industriellen Herstellung von beispielsweise Wurst, Salatsaucen, Trockengebäck oder Müslimischungen.

Was ist Laktose?
Als „Laktose" bezeichnet man den Milchzucker, der natürlicherweise nur in der Milch von Säugetieren enthalten ist. Laktose zählt zu den aus Glukose und Galaktose bestehenden Zweifachzuckern. Damit der Körper diesen Zweifachzucker verwerten kann, muss er in die beiden Bestandteile gespalten werden. Dies geschieht mithilfe des körpereigenen Enzyms Laktase. Laktose kommt zum Beispiel in Kuhmilch, Schafsmilch, Ziegenmilch oder Stutenmilch und natürlich auch in der Muttermilch vor. Zwischen zwei bis sieben Prozent beträgt der durchschnittliche Laktoseanteil.[23]

WAS IST EINE LAKTOSEINTOLERANZ?

Bei der Laktoseintoleranz (Milchzuckerunverträglichkeit) handelt es sich nicht um eine Krankheit oder Allergie, sondern um eine Nahrungsmittelunverträglichkeit. Diese ist nicht mit einer Milcheiweißallergie zu verwechseln. Grund für die Laktoseintoleranz ist das komplette Fehlen beziehungsweise die unzureichende Produktion des körpereigenen Verdauungsenzyms Laktase. Das Enzym Laktase kommt in der Dünndarmschleimhaut vor und spaltet hier den Zweifachzucker Laktose in die beiden Bestandteile Glukose und Galaktose, da nur Einfachzucker vom Darm aufgenommen werden können.

Bei einem vorliegenden Laktasemangel oder einer zu geringen Laktaseaktivität gelangt die ungespaltene Laktose in den Dickdarm und wird von Darmbakterien vergärt. Die bei diesem Vorgang entstehenden Gase können zu Krämpfen, Blähungen und Völlegefühl führen. Da diese Gase zum Teil auch ausgeatmet werden, ist eine Diagnosemöglichkeit für die Laktoseintoleranz unter anderem der Wasserstoffatemtest.

Häufig kommt es bei einer Laktoseintoleranz auch zu Durchfällen, da der Körper alles zur Verfügung stehende Wasser sammelt, um den Darm zu spülen. Durchfall ist wohl das häufigste und unangenehmste Symptom einer Milchzuckerunverträglichkeit. Leiden wir unter einer Laktoseintoleranz, treten die Beschwerden meistens innerhalb weniger Stunden nach der Einnahme des Milchzuckers auf.[24]

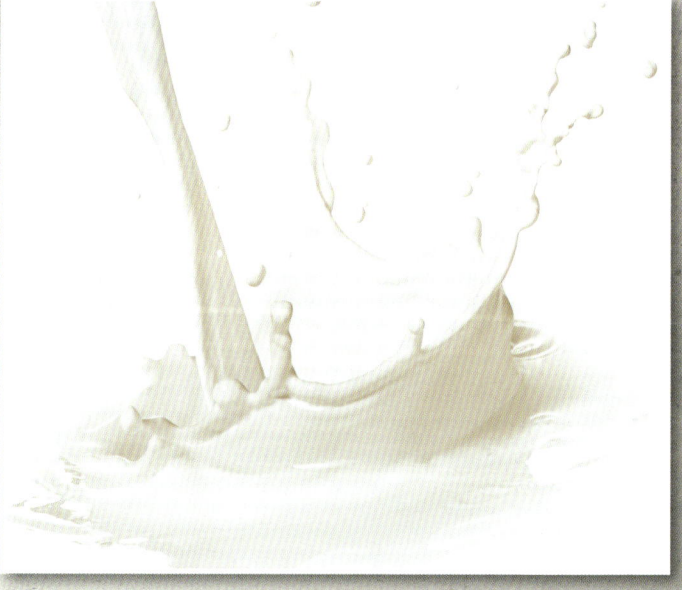

SYMPTOME EINER LAKTOSEINTOLERANZ

- Bauchschmerzen, bis hin zu Krämpfen
- Blähungen
- Völlegefühl
- Erbrechen
- Verstopfung
- Durchfall

Die Beschwerden bei einer Laktoseintoleranz nehmen mit der Menge der verzehrten Laktose zu. Auch bei der angeborenen Laktoseintoleranz sind die Symptome ausgeprägter als bei der im Alter normal abnehmenden Laktaseproduktion.

WARUM IST MILCHZUCKER IN ABGEPACKTEM GEKOCHTEM SCHINKEN?

Aufgrund seiner hohen Wasserbindungsfähigkeit wird Milchzucker häufig als Bindemittel in Lebensmitteln und auch Arzneimitteln eingesetzt. Außerdem lässt sich durch die Zugabe von Laktose eine höhere Festigkeit und ein größeres Volumen und Gewicht bei nahezu gleicher Kalorienmenge erreichen. Deshalb ist Laktose in vielen fettreduzierten Produkten enthalten, aber auch beispielsweise auf Schinken oder Trockenfleisch. Weiter ist Laktose ein Trägerstoff von Aromen und wird deshalb häufig als Geschmacksverstärker eingesetzt.

Das Fazit: Bitte jedes neue Produkt auf die Inhaltsstoffe prüfen, auch wenn du es bisher immer eingekauft hast. Eine sichere Option ist zum Beispiel der AHA-Kochschinken oder auch Bio-Produkte. Vorsicht ist jedoch immer besser als Nachsicht.

IST JOGHURT GUT FÜR DIE GESUNDHEIT UND FÖRDERT DIE VERDAUUNG?

Der gesunde Joghurt – das hören und lesen wir täglich in der Werbung. Leider stimmt dieses Versprechen meistens nicht. Konventionelle Joghurts enthalten Laktose (Milchzucker) und Casein (Milchprotein). Auf beide Bestandteile reagieren viele Menschen mit Beschwerden und Intoleranzen. Joghurts mit einer bestimmten Geschmacksrichtung werden mit Zusatzstoffen (künstlichen Aromen, künstlichen Zuckern, Fruchtzucker, Stabilisatoren) angereichert. Für den Körper sind diese Zusatzstoffe Fremdkörper und bringen die natürliche Körperintelligenz durcheinander. Sind die Joghurts dann noch fettreduziert, lassen sie unseren Blutzuckerspiegel ansteigen und machen es schwierig, Körperfett zu verbrennen. Sie bewirken eigentlich genau das Gegenteil von dem, was uns die Nahrungsmittelhersteller verkaufen wollen.

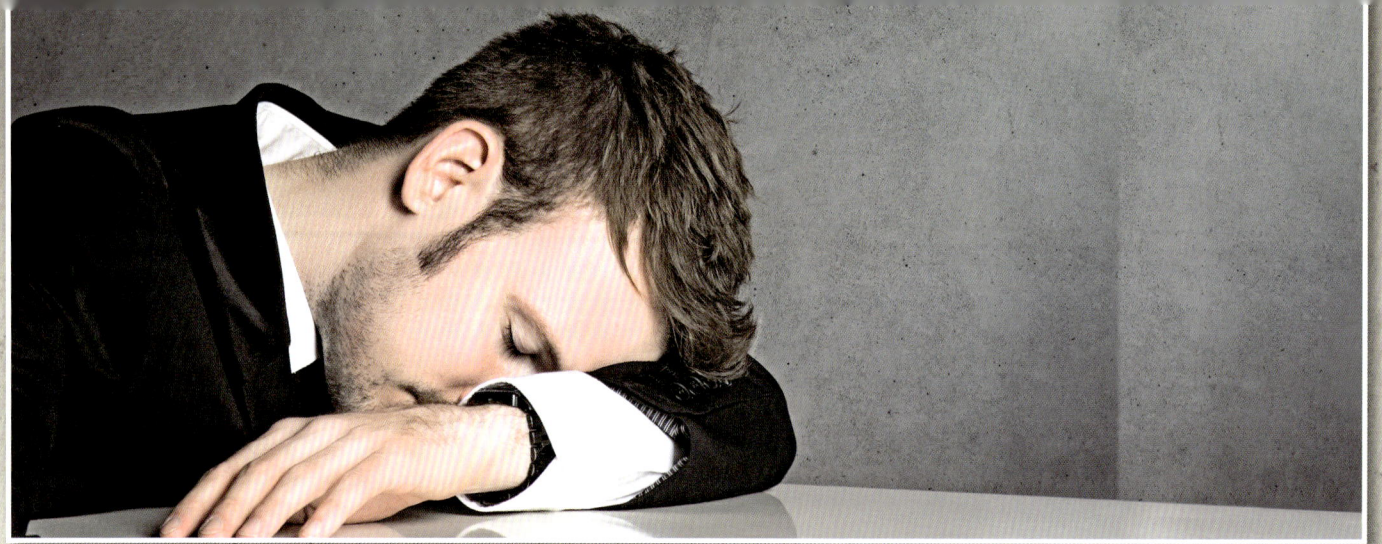

Diese Zusatzstoffe machen das Abnehmen nicht nur schwieriger oder unmöglich, nein, sie fördern auch das Wachstum von den bösen Bakterien und Pilzen im Darm. Zudem sind alle industriell hergestellten Joghurts pasteurisiert und homogenisiert. Das Lebensmittel ist tot und nur noch ein Produkt. Alle guten Bakterien, die uns bei der Verdauung im Darm unterstützen würden, sind durch die Prozesse abgetötet worden.

Werden die industriellen Joghurts aus Milch mit von Antibiotika behandelten Kühen hergestellt, genießen wir die Medikamente im Joghurt gleich mit. Abgesehen davon enthält die Milch Hormone, auch wenn dem Tier keine zusätzliche Hormone verabreicht wurden. Die Hormone werden beim Pasteurisieren und Homogenisieren nicht entfernt. Die wirken auf uns, wenn wir den Joghurt essen, was unseren Hormonhaushalt negativ beeinflussen kann. Es ist gut möglich, dass der „gesunde Joghurt" mehr Beschwerden als Freuden verursacht. Diese können zu Blähungen, Flatulenz, Akne, Kopfschmerzen, Verstopfung, Brain Fog, Candida, Ekzeme, unregelmäßiger und/oder schmerzhafter Periode bis zu Störungen im Hormonhaushalt führen.

Ja, wir alle lieben den cremigen Joghurt. Wenn Joghurt, dann Bio-Qualität und ohne Zusatzstoffe und Zucker – Augen auf und Zutatenliste genau lesen oder selber Joghurt herstellen. Wenn du jedoch auf Laktose und/oder Casein sensibel reagierst, kann auch der reinste natürliche Joghurt Beschwerden verursachen.

DR. TORSTEN ALBERS – ZU WENIG KALZIUM OHNE MILCHPRODUKTE?

Kalzium stellt neben seinen vielfältigen Funktionen im Organismus, u. a. als Faktor für die Muskelkontraktion und die Blutgerinnung sowie als Enzymbestandteil, einen wichtigen Baustein für den Knochen und die Zähne dar. Oft wird eine ausreichende Kalziumzufuhr gleichbedeutend mit Knochengesundheit gesehen. Dabei ist zu bedenken, dass gesunde Knochen und eine ausreichende Knochensubstanz auch im Alter nur bei Optimierung aller Ernährungs- und Lebensstilfaktoren erreicht werden können. Dazu gehört in erster Linie die sportliche Aktivität (insbesondere Krafttraining), ausreichend Sonnenstrahlung bzw. Vitamin D, genügend Vitamin K und Magnesium, Begrenzung der Phosphatzufuhr z. B. aus Softdrinks, Fertigprodukten und Wurstwaren sowie die Stressregulation. Eine hohe Kalziumzufuhr ohne Sport und eine suboptimale Vitamin-D-Versorgung stellen wesentlich häufiger „knochenlimitierende" Faktoren dar, die zu einem vorzeitigen Knochenmasseverlust im Altersverlauf führen. Hier nützt auch eine ausreichende Kalziumzufuhr nichts, ebenso wie viel Eiweiß in der Kost ohne Training keinen Muskelzuwachs bewirkt.

Unabhängig davon ist eine Kalziumzufuhr natürlich auch über andere Lebensmittel als Milchprodukte zu realisieren. Gute Kalziumlieferanten sind Nüsse wie Mandeln, Hasel- und Baumnüsse. Grün-kohl, Spinat, Chinakohl und Brokkoli sind unter den Gemüsesorten herausragend bezüglich Kalziumgehalt, bei den Getreidearten sind Amaranth (eigentlich botanisch nur im weiteren Sinne ein Getreide) und Hafer, bei den Samen und Ölsaaten die Leinsamen und Sesam.

LUV: HISTAMIN

Die Symptome der Histaminose (Histaminunverträglichkeit) gleichen einer Allergie, einer Lebensmittelvergiftung oder einer Erkältung. Sie treten insbesondere im Zusammenhang mit der Nahrungsaufnahme auf, können aber auch chronisch andauern oder schubweise auftreten, ohne dass der Betroffene einen Zusammenhang mit der Ernährung erkennt. Eine enorm breite Palette von vorwiegend unspezifischen Symptomen ist möglich. Welche Symptome auftreten, ist individuell verschieden.
Typische Symptome:

- Anschwellende Nasenschleimhaut, laufende Nase, Niesen, Auswurf, Hustenreiz, Atembeschwerden
- Verdauungsprobleme: Durchfall, Bauchschmerzen, Blähungen, Sodbrennen
- Juckreiz, Hautausschlag, Hautrötungen, Erröten (Flush im Gesicht)
- Hitzewallungen, Schweißausbrüche, gestörtes Temperaturempfinden
- Herzrasen, Herzstolpern, Herzklopfen, Blutdruckabfall

- Kopfschmerzen, Migräne, Schwindel
- Schlafstörungen, Müdigkeit
- Übelkeit, Erbrechen
- Menstruationsbeschwerden
- Ödeme (Schwellungen, Wasseransammlungen,
  zum Beispiel geschwollene Augenlider)

Am häufigsten treten bei einer Histaminose akute oder chronische Magen-Darm-Beschwerden auf. Für diese unspezifischen Beschwerden können viele verschiedene Ursachen infrage kommen. Man spricht von einem Reizmagen beziehungsweise einem Reizdarm. Ein direkter Zusammenhang zwischen der Nahrungsmittelaufnahme und den Symptomen ist oft nur schwer zu erkennen. Das liegt daran, dass die Nahrungsbestandteile während der mehrstündigen Darmpassage nur langsam in den Körper aufgenommen werden und es zeitverzögert zu Beschwerden kommt. Häufige Beschwerden sind chronischer Durchfall oder regelmäßiger morgendlicher Durchfall, weil Histamin die Motilität der Darmbewegungen erhöht. So durchläuft der Nahrungsbrei den Darm schneller als normal. Durch die verkürzte Aufenthaltszeit im Darm wird die Nahrung unvollständig verdaut. Seltener leiden Betroffene auch an Verstopfung oder abwechselnd Durchfall und Verstopfung.[25]

> **Was ist Histamin?**
>
> Histamin ist ein körpereigener Botenstoff, der zahlreiche Funktionen steuert. Histamin versetzt als Signalüberträger den Körper bei Infektionen und allergischen Reaktionen in Alarmbereitschaft, ist Entzündungsmediator, Gewebehormon und Neurotransmitter, beeinflusst den Schlaf-Wach-Zustand, die Darmbewegungen und viele andere Vorgänge. Histamin wird vom Körper selbst hergestellt und in Mastzellen und anderen spezialisierten Zelltypen gespeichert, um im Bedarfsfall schlagartig freigesetzt zu werden. Vor allem bei allergischen Reaktionen (Überreaktion des Immunsystems) wird Histamin in großen Mengen ausgeschüttet, was zur Auslösung von Allergiesymptomen führt.
>
> Histamin kann auch von außen durch die Ernährung direkt zugeführt werden oder in der Darmflora entstehen. Histamin ist ein Gärungs-, Reifungs- oder Verderbnisprodukt, das in den meisten Nahrungsmitteln in stark unterschiedlicher Konzentration enthalten ist. Besonders die leicht verderblichen Produkte sind im frischen Zustand nahezu histaminfrei, können sich aber mit zunehmender Lagerdauer zu wahren „Histaminbomben" entwickeln. Besonders viel Histamin ist tendenziell enthalten in verdorbenem Fisch und Fischkonserven, Wurstwaren und Trockenfleisch, lang gereiften Käsesorten, Wein, Sekt, Bier und Essig sowie anderen Gärungsprodukten. Auch die Darmflora produziert Histamin, besonders dann, wenn es zu einer Fehlbesiedlung des Darms (Dysbiose) mit schädlichen Mikroorganismen kommt.[26]

WAS IST EINE HISTAMINUNVERTRÄGLICHKEIT (HISTAMINOSE)?

Als Histaminunverträglichkeit bezeichnen wir den Zustand eines im Körper so weit vom Idealbereich abweichenden Histaminstatus, dass das Wohlbefinden oder die körperlichen/geistigen Funktionen über das normale Maß hinaus beeinträchtigt werden.

Durch eine Vielzahl von Faktoren beeinflusst, wird Histamin einerseits aus körpereigenen Speicherzellen freigesetzt und andererseits dem Körper von außen zugeführt. Übersteigt nun, aus welchen Gründen auch immer, die Summe aller Histaminquellen die Fähigkeit des Körpers Histamin abzubauen, dann steigt der Histaminspiegel zu stark an. Die Zahl möglicher Störfaktoren im Histaminstoffwechsel ist sehr groß. Eine enzymatische Histaminabbaustörung bezeichnet man als Histaminintoleranz. Deren klinische Relevanz ist allerdings noch umstritten und mangels aussagekräftiger Diagnosemethoden ist im Einzelfall die Ursache des gestörten Histaminstatus unklar.

Zu den körperlichen Ursachen kommen zahlreiche Umwelteinflüsse hinzu, die sich ungünstig auf den Histaminstoffwechsel auswirken. Großen Einfluss haben die Ernährungsgewohnheiten, die Einnahme unverträglicher Medikamente sowie Stress und Umweltgifte.

Die Histaminunverträglichkeit ist folglich keine Allergie, sondern eine Vergiftung durch einen Botenstoff, den der Körper nicht auf dem Sollwert halten kann. Dieser Zustand ist keine reine Nahrungsmittelunverträglichkeit, sondern wird auch durch andere Faktoren beeinflusst. Nebst körperlichen Ursachen hängt es auch vom Verhalten und von der Umwelt ab, ob und wie stark man betroffen ist. Möglicherweise führt erst eine Kombination verschiedener Ursachen zu einer schwerwiegenden Erkrankung.

Man schätzt, dass mehrere Prozent der Bevölkerung betroffen sind, kann aber keine genauen Zahlen nennen. Von Abbaustörungen sind Frauen häufiger betroffen als Männer.[27)]

WIE ERKENNE ICH EINE HISTAMINUNVERTRÄGLICHKEIT?

Die einzige zuverlässige Diagnosemethode besteht in einer mehrwöchigen Eliminationsdiät (Auslassungsdiät), bei der auf alle Nahrungsmittel mit Histaminpotenzial konsequent verzichtet wird. Diese wird vom gründlich instruierten Patienten unter Führung eines Ess- und Beschwerdeprotokolls selbst durchgeführt.

Trifft der Verdacht auf Histaminose zu, beginnt schon nach den ersten Tagen eine allmähliche Besserung der Beschwerden. Anschließend ermittelt der Patient seine individuelle Toleranzschwelle, indem er Schritt für Schritt einzelne gemiedene Nahrungsmittel wieder einführt und die Reaktion beobachtet.

Eine Histaminose muss mit einer dauerhaften Einhaltung der Histamineliminationsdiät therapiert werden. Ergänzend kann die Therapie medikamentös und mit Nahrungsergänzungsmitteln unterstützt werden. Eine stressfreie Lebensweise wirkt sich günstig aus. Für Allergiker ist die Allergenvermeidung wichtig.

WORIN IST HISTAMIN ENTHALTEN?

Histaminreich sind Lebensmittel, die eine Fermentation (Gärung), Reifung oder eine lange Lagerung durchlaufen haben: verdorbener Fisch und Fischkonserven, Wurstwaren und Trockenfleisch, lang gereifte Käsesorten, Wein, Sekt, Bier und Essig sowie andere Gärungsprodukte. Da Histamin hitze- und kältestabil ist, kann es weder durch gründliches Durchgaren noch mit anderen Methoden aus den Speisen entfernt werden.

Zu meiden sind auch Sauerkraut, Spinat, Tomaten, Aubergine, Avocado, Hülsenfrüchte (Linsen, Bohnen, Soja), Erdbeeren, Himbeeren, Zitrusfrüchte, Banane, Ananas, Kiwi, Birnen, Papaya, Nüsse, viele Saucen, Würzen und Gewürze, aber auch bestimmte Lebensmittelzusatzstoffe. Betroffene sollten ihre Mahlzeiten grundsätzlich aus frischen, möglichst unverarbeiteten Rohstoffen selbst zubereiten und rasch verbrauchen oder sofort einfrieren.[28]

VERDAUUNGSBESCHWERDEN DURCH ROHKOST

Hast du dich schon mal nach einem großen Salat- oder Obstteller aufgebläht und schlapp gefühlt? Gibt es Phasen, wo du Rohkost besser verträgst? Fühlst du dich überflutet von sogenannten Ernährungsrichtlinien sowie alternativen Heilmethoden, weil du gar nicht weißt, was für dich speziell gut ist und woran du dies festmachen kannst? In den nächsten Abschnitten findest du die Antwort darauf. Du erfährst, was unter Rohkost verstanden wird, wie dein Verdauungssystem funktioniert und auf Rohkost reagiert und wie andere Heilmethoden, wie beispielsweise die Traditionelle Chinesische Medizin und Ayurveda, zur Rohkost stehen.

WAS IST ROHKOST?

Meist wird unter Rohkost eine fleischlose Ernährung verstanden, die Nahrungsmittel sind also weitgehend pflanzlicher Natur. Gegebenenfalls dürfen die Lebensmittel, wie z. B. Honig, kalt gepresste Öle, Trockenfrüchte oder Trockenfleisch auch behandelt werden. Die Rohkost kann unter vegetarischen (lakto-vegetabile Ernährung) Gesichtspunkten ausgewählt werden, allerdings kann sie auch vegan oder einfach nur roh sein, was ohne Hitze behandelte tierische Produkte einschließt. So gehören zur Rohkostpalette alle Arten von Obst, Gemüse, Kräuter, Oliven, Nüsse, Samen, Pilze und unbehandelte Öle. Auch alle Rohmilchprodukte sind bei nicht veganer Ernährung erlaubt. Soll die Kost nur roh sein, ist auch rohes Fleisch (z. B. Tartar) Wurstwaren (z. B. Rohschinken) und Fisch (z. B. Lachs) oder Thunfisch erlaubt.[29]

DIE SCHATTENSEITE VON ROHKOST

Vielleicht gehörst du auch zu den vielen Menschen, die denken, dass Salat und Rohkost zum Abnehmen verhelfen können. Möglicherweise hast du auch schon eine sogenannte Rohkostdiät ausprobiert und dich gewundert, dass dein Bauch danach noch dicker war. Wie du nun sicherlich ahnen kannst, macht dir das Gas im Bauch einen Strich durch die Rechnung. Dieses Gas entsteht, wenn Eiweiße faulen und Kohlenhydrate gären. Salat, Gemüse und Obst sind leider besonders gärungsfreudig. Bei der Gärung werden toxische Fuselalkohole gebildet, die dein Körper noch schlechter verstoffwechseln kann als ein Glas Wein. Außerdem trägt sie zur Übersäuerung des Körpers bei. Und dieser Prozess führt zu deinem unangenehmen Völlegefühl und zum aufgeblähten Gasbauch. Wenn du dich dazu noch müde und gereizt fühlst, ist das eindeutig ein Zeichen für ein irritiertes Nervensystem.[30]

Allerdings gibt es natürlich auch Menschen, die Rohkost sehr gut vertragen. Dies liegt daran, dass jeder Mensch einen „einzigartigen genetischen Code" und damit einen individuellen Stoffwechsel und einmalige Darmflora besitzt. Unterschiede liegen immer im Säuregehalt des Magens, bei der Länge des Darms, bei der Aktivität der Gene und bei der Geschwindigkeit der Verdauungs- und Entgiftungsenzyme. Die richtige gut bekömmliche Ernährung ist also höchst individuell und kulturell verschieden.[31]

VERDAUUNGSKRAFT

Unser Körper gewinnt mit unserem Essen und Trinken wichtigen Brennstoff (Energie) sowie Baumaterial (zur Bildung neuer Zellen). Das Verdauungssystem hat hierbei folgende Funktion: Es verarbeitet die Nahrung so, dass sie vom Körper aufgenommen werden kann, regelt die Nährstoffaufnahme und sondert nicht verdauliche Nahrungsbestandteile ab. Zusätzlich muss der Darm den Körper vor den Mikroorganismen beziehungsweise der Darmflora abgrenzen, die in ihm enthalten sind. Aus diesem Grunde befinden sich auch die meisten immunkompetenten Zellen im Darm.

WAS PASSIERT MIT DER NAHRUNG, DIE DU AUFNIMMST?

Du verdaust bereits im Mund. Wenn du die Nahrung kaust und zerkleinerst, bilden deine Speicheldrüsen ein Sekret, welches unter anderem das Verdauungsenzym Amylase beinhaltet. Dieses Enzym spaltet die Kohlenhydrate in seine Zuckerbausteine auf. Dies ist auch die Ursache dafür, dass Brot süßlich schmeckt, wenn es zu lange gekaut wird. Bei Stress ist die Speichelproduktion geringer, wodurch der Mund trocken wird. Daher sagt man auch sprichwörtlich: „Es bleibt einem die Spucke weg." Deswegen kann allein schon durch Stress eine erste Verdauungsstörung im Mund resultieren, die sich später im Bauch aufzeigt.

Dein Magen wartet jedoch nicht nur auf deine aufgenommenen Speisen, sondern nimmt ebenfalls eine Verdauungsfunktion wahr. Eiweiße (mit Pepsin) und Fette (mit Lipasen) werden von ihm aufgespalten und somit schon mal „vorverdaut". Die Magensäure tötet bereits schon die meisten Bakterien ab, die mit der Nahrung eingenommen werden. Außerdem zerstört sie eiweißhaltige Allergene und beugt insofern Allergien vor. Dies sind sehr wichtige Eigenschaften, die leider oftmals durch Säureblocker und Antazida (magensäurebindende Mittel) vernichtet werden.

Weiter befördert der Magen nur so viel Nahrung in den Darm, wie schlussendlich auch dort aufgespalten werden kann. Wird der Magen zu schnell oder zu langsam entleert, können Beschwerden auftreten. Der Dünndarm und der Dickdarm gelten als die wichtigsten Verdauungsstationen. Allerdings sind ihre Aufgabenbereiche komplett verschieden.[32]

DER DÜNNDARM

Der Dünndarm enthält in der Regel nur eine geringe Anzahl von Bakterien und zwar ca. 100 bis maximal 100.000 pro Milliliter Darminhalt. Die Gallenblase und die Bauchspeicheldrüse schütten in den Dünndarm Verdauungssäfte aus, welche Fette, Kohlenhydrate und Eiweiße (Proteine) in ihre Nahrungsbestandteile aufspalten. Sogenannte unterschiedliche „Pumpen" in der Darmwand transportieren diese Bestandteile aus dem Darm in die Lymphe oder Blutbahn. Diese Bausteine benötigt der Körper für seinen Stoffwechsel. Dieser Prozess wird „Resorption" genannt. Liegen Störungen der Gallenblasen- oder der Bauchspeicheldrüsenfunktion vor, können Verdauungsprobleme entstehen. Können Substanzen im Dünndarm nicht zerlegt oder nicht

weitertransportiert werden, dringen diese als „Ballaststoffe" in den Dickdarm vor. Oftmals sind es genau diese Nahrungsmittelbestandteile, die Lebensmittelunverträglichkeiten begünstigen.[33]

DER DICKDARM

Im Dickdarm werden Rest- oder auch Ballaststoffe durch einen Vergärungsprozess (Fermentation) mittels Darmbakterien umgewandelt. Bakterielle Abbauprodukte werden hierbei entgiftet oder zu noch nützlichen Stoffen transformiert. Bei diesem Prozess entstehen Gase, die sich oft als Blähungen (Meteorismus) bemerkbar machen. Eine hohe Anzahl an Nahrungsmittelbestandteilen im Dickdarm führt zu einer vermehrten Gasbildung. Zugleich bringt der Fermentationsprozess die Entstehung von kurzkettiger Fettsäuren mit sich, die Wasser in den Darm schleusen und das Symptom Durchfall bewirken.

Im Enddarm (Rektum) wird dem Kot so viel Wasser wie möglich entzogen, sodass er eine festere Konsistenz erhält.

VERDAUUNG – WORIN LIEGT DER UNTERSCHIED ZWISCHEN MANN UND FRAU?

Frauen haben statistisch gesehen mehr als doppelt so viel mit Verdauungsproblemen zu kämpfen als Männer. Etwa zwei Drittel aller, die Verdauungsbeschwerden aufweisen, sind Frauen. Hierzu zählen Begleiterscheinungen wie unregelmäßige Verdauung, Darmträgheit und Verstopfung. Gynäkologen haben aus diesem Grund das Gebiet weiter hinterfragt und einen Zusammenhang

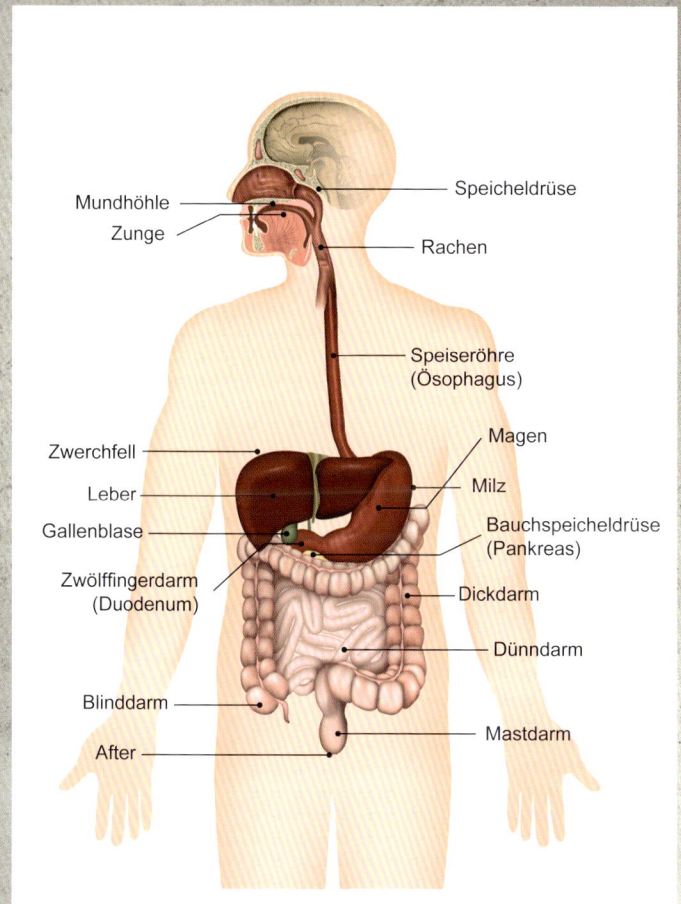

Mundhöhle

Zunge

Speicheldrüse

Rachen

Speiseröhre
(Ösophagus)

Zwerchfell

Leber

Gallenblase

Zwölffingerdarm
(Duodenum)

Blinddarm

After

Magen

Milz

Bauchspeicheldrüse
(Pankreas)

Dickdarm

Dünndarm

Mastdarm

zwischen Verdauung und weiblichen Hormonen festgestellt. Es hat sich erwiesen, dass Frauen besonders aufgrund hormoneller Veränderungen wie zuzeiten der Menstruation, Schwangerschaft oder Wechseljahren von den genannten Symptomen betroffen sind. Dies lässt sich damit erklären, dass die weiblichen Geschlechtshormone in indirekter Weise das Verdauungssystem manipulieren. Das Hormon Estrogen beziehungsweise Östrogen und das Gelbkörperhormon Progesteron nehmen auf das bedeutendste Hormon des Verdauungstraktes Einfluss. Und zwar zählt hierzu das Hormon Serotonin. Erstaunlicherweise sind ca. 95 Prozent dieses Gewebshormons im Darm aktiv und nicht wie erwartet im Gehirn. Dieses Hormon ist für unterschiedliche Verdauungsvorgänge im Darm zuständig. Hauptsächlich allerdings trägt es zur Beweglichkeit des Darms bei. Estrogen verstärkt die Wirkung von Serotonin positiv. Die Serotoninrezeptoren erhöhen sich und gewinnen an sensitiver Reaktionsfähigkeit. Im Gehirn würde es eine bessere Stimmung bewirken und im Darm sorgt es für eine funktionierende Bewegung. Estrogen bewirkt weiter einen besseren Gallenfluss, sodass der Speisebrei besser verdaut wird. Steigt das Hormon Progesteron jedoch an, wirkt Serotonin schwächer.

Der Progesteronspiegel steigt in der zweiten Hälfte des Monatszyklus an. Unter Progesteroneinfluss wird die Darmbewegung träge, die Serotoninwirksamkeit an den Rezeptoren ist gering und der Gallenfluss reduziert sich. Studien haben bewiesen, dass in der Gelbkörperhormonphase die Transitzeit, also die Zeitspanne von der Aufnahme bis zur Ausscheidung der Nahrung, länger andauert. Aus diesem Grunde treten zu dieser Zeit bei vielen Frauen Verstopfungen auf.

Mitte 40 beziehungsweise mit den Wechseljahren treten hormonelle Veränderungsprozesse ein. Dieser Prozess dauert häufig 10 bis 15 Jahre an. In dieser Zeit nimmt die Estrogenproduktion ab, wodurch sich die Signalvermittlung von Serotonin an den Rezeptoren des Darms verschlechtert. Dies trägt wiederum zu einer verlangsamten Verdauungstätigkeit bei.[34]

WAS SCHWÄCHT DIE VERDAUUNGSKRAFT?

Die Verdauungskraft kann durch unpassende Ernährung (z. B. zu viel Salat und Obst), Stress, falsche Zusammensetzung der Darmbakterien, Krankheiten, Lebensmittelintoleranzen und u. v. m. geschwächt werden.

WIE STEHEN DIE LEHREN DER TRADITIONELLEN CHINESISCHEN MEDIZIN UND AYURVEDA ZU ROHKOST?

Die Traditionelle Chinesische Medizin (TCM) und Ayurveda sind zwei philosophische Systeme, welche durch ein umfangreiches Heilwissen rund um das Thema Gesundheit des Menschen gekennzeichnet sind. Zu Rohkost wird jedoch in beiden Lehren überwiegend abgeraten. Insbesondere in der TCM, weil zur Verdauung von Rohkost eine sehr große Verdauungskraft benötigt wird.[35]

Verdauungsprobleme, insbesondere von Rohkost, weisen auf eine geschwächte Milz-Qui hin. Weitere Anzeichen sind Müdig-keit, Heißhunger auf Süßes, breiiger Stuhlgang, Anfälligkeit für Pilzerkrankungen, Ödeme sowie häufige Erkältungen. Die TCM beschreibt die Verdauung als „Wurzel der Gesundheit". Bauchgrummeln, Verdauungsbeschwerden wie Blähungen, Völlegefühl, Sodbrennen, Bauchweh und/oder wechselnder, breiiger Stuhl weisen auf ein Ungleichgewicht im Körper hin. Beide Lehren betonen, dass die Nahrung eine konstruktive als auch destruktive Wirkung im Körper auslösen kann. Nahrung kann als Muntermacher, zur Regeneration des Körpers oder auch zu mehr Aktivität verhelfen, allerdings auch das komplette Gegenteil bewirken. Beide Lehren weisen jedoch darauf hin, dass es nicht die Ernährung für alle gibt. Was dir gut tut, kann bei einer anderen Person einen Blähbauch verursachen. Daher ist es besonders wichtig, dass du herausfindest, was dir, deinem Körper, deinem Geist und deiner Seele gut tut.[36]

EMOTIONALE EINFLÜSSE

Heute gönn ich mir etwas. Ein stressiger Tag liegt hinter mir, was mich ungeniert zugreifen lässt: in das Kühlschrankfach mit der Schokoladenreserve, in die Keksdose oder vor dem Fernseher in die Chipstüte. Ganz ohne schlechtes Gewissen – weil, heute habe ich das verdient. Wie beglückend es doch ist, ein Stück Schokolade langsam auf der Zunge zerschmelzen zu lassen, sich dem Rausch der Glückshormone hinzugeben oder das Salz von den Lippen zu lecken? Das tönt nach Belohnung? Vielleicht hast du den ganzen Tag deine Gelüste ignoriert oder für Essen keine Zeit gehabt.

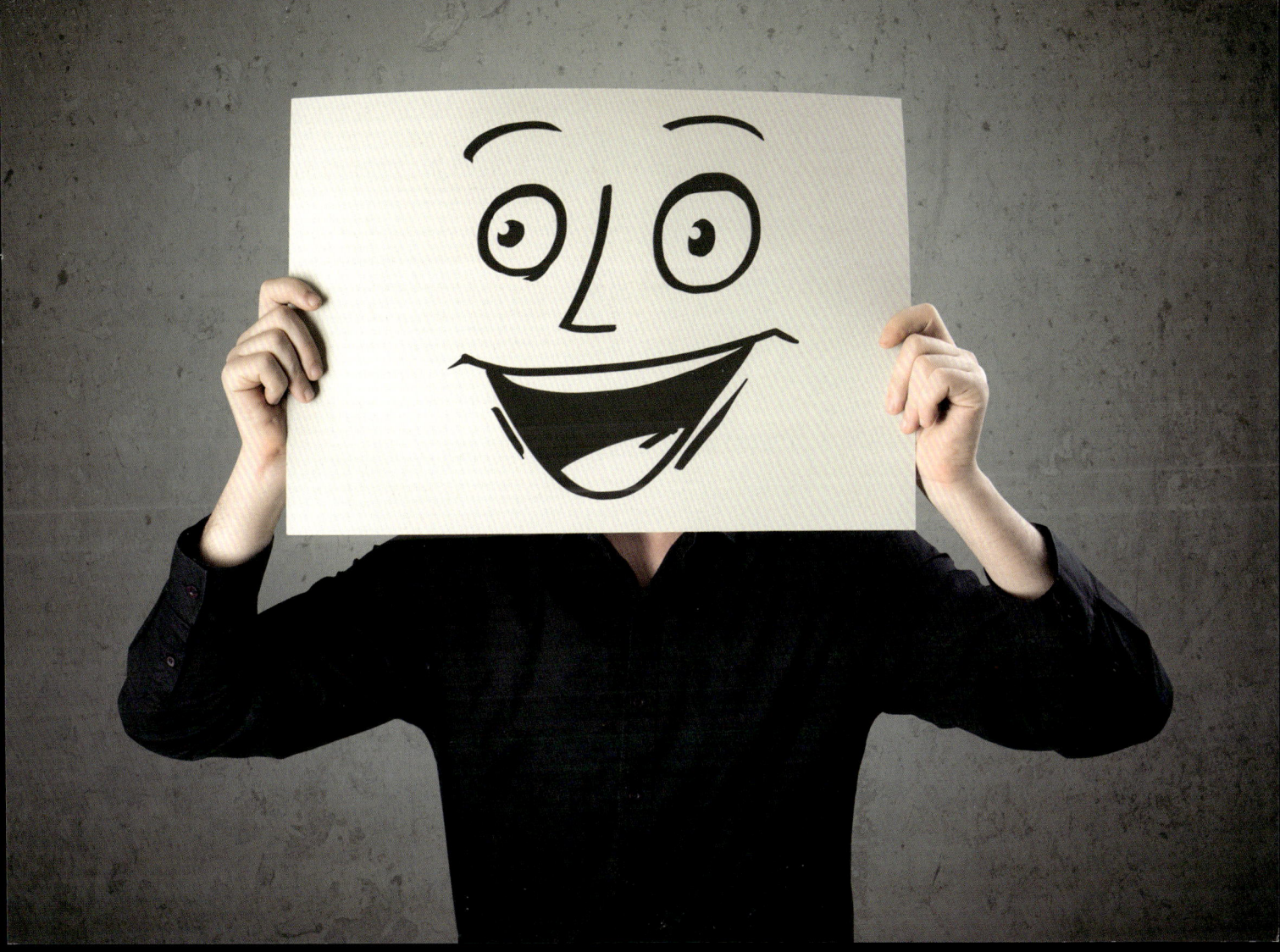

Du möchtest am Feierabend dein sehnsüchtiges Verlangen nach Befriedigung nachgehen und greifst losgelöst jeglicher Kontrolle und Vernunft nach Nahrungsmitteln, welche bei dir ein Glücksgefühl auslösen.

Auf das Gefühl von Glück hoffen wir nicht nur alltäglich, sondern das ganze Leben lang. Wir machen Diäten, um zur Traumfigur zu gelangen und mit dem Traumbody glücklich zu werden. Wir arbeiten neun Stunden am Tag, damit wir unser Eigenheim finanzieren können, damit wir im eigenen Haus auf dem Land das Glück finden. Wir machen einen Wochenendjob, um auf die Traumreise zu sparen. Das Glück könnte am Meer unter Palmen auf dich warten. Das streben nach Glück beherrscht uns – jeden auf seine eigene Art und Weise. Darum ist es nicht weiter erstaunlich, dass wir uns am Ende des Tages mit etwas belohnen wollen, was Glücksgefühle auslöst. Das neurale Belohnungssystem im Gehirn gibt den Takt an.

Ist eine Belohnung in Sicht, motiviert dies das Gehirn zu handeln. Das neurale Belohnungssystem ist ein System aus Neuronen, die Dopamin als Botenstoff verwenden. Diese Botenstoffe sind an der Entstehung positiver Gefühle beteiligt. Wie funktioniert das Belohnungssystem? Verlangen entsteht in der Großhirnrinde. Gibt man dem Verlangen nach, gehen Signale an das limbische System und den Hippocampus – folglich wieder an die Großhirnrinde: Die Rückmeldung, dass dem Verlangen nachgegangen wurde, kommt an.[37)]

UNTERSCHIED VON KÖRPERLICHEM UND EMOTIONALEM HUNGER

Emotionen essen mit. Nicht nur elementare Lebensbedürfnisse wie Hunger und Durst zwingen uns zum Handeln, sondern Gefühle wie Freude, Trauer, Stress oder Einsamkeit verleiten uns zum Essen. Werden die Bedürfnisse befriedigt, stellen sich Glücksgefühle ein. Die Grenze von Bewusst- und Unterbewusstsein liegt sehr nahe beieinander. Esse ich, weil ich bewusst ein Hungergefühl verspüre oder nehme ich Nahrung zu mir, weil ich unbewusst, indem ich das Belohnungssystem aktiviere, eine schlechte Emotion vertreiben will? Die Menschen sollten wieder lernen, nur dann zu essen, wenn sich wirklich ein bewusstes Hungergefühl bemerkbar macht. Doch wann ist das Hungergefühl echt?

Hunger wird nicht über den Magen gesteuert. Menschen ohne Magen können genauso ein Hungergefühl verspüren. Knurrt der Magen, spricht nicht der leere, sich zusammenziehende Magen mit dir, sondern das enterale Nervensystem. Das System steuert die Kontraktion in der Muskulatur des Magen-Darm-Traktes. Speiseröhre, Magen und Darm ziehen sich zusammen und dehnen sich wieder aus. So wird der Verdauungstrakt sauber gehalten. Weil das System immer in Bewegung ist, kann sich auch ein voller Magen mit einem knurrenden Geräusch bemerkbar machen. Das Magenknurren ist folglich keine Indikation für „echten Hunger". Hunger und Sättigung wird über Hormone gelenkt, eine wichtige Rolle spielt dabei das Hungerzentrum im Hypothalamus, dem Zwischenhirn: hier wird das Hunger- und Sättigungsgefühl gesteuert. Fällt der Blutzuckerspiegel, wird er aktiv. Er sorgt dafür, dass die Nebennieren das Stresshormon Adrenalin ausschütten und schickt den Mensch auf Nahrungssuche. Ist keine Nahrung vorhanden, sichert sich das Gehirn die gesamten Glukosevorräte. Da ohne Insulin die Glukose nicht in die Muskeln gelangen kann, stoppt er dessen Ausschüttung. Weil das Hirn alles hamstert, müssen die Muskeln ohne Glukose auskommen. Der Stoffwechsel wird zugunsten des Hirns manipuliert. Bleibt die Nahrung weiterhin aus, greift der Körper auf Eiweiß (Muskeln) und gewinnt so an Energie.[38]

Neben diesen neurologischen Prozessen können rund um das Thema Essen auch emotionale Hintergründe eine Rolle spielen. Emotionale Faktoren verlangen oft unbewusst nach Lebensmittel – und den damit verbundenen Glücksgefühlen. Es ist folglich schwierig, zu unterscheiden, ob ich Hunger oder der mit Emotionen verbundene Appetit auf etwas Essbares habe. Denn Hunger nach Liebe kann auch mit Essen gestillt werden. Gemäß Ernährungsforscher Uwe Knop haben viele Menschen verlernt, auf den echten biologischen Hunger zu hören. Zwar teilten gemäß einer Umfrage 76 Prozent der Befragten mit, ihr echtes Hungergefühl zu kennen. Doch Fakt ist, dass Hunger und Sättigung ein komplexes Thema sowie Hunger und Appetit nur schwierig auseinanderzuhalten sind. Doch unterscheidet Uwe Knop ganz klar zwischen biologischem Hunger und kompensatorischem Essen, wo nur die Seele gefüttert wird. Er empfiehlt, diese beiden Gefühle kennenzulernen und strikt zu unterscheiden.

Wir essen und trinken auch, wenn wir keinen körperlichen Hunger haben:

• aus Trotz
• als Mittel zur Ablenkung
• aus Gewohnheit (z. B. weil es 12:00 Uhr ist)
• aus Tradition (z. B. Geburtstagstorte, Weihnachtskekse)
• aus Langeweile
• weil wir die Möglichkeit haben (z. B. die Süßigkeiten liegen auf dem Tisch)
• aus Höflichkeit (z. B. Mutter hat extra für mich gebacken)
• wegen Gruppendruck (z. B. alle meine Kollegen trinken auch ein Bier)
• unter Stress (z. B. wird oft nach zuckrigen und fetthaltigen Speisen gegriffen)

STRESS

Das Herz rast, der Magen verkrampft sich, die Schulten sind hoch angezogen, die Muskeln sind verspannt und der Körper verlangt nur noch eins: Flucht oder Angriff! Jeder Mensch wird mit Situationen konfrontiert, die Stressgefühle auslösen. Familienkonflikte, wenig Schlaf, gesundheitliche Probleme, volle Terminkalender, Verkehrsstau oder finanzielle Probleme sind nur einige Beispiele und lassen Stresshormone rasant ansteigen. In gewissen Situationen reagiert der Kopf blitzartig. Die Situation wird automatisch analysiert und anhand von früheren Erlebnissen bewertet. Wenn du also bisher mit der Situation gut umgehen konntest, erlebst du das aktuelle Geschehen weniger erdrückend. Stress empfindest du also nur, wenn du meinst, der Situation nicht gewachsen zu sein. Dabei spielen deine Gedanken und Gefühle eine wesentliche Rolle, da bereits die Einstellung „Ich kann das nicht!" oder der Gedanke „Ich bin verloren!" Stress beziehungsweise körperliche Reaktionen hervorruft (schnellere Atmung, Muskelverspannung, steigender Blutdruck etc.).[39]

Stress ist also eine Aktivierungsreaktion des Körpers. Ob die Aktivierung für deinen Körper gesundheitsschädlich oder gesundheitsförderlich ist, hängt allein davon ab, wie du die Stressfaktoren bewertest. Es gibt Situationen, die für jeden Menschen sehr belastend sind. Zum Beispiel ein Unfall eines Angehörigen, Arbeitslosigkeit oder schlimme Krankheiten. Meistens sind es jedoch die kleinen alltäglichen Belastungen und Ärgernisse (z. B. im Stau stehen), die Stress auslösen. Wie du dies bewältigst, hängt von dei-

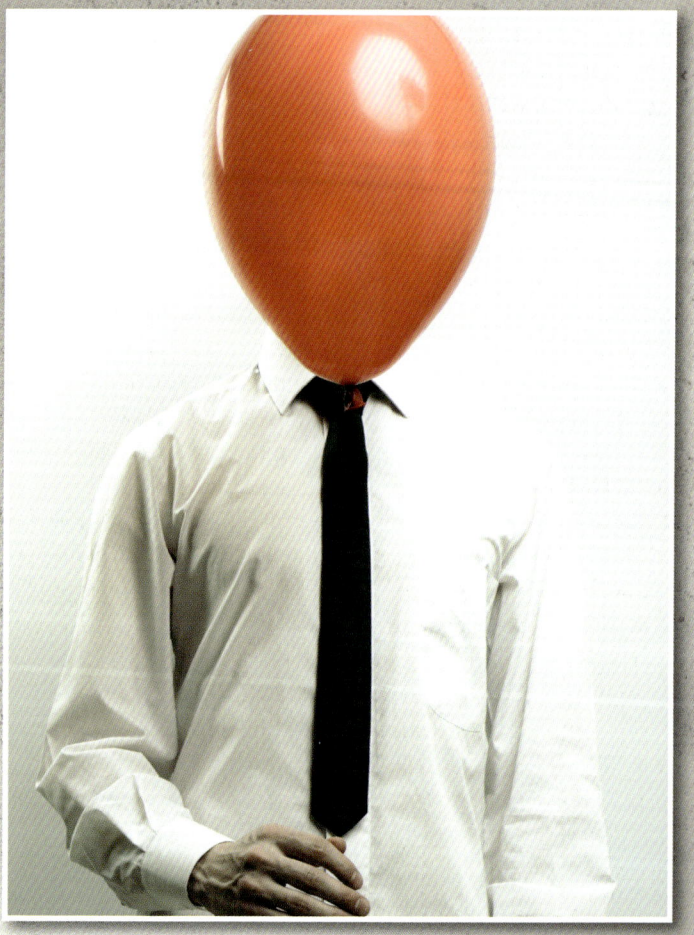

nen individuellen Strategien ab. Die körperlichen Reaktionen sind allerdings bei jedem Menschen identisch. Wenn du eine Situation als bedrohlich wahrnimmst, nimmt dein Körper die gesamte Kraft zusammen, schüttet Stresshormone aus und versorgt dich mit Energie, damit du entweder „kämpfen oder weglaufen" kannst.

In der früheren Menschheitsgeschichte, wie in der Steinzeit, war dieser Mechanismus von Vorteil. Er diente zur Überlebenssicherung. Denn nur so konnten die Menschen vor wilden Tieren oder anderen Gefahrensituationen flüchten. Auch heute dient uns dieses Programm in gewissen Situationen vorteilhaft. Wir springen beispielsweise ohne zu überlegen auf die Seite, wenn ein Auto auf uns zukommt. Bei Gefahrensituationen reagiert unser Organismus automatisch, ohne zu denken, mit einer Energiemobilisierung. Denken wäre nämlich Zeitverschwendung, womit auch die Denkblockaden in Stressmomenten erklärt sind. Nur, haben wir in manch anderen Situationen nicht eher die Möglichkeit, den Energieschub abzubauen? Was passiert? Du bist psychisch geladen, der innere Druck baut sich weiter auf und die Energie kann sich gegen den eigenen Körper richten. Kurze Stresssituationen sind gut zu bewältigen. Die Energien bauen sich relativ schnell wieder ab. Bei chronischem Stresserleben sieht das allerdings anders aus.[40]

CHRONISCHER STRESS MACHT FETT

Wenn der Körper ständig in Alarmbereitschaft ist und kein seelischer und körperlicher Ausgleich erfolgt (chronischer Stress), führt dies zu permanenter Erschöpfung, wodurch Krankheiten

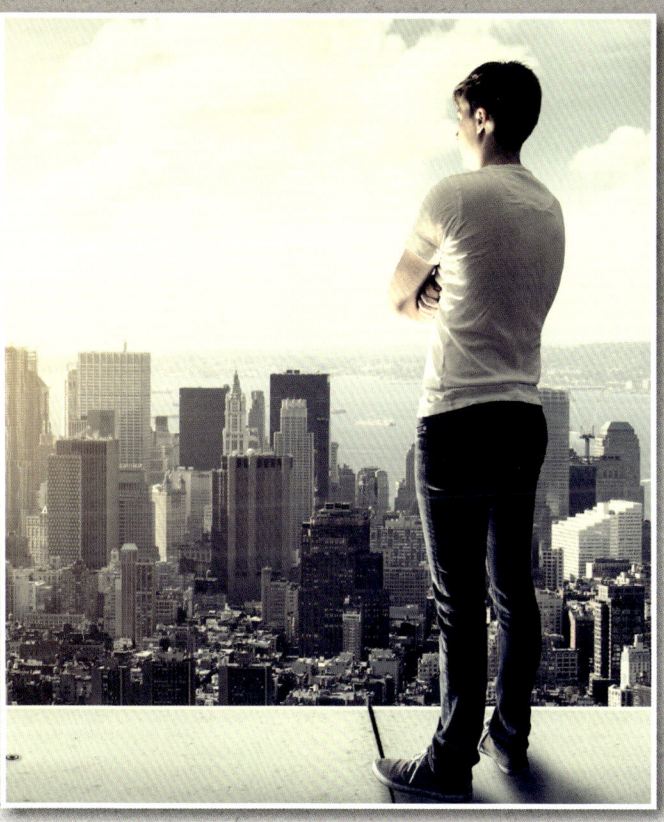

begünstigt werden.[41] Unter chronischem Stress nehmen viele Menschen an Gewicht zu. Wissenschaftler der Ohio State University (OSU) sind dieser Tendenz nachgegangen und haben nach den

Ursachen geforscht. Die Forscher kontrollierten bei einer Gruppe von gesunden Frauen vor sowie nach dem Essen den Kalorienverbrauch, den Insulin- und Blutzuckerspiegel, die Blutfettwerte und den Cortisolspiegel. Einige von ihnen waren 24 Stunden zuvor diversen Stresssituationen ausgesetzt. Herausgestellt hatte sich, dass der Körper unter Stresseinwirkung weniger Kalorien verbrauchen kann. Außerdem waren die Insulinwerte gestresster Frauen höher als bei nichtgestressten. Ein erhöhter Insulinspiegel blockiert die Umwandlung von Fett in Energie, weshalb nur unzureichend Fett verbrannt wird. Dadurch lagert sich mehr Fett im Gewebe ein, was langfristig das Körpergewicht ansteigen lässt.[42]

Chronischer Stress lässt das Bauchfett sogar noch mehr und schneller anwachsen als eine fett- und zuckerreiche Ernährung, wie eine Studie ergab. Weiter werden Bluthochdruck, Entzündungen, ein hoher Cholesterinspiegel, Glukoseintoleranz, Herz-Kreislauf-Erkrankungen und Diabetes begünstigt.

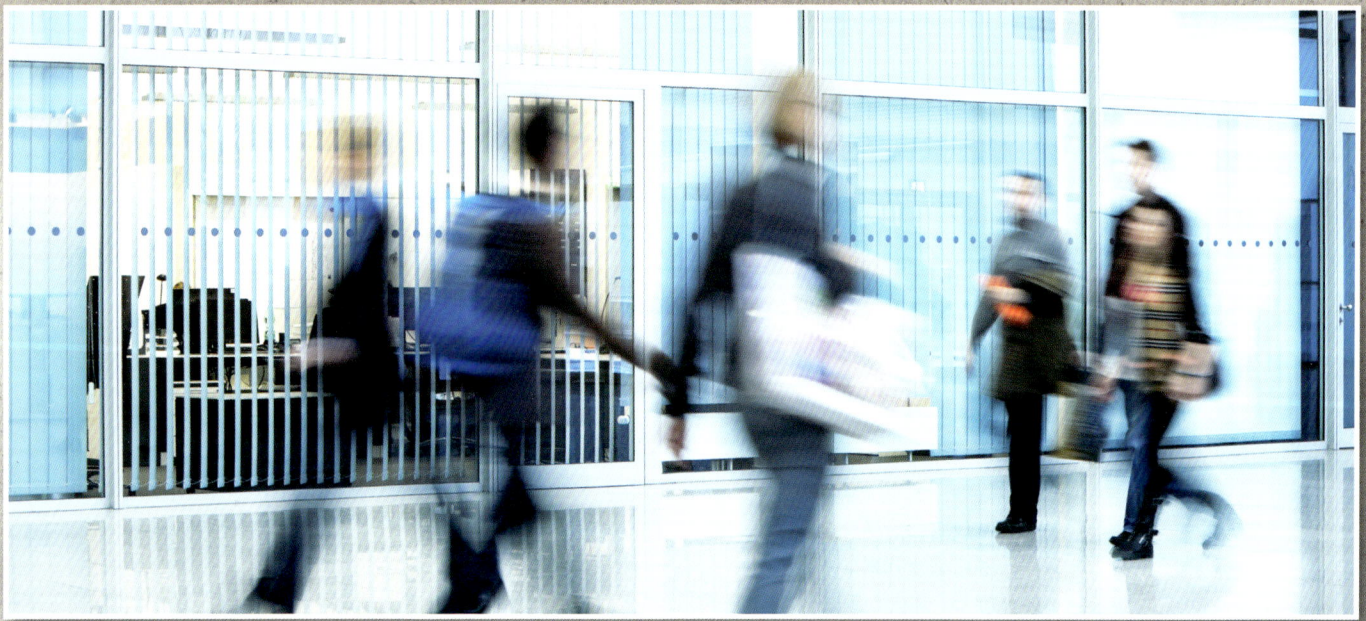

Haltung-Atmung-Verdauung

Einmal tief ein-und ausatmen, wieso soll dies gut sein für meinen Bauch? Am Ende kommt der Bauch ja noch so unerfreulich heraus bei der Einatmung?! Genau so soll es sein.

Das Zusammenspiel von Haltung, Atmung und Verdauung ist weitläufig nicht bekannt. Unsere Atmung wird von unserem Zwerchfell „gesteuert". Bei der Einatmung sinkt das Zwerchfell in die Bauchhöhle und verdrängt dabei etwas die Organe, der Bauch kommt nach außen und die Luft wird in unsere Lunge gezogen. Beim Ausatmen geht das Zwerchfell wieder nach oben und der Bauch geht nach innen, die Luft wird „aus der Lunge gepresst".

Dies erscheint nun alles sehr anstrengend und aufgezwungen, unser Körper ist aber so ausgefeilt, dass er alles automatisch macht und alle unsere Körperfunktionen darauf abgestimmt sind. So sind beispielsweise der Darm und unsere Verdauung von dieser Massage des Zwerchfells abhängig. Bleibt diese Massage aus, weil nur in den Brustkorb geatmet wird, stockt die Verdauung, es kommt zu Blähungen und Völlegefühl.

Die Dunkelziffer an Personen, die sogenannt chronisch hyperventilieren, liegt bei ca. 50 Prozent.[43] Diese Personen atmen über längeren Zeitraum nur in den Brustkorb und versetzen ihren Körper in einen Zustand von Stress (evolutiv bedingt wurde während einer Stesssituation die optimale Sauerstoffversorgung der Muskulatur benötigt, nicht des Hirns und vor allem auch nicht für die Verdauung, denken und verdauen konnte man später).

Unsere Haltung ist schon die Grundvoraussetzung, dass der Atmungsablauf erst stattfinden kann. Bei einer gekrümmten Haltung, besonders im Sitzen, ist eine tiefe Einatmung gar nicht möglich. Zwei kleine erstaunliche Übungen sind folgende:

- Man setze sich aufrecht, aber gemütlich auf einen Stuhl. Die Atmung ist eine entspannte Bauchatmung (normale Atmung).
- Nun runzelst du die Stirn. Was passiert mit deiner Atmung? Ja, plötzlich atmest du nur noch in den Brustkorb.
- Nun ziehst du deine Schultern nach oben, Stirn ist wieder entspannt. Was passiert? Genau, auch nun kannst du nur unter starker Anstrengung in den Bauch atmen.

Es ist somit nicht verwunderlich, wenn Personen, die den ganzen Tag am PC sitzen, sich nicht bewegen und dabei auch nicht auf ihre Haltung achten, nur gestresst in den Brustkorb atmen und abends, egal was sie eigentlich gegessen haben, von extremen Blähungen betroffen sind. Und dies löst wiederum Stress aus, was zu einer noch verstärkten Brustkorbatmung führt.

Nur wer entspannt ist, eine gute Haltung hat und ruhig atmet setzt die Rahmenbedingungen, dass unsere Verdauung optimal ablaufen kann. Und jetzt wurde noch gar nicht angeschaut, was überhaupt auf dem Teller liegt. Darum: gerade aufsitzen oder spazieren gehen, tief in den Bauch atmen, Gesicht entspannen, Schultern sinken lassen. Dies ganz besonders vor dem Essen. Nur wer entspannt isst, kann auch gut verdauen.

BEWEGUNG

Hast du einen dicken Bauch, obwohl du viel Sport machst? Gehst du stundenlang joggen und bist verzweifelt, dass der dicke Bauch einfach nicht verschwindet? Oder hast du Probleme, dich zum Sport zu motivieren, weil das Sofa am Abend viel gemütlicher erscheint? Ein Fitnessstudio kommt für dich nicht infrage, weil du schließlich kein Muskelprotz werden möchtest?

MUSKELN – EFFEKTIV GEGEN FETTPOLSTER UND GEWICHTSPROBLEME

Das Organ mit dem höchsten Energieverbrauch ist unsere Muskulatur. Du hast 500 Skelettmuskeln, die nur auf Bewegung und Durchblutung warten. Hast du gewusst, dass gut trainierte Muskeln während der Tätigkeit und anschließend für ihre Regeneration weit mehr Energie benötigen als untrainierte? Das bedeutet also, dass ein Mensch, der regelmäßig seine Muskeln trainiert (zwei- bis dreimal pro Woche) langfristig gesehen einen höheren Stoffwechsel aufweist (höherer Energieumsatz).[44]

KRAFTTRAINING MACHT AUS MUSKELN FETTVERBRENNUNGSMASCHINEN

Ein einziges Krafttraining erhöht für die nächsten 48 Stunden den Stoffwechsel und Energieumsatz. Beim Cardio-Training dagegen hält dieser positive Effekt nur eine halbe Stunde an. Dies ergab eine Studie an der Universität von Wisconsin. Mit Krafttraining ist es möglich, den Körper gezielt zu formen. Eine Frau kann sich beispielsweise innerhalb des ersten Jahres zwischen eineinhalb und zwei Kilogramm Muskeln antrainieren. Der positive Nebeneffekt ist der gleichzeitige Fettabbau. Bei Männern sind es zwischen vier und fünf Kilogramm Muskeln im ersten Jahr. Dies liegt am höheren Testosteronspiegel, was zum schnelleren Muskel- und Fettabbau führt. Die ersten Erfolge sind bei beiden innerhalb der ersten drei Monate am stärksten zu verzeichnen.[45]

DAS FRAUENPHÄNOMEN – DIE ANGST VOR MUSKELN

Frauen reagieren oftmals zurückhaltend, wenn es darum geht, an Geräten oder mit Gewichten zu trainieren, da sie Angst davor haben, „Muskelpakete" zu werden. Doch diese Angst ist vollkommen unbegründet. Bei fast allen Frauen verfestigt sich sehr schnell das Muskelgewebe. Diese erhöhte Muskelanspannung erhöht sich in den ersten drei Monaten nach Trainingsbeginn überproportional. Der Körper wird besser durchblutet und ein anhaltender leichter „Pumpeffekt" macht sich bemerkbar. An diesem Punkt bekommen viele Frauen schon Panik, weil die Hose enger sitzt. In Wirklichkeit reagiert allerdings die Muskulatur schneller als die

Fettverbrennung selbst. Wird das Training an diesem Punkt abgebrochen, geht auch die Chance auf eine Gewebsstraffung verloren. Es ist vollkommen normal, dass der Umfang, beispielsweise an den Beinen, wieder zurückgeht, weil durch die aktive Muskulatur insgesamt auch mehr Fett verbrannt wird. Fazit: Mit einer größeren Muskelmasse erzeugst du eine größere Fettverbrennung![46]

Bei Frauen lassen sich also schon mal folgende Punkte zusammenfassen, welche den Muskelaufbau blockieren beziehungsweise einen dicken Bauch verursachen können:

• Zu wenig Intensität beim Training
• Kein Krafttraining oder mit zu leichten Gewichten
• Zu viel Ausdauertraining

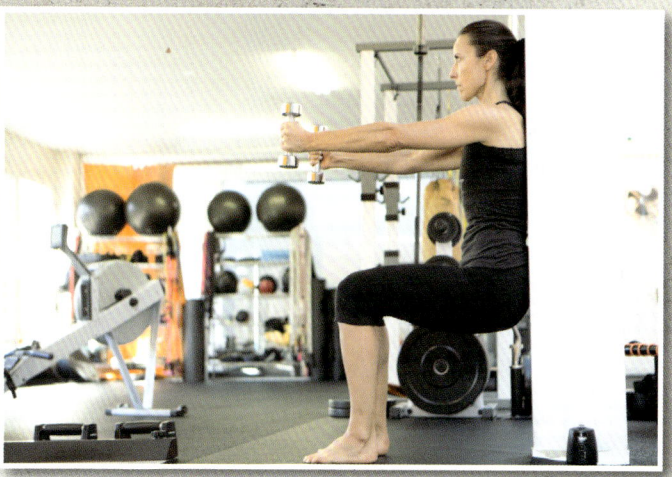

ERHOLUNG UND ENTSPANNUNG

Um auf Dauer Leistungsstark sein zu können, musst du dir Pausen gönnen. Entspannungsmomente, in einen vollbepackten Alltag einzubauen ist gar nicht so schwierig. Jeder muss für sich entdecken, was ihm hilft, Stress abzubauen. Sport, Yoga-Übungen, Fitness, Bücher zu lesen oder zu meditieren. Letzteres setzt richtiges Atmen in den Fokus und hilft besonders, zu mehr Gelassenheit und innerer Ruhe zu finden. Wer sich in einer Stresssituation auf einen langsamen Atem konzentriert, kann sich schnell beruhigen und den Fokus auf weniger Ärgerliches setzen. Um sich jedoch richtig zu erholen, braucht es zwingend genügend Schlaf. Weil der

Tag mit zwölf Stunden für ein Programm von 15 Stunden schon zu kurz ist, wird bei der Anzahl Schlafstunden einfach gespart. Schlafmangel, Schlafstörung und Stress senken die Lebensqualität bedenklich.

EIN SCHLAFMANKO SETZT AN

Die durchschnittliche Schlafdauer beträgt sieben Stunden pro Nacht. Wie viele Stunden jeder schlafen muss, hängt aber von seiner Veranlagung ab. Obwohl wir das ab und zu gerne tun würden, ganz verzichten können wir nicht darauf. Schwere körperliche und geistige Störungen würden auftreten und irgendwann der Tod. Im Schlaf durchlaufen wir Zyklen von Tiefschlafphasen, die von REM-Phasen abgelöst werden. Etwa vier- bis fünfmal wiederholen sich diese Zyklen. Doch was passiert sonst noch alles im Schlaf? Während wir schlafen, passiert so einiges: Organe werden regeneriert, Wundheilungen beschleunigt und Erinnerungen verarbeitet. Und gemäß des Buchautors Detlef Pape macht Schlaf auch schlank. Das Diätkonzept in seinem Buch „Schlank im Schlaf" stellt den Biorhythmus und den Insulinspiegel in den Mittelpunkt. Die Bauchspeicheldrüse schüttet nach Mahlzeiten das Hormon Insulin aus, damit der Blutzucker abgebaut werden kann. Der Organismus nimmt die Zuckermoleküle aus dem Blut auf, blockiert die Fettverbrennung und regt den Körper an, Fett zu speichern, erklärt Pape in seinem Buch. In den langen, bis zu fünfstündigen Pausen zwischen den Mahlzeiten soll die Bauchspeicheldrüse zur Ruhe kommen. Der Insulinspiegel sinkt komplett, der Körper hat somit genügend Zeit für Verdauungs- und Stoffwechselprozesse. Die Theorie besagt demnach, mit genügend Stunden Schlaf und einer niedrigen Insulinausschüttung, welche in der Regenerationsphase die Fettdepots begünstigen, Schlaf schlank macht.

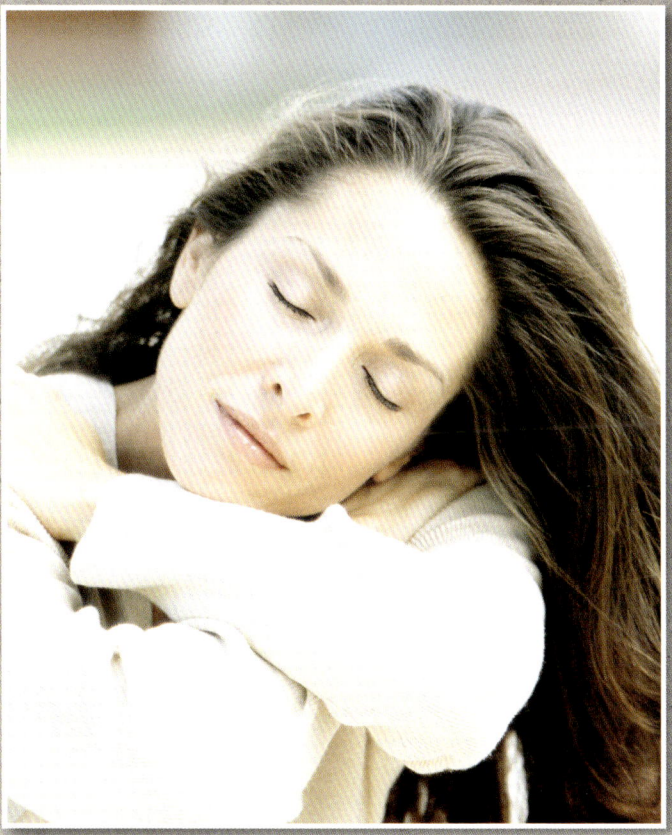

Der Körper braucht eine bestimmte Anzahl von Schlafstunden, um sich regenerieren zu können. Erholsamer Nachtschlaf bringt mentale und körperliche Entspannung. Wer chronisch schlecht schläft, riskiert ein schlechter funktionierendes Immunsystem, Herz-Kreislauf-Erkrankungen, Schlaganfälle, Bluthochdruck oder an Übergewicht zu leiden. Denn Schlafmangel macht hungrig. Studien beweisen, dass Schlaflose erhöhte Werte des appetitstimulierenden Ghrelin aufzeigen und Leptin, das Hormon, welches eigentlich dem Körper zu verstehen gibt, wann genug ist. Leptin wird in den Fettzellen gebildet. Ist es im Übermaß vorhanden, verliert es offenbar seine Wirkung. Weil die Werte sehr schwanken, wird angenommen, dass Menschen, die zu wenig schlafen, von Appetitlosigkeit rapid auf Heißhunger wechseln. Heißhungerattacken fördern Gelüste und Appetit auf ungesunde Lebensmittel.

Wer permanent unter Müdigkeit leidet, kämpft sich mühsam durch den Tag. Wer am Abend energielos von der Arbeit nach Hause zurückkehrt, wird kaum noch ein gesundes Abendessen kochen oder zubereiten, sondern sich viel eher Junkfood zufügen. Der Kreis schließt sich: Um den Körper optimal zu regenerieren und die Fettverbrennung anzuregen, braucht er genügend Schlaf. Wer zu wenig schläft, weist erhöhte Werte der beiden Hormone Ghrelin und Leptin auf, was den Appetit anregt. Schlaflose haben viel eher Heißhungerattacken. Wer sich müde fühlt, wird kaum die Energie finden, um sich optimal und gesund versorgen zu können.

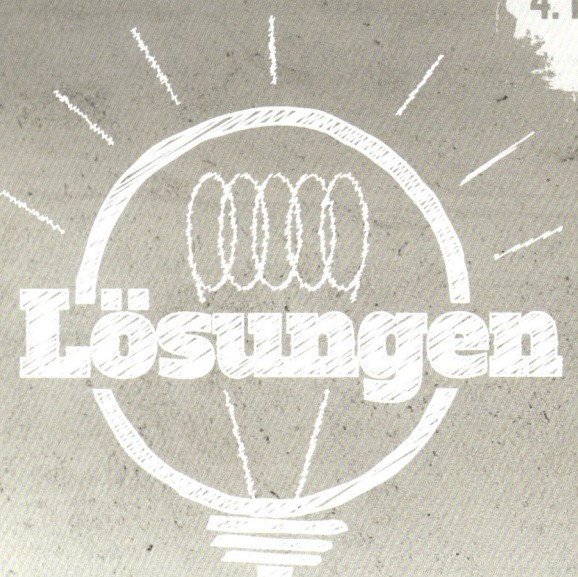

4. KAPITEL

Lösungen

ENTBLÄHEN – QUICK-FIX

In diesem Kapitel zeigen wir dir, wie du einen Bläh- und/oder Fettbauch in einen schlanken schön geformten Bauch transformieren kannst. Wenn es sich bei dir nur um einen unförmigen aufgeblähten Blähbauch handelt, dann ist Kapitel 1 genau das richtige für dich. Probiere den 4-Tage-Quick-Fix aus und du siehst, wie sich dein Bauch und die Beschwerden verändern.

Beispiel Saskia

SMS von Saskia B. an Romy: „Hallo Romy, ja, du darfst die Bilder auf jeden Fall zeigen. Das Gewicht und den Umfang habe ich leider nicht gemessen. Ich habe eben die 4-Tage-Quick-Fix-Ernährung zuerst gar nicht so ernst genommen. Deswegen habe ich auch nur je ein vorher/nachher Bild gemacht."
„Ich bin dir soooo dankbar für diesen Plan! Die letzten Jahre hatte ich ständig mit Blähungen zu kämpfen und habe jetzt dank dir endlich bemerkt, was mir schadet!!! Ich wäre sehr froh um noch mehr Tipps und Rezeptideen. Kann ich ein Buch von dir kaufen? Liebe Grüße Saskia."

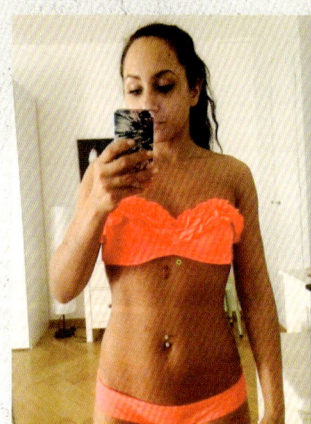
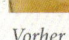
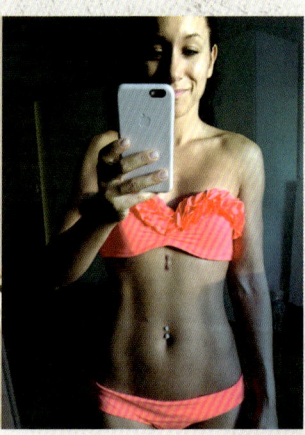

Vorher   Nachher

Besteht dein Bauch aus zu üppigen Körperfettdepots, dann braucht es länger als vier Tage, um diese abzubauen. Du findest dafür viele Ratschläge, Strategien und Hilfsmittel in diesem Kapitel.

> ## IF YOU DO WHAT YOU ALWAYS DID, YOU WILL GET WHAT YOU ALWAYS GOT.
> Anthony Robbins

Dein Körper ist das Ergebnis deiner Gewohnheiten. Wenn du nicht zufrieden bist, wie du jetzt bist, dann musst du in Zukunft etwas, einiges oder sogar vieles anders machen.

Ich höre dich: „Ja, aber ..." Nein. Es heißt: Und ja, das kann sich ungut anfühlen. Und ja, du hast in der Vergangenheit nicht alles optimal gemacht. Und ja, du wirst dich verändern müssen. Und ja, es wird ein hügeliger Weg sein mit positiven und negativen Erfahrungen. Und ja, liebgewonnene Gewohnheiten müssen verändert werden. Und ja, du wirst auf deine veränderten Gewohnheiten angesprochen werden. Und ja, du wirst riesig Freude haben an deinen kleinen und größeren Erfolgen. Und ja, du wirst Neid erfahren, weil du erfolgreich, schlank und glücklich bist! So ist das Leben. Wir wachsen daran. Wir werden stärker. Und das schöne an Pure Food Paleo – wir werden freier und das Essen beherrscht uns nicht mehr.

KÖRPERFETT REDUZIEREN – LEBENSSTIL VERÄNDERN

Theorie: Um Körperfett abzubauen, braucht es ein Kaloriendefizit. Das heißt, du musst weniger Kilokalorien (Energie) zuführen als du verbrennst.
Praxis: Lebensstil verändern.
Beachte!!! Was nicht funktioniert, um sich körperlich zu verändern – zumindest nicht nachhaltig – ist: weniger essen und mehr bewegen.
Die Lösungsstrategie, um Körperfett langfristig abzubauen, ist nicht kompliziert. Sie muss jedoch taktisch richtig und clever umgesetzt werden. Jetzt bist du sicher sehr neugierig, wie du das machen kannst. Kurz zusammengefasst:

- Keinen Hunger haben
- Deinen Fettstoffwechsel aktivieren
- Längere Phasen im Fettstoffwechsel bleiben
- Mehr schlafen
- Fitness integrieren, um Metabolismus/Hormone anzuregen/zu aktivieren
- Mehr Spaß haben und entspannter sein

Fazit: Keine Diät mit Ablaufdatum starten. Den Fokus auf einen Lebensstil legen, der bis ans Ende des Lebens durchgezogen werden kann, gesund ist und Freude macht.
Schritt für Schritt wirst du nun durch diese sechs Punkte geführt. Vorweg gibt es noch eine wichtige Aufgabe für dich.

WARUM WILL ICH EINE VERÄNDERUNG?
In meinem Tagebuch stand:

- Ich will, dass meine Bauchmuskeln sichtbar werden.
- Ich will meine Blähungen loswerden.
- Ich will meine Verstopfung loswerden.
- Ich will wissen, was ich essen und ohne Probleme verdauen kann.

Ich wollte es so sehr, dass es mir egal war, was andere Personen zu mir und meinem Vorhaben sagten. Ich wollte diese Ziele unbedingt erreichen.

> JUST KEEP MOVING FORWARD AND DON'T GIVE A SHIT ABOUT WHAT ANYBODY THINKS. DO WHAT YOU HAVE TO DO. FOR YOU.
> Johnny Depp

Ich war emotional bereit für eine Veränderung.

EMOTIONAL BEREIT SEIN FÜR EINE VERÄNDERUNG
Warum will ich eine Veränderung, wie zum Beispiel Körperfett abbauen?
Die wichtigste Frage überhaupt ist die Frage nach dem „Warum". Welches Hauptmotiv treibt mich an? Aus welchem Grund sollte ich eine Veränderung vornehmen? Und warum ist dieser Grund so stark, dass ich durchhalte und nicht zurück in alte Gewohnheiten falle?
Je klarer du dir darüber bist, desto einfacher wird dir dein Vorhaben fallen. Ist das „Warum" kein intrinsischer (aus deinem Innersten heraus) Wunsch, dann wirst du immer wieder Ausreden finden, die dich vom Start abhalten oder vom Kurs abbringen.
Druck von einer anderen Person, Familie oder Freunden ist ebenfalls ein schwaches Motiv, um deinen Lebensstil nachhaltig zu verändern. Sobald eine Krise oder Stresssituation kommt, wird der gute Vorsatz, welcher nicht aus deinem Innersten kommt, über den Haufen geworfen.
Unter Umständen können gesundheitliche Risiken eine Kehrtwende im Leben veranlassen. Ein Herzinfarkt kann einen Raucher von heute auf morgen zum Nichtraucher werden lassen. Die Person will sich nicht selbst weiter schädigen. Es gibt jedoch viele Raucher, die bereits einen Herzinfarkt oder eine andere schwere Krankheit (z. B. Krebs) überlebt haben und weiterrauchen, als wäre nichts gewesen. Du kennst sicher auch solche Beispiele in deinem Bekanntenkreis.
Persönliche ästhetische Wünsche können ein starker Treiber sein.

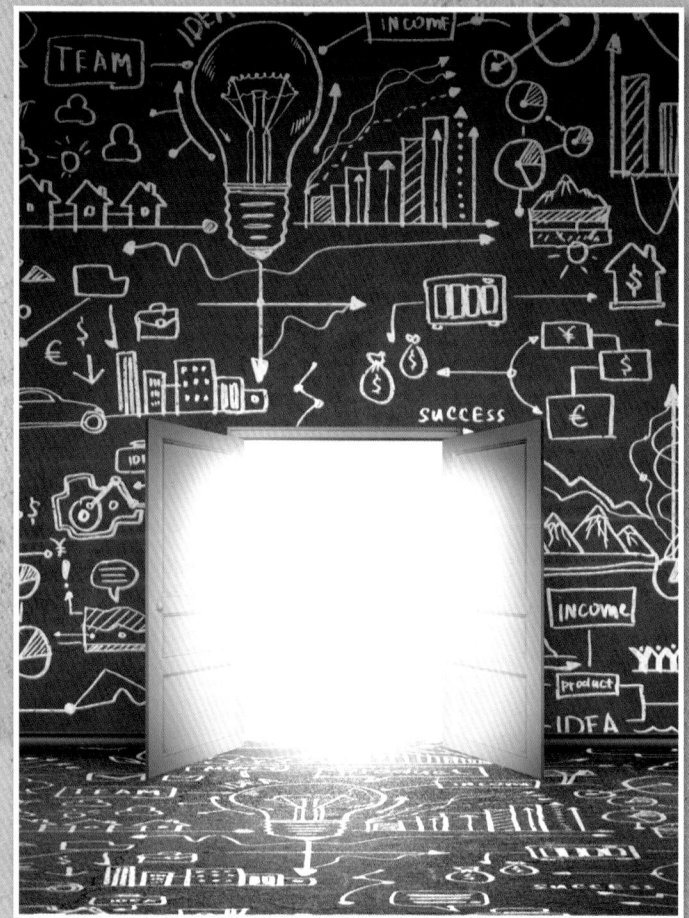

Wir wollen so aussehen wie die Models auf Magazincovern und Werbeplakaten. Wir sehen „perfekte" Figuren und wollen genauso sein. Diese Personen sehen in der Realität anders aus. Wie Menschen halt. Wir streben jedoch der irrealen photoshopoptimierten Perfektion nach.

Du musst dir auch bewusst sein, dass du deine genetische Körperform nur minimal verändern kannst. Körpergröße und Knochenbau sind gegeben. Was du optimieren kannst, sind deine Muskel- und Körperfettmasse. Starke Muskeln sind nicht nur das wichtigste Gesundheitsmerkmal, sie formen auch unseren Körper. Sie geben uns Tonus und straffen die Haut. Körperfett – reduziert auf ein gesundes Maß – zusammen mit trainierten Muskeln bringen deinen individuellen, optimalen, natürlich perfekten Körper zum Vorschein.

Dies ist eine wichtige Erkenntnis – zu wissen, was du verändern kannst und was gegeben ist. Sich selbst akzeptieren und wertschätzen ist eine wichtige Voraussetzung, um glücklich zu sein. Dankbar sein, mit dem, was mir die Natur geschenkt hat. An meiner Einstellung und meinem Lebensstil (Ernährung, Bewegung, Erholung, Entspannung, sozialem Umfeld) kann ich arbeiten und Veränderungen bewirken. Ein guter Plan mit System und positive Gedanken unterstützen dein Vorhaben und bringen dir Erfolg. Wenn dein „Warum" definiert und stark genug ist, dann kommt der nächste Schritt. Wohin will ich, welche Etappenziele gibt es auf diesem Weg und wie sieht mein Zeitplan aus.

KÖRPERFETT ABBAUEN – REALISTISCHE ZIELE DEFINIEREN

Zuerst legen wir die Ausgangslage fest. Wir haben verschiedene Möglichkeiten, um unseren Körper zu messen, wiegen, vergleichen.

KÖRPERGEWICHT

Dein Gewicht solltest du auf einer Waage immer zur gleichen Zeit in regelmäßigen Abständen bestimmen. Dies gibt dir Auskunft über dein Gewicht und den Trend (Entwicklung deines Gewichtes) ohne Vergleichszahl zu anderen Personen.

IST TÄGLICHES WIEGEN SINNVOLL UND/ODER HILFREICH?

Ich wiege mich täglich, seit ich ca. 20 Jahre alt bin. Das sind nun schon gut 25 Jahre. Eine Neurose oder Kontrollwahn? Ich kann gut mit der Zahl auf der Waage umgehen und lasse mir deswegen den Tag nicht verderben. Ich kenne in der Zwischenzeit die monatlichen und saisonalen Fluktuationen nach unten oder oben in meinem Gewichtsprotokoll. Ich weiß genau, wann ich in meinem weiblichen Zyklus bis zu 1,5 Kilogramm schwerer bin (Wassereinlagerung). Ich weiß, wie viel schwerer ich am morgen nach „Carb backloading" (Erklärung zu CBL[48]) bin. Ich weiß aus Erfahrung, dass ich im Sommer meistens oben an meinem Gewichtsband bin – auch aufgrund der Wassereinlagerungen

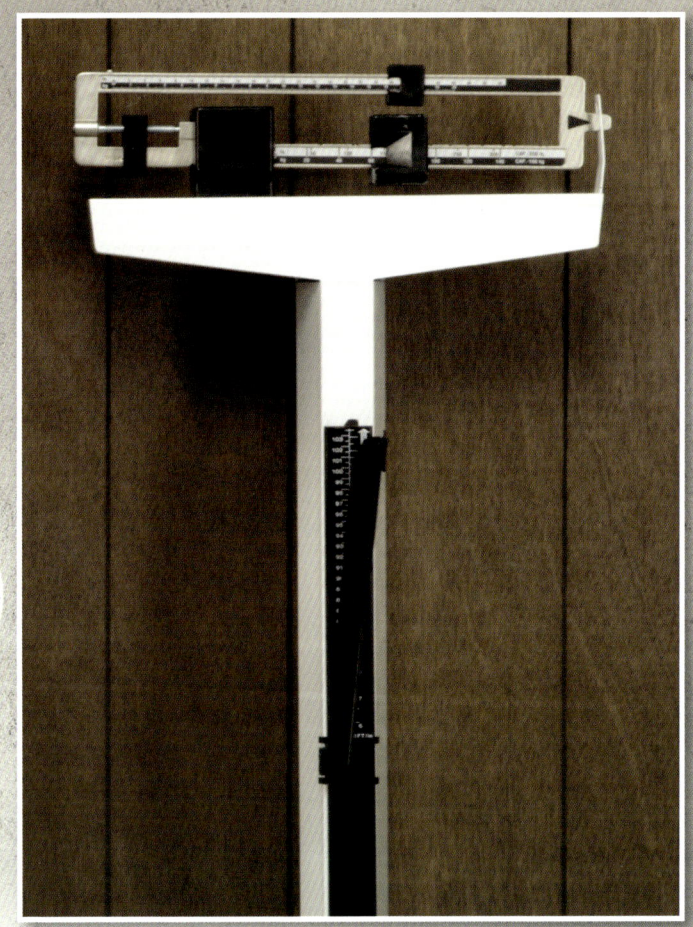

durch wärmere Temperaturen. Im Winter, wenn ich öfter mal ein bisschen friere, bin ich eher etwas leichter. Nach Flügen brauche ich cirka eine Woche, bis sich mein Gewicht wieder eingependelt hat (dies auch aufgrund von Wassereinlagerungen während des Fluges). Wenn der Zeiger langsam, aber immer ein bisschen höher geht, obwohl ich weder geflogen bin noch ein anderer offensichtlicher Grund besteht, dann werde ich etwas wachsamer in meiner täglichen Ernährung. Dann lasse ich mein Abendsnack weg oder mache mal bewusst zwei, drei Tage eine längere Pause zwischen Abendessen und Frühstück (intermittierend fasten). Für mich gehört das Wiegen am Morgen zu meinem Morgenprogramm. Es gibt mir eine Information über meinen Körper. So wie andere jeden Morgen Ihre Körpertemperatur (z. B. um den weiblichen Zyklus zu bestimmen) oder Puls (Spitzensportler) messen.

Wenn dich tägliches Wiegen stresst, weil es nicht das gewünschte Gewicht auf der Waage angezeigt, dann wiege dich in größeren Abständen. Es bringt nichts, wenn du aufgrund der Zahl auf der Waage den ganzen Tag nichts mehr isst oder einfach aus Frust umso mehr in dich hineinstopfst.

Tägliches wiegen –
Studie der Universität von Minnesota[49]

In einer Periode über zwei Jahre wurde verglichen, wie sich das Gewicht von Personen entwickelte, die sich täglich, wöchentlich oder überhaupt nicht auf die Waage stellten.

Das Ergebnis zeigte, dass sich bei Personen, die sich täglich wogen, sechs Kilogramm verloren haben. Die Personen, die sich wöchentlich wogen, haben drei Kilogramm verloren und die, die sich nie wogen, nahmen zwei Kilogramm zu.

Die Resultate unterstützen die Idee, dass tägliches wiegen für Menschen, die abnehmen wollen oder ihr Gewicht halten wollen, eine wertvolle Hilfe sein kann. Die Studienleiter gehen davon aus, dass tägliches wiegen eine effektive Taktik sein kann, weil es den Personen regelmäßig Feedback über den Gewichtsverlauf gibt. So können bereits stetige kleine Gewichtszunahmen erkannt werden, bevor es eine große Überraschung gibt und mehrere zusätzliche Kilos an Bauch und Hüfte haften.

Es wird auch erwähnt, dass diese Methode nicht für alle Personen empfehlenswert ist. Für Menschen mit Essstörungen kann der tägliche Schritt auf die Waage ungesundes Verhalten verstärken.

BMI

Wer kennt nicht aus allen Zeitschriften und vom Hausarztbesuch den Richtwert „BMI"? Gewicht/Größe² Und dieser sollte innerhalb eines Bereichs liegen, dann ist quasi alles ok.

FRAUEN

Alter	Bereich 1	Bereich 2	Bereich 3	Bereich 4	Bereich 5
18–24	<19	19–24	24–29	29–39	>39
25–34	<20	20–25	25–30	30–40	>40
35–44	<21	21–26	26–31	31–41	>41
45–54	<22	22–27	27–32	32–42	>42
55–64	<23	23–28	28–33	33–43	>43
65+	<24	24–29	29–34	34–44	>44

MÄNNER

Bereich 1	Bereich 2	Bereich 3	Bereich 4	Bereich 5
<20	20–25	25–30	30–40	>40
<20	21–26	26–31	31–41	>41
<21	22–27	27–32	32–42	>42
<22	23–28	28–33	33–43	>43
<23	24–29	29–34	34–44	>44
<24	25–30	30–35	35–45	>45

1: UNTERGEWICHT, 2: NORMALGEWICHT, 3: ETWAS ÜBERGEWICHTIG 4: ÜBERGEWICHTIG, 5: ERHEBLICHES ÜBERGEWICHT

Nur dies ist nicht die ganze Wahrheit. Beispielsweise für einen Leistungssportler mit einem sehr hohen Muskelanteil: für ihn gelten diese Werte nicht mehr. Oder angenommen, du besitzt zwar ein normales Gewicht, aber betreibst keinerlei Sport und hast einen sehr hohen Körperfettanteil, gelten diese Werte dann noch immer?

Nicht ganz: Der BMI gibt uns nur einen groben Richtwert, ob unser Gewicht innerhalb eines akzeptablen Bereichs liegt, aber noch keine Auskunft darüber, wie unser Risiko von Diabetes Typ 2 oder kardiovaskulären Erkrankungen ist. Nicht nur der Fettanteil per se, sondern auch dessen Verteilung ist von zentraler Bedeutung. Sprich die „Apfelfigur" (Bauchfett) ist gegenüber der „Birnenfigur" (Fett rund um Hüfte und Oberschenkel) riskanter. Bei Frauen sollte der Bauchumfang unter 80 cm, für Männer unter 94 cm liegen.

WHR (WAIST-TO-HIP-RATIO)

Für das Hip-To-Waist-Ratio wird zuerst der Bauchumfang gemessen, dann der Hüftumfang. Danach wird der Bauchumfang durch den Hüftumfang dividiert. Für Frauen sollte dieser Wert unter 0,85 liegen, für Männer unter 1,0.

Welche dieser beiden Methoden ist nun besser? Keiner für sich alleine, beide sollten miteinander kombiniert werden. Der BMI sowie aber auch die Fettverteilung sind zentral.

DR. TORSTEN ALBERS –
WIE VIEL KÖRPERFETT IST GESUND?

Die WHO definiert ein Gewicht ab einem Body-Mass-Index (BMI) zwischen 25 und 30 als Übergewicht, bei einem Wert von über 30 spricht man von Adipositas (Fettleibigkeit). Der BMI ist leicht auszurechnen, da nur Körpergröße und Körpergewicht als Werte in die Berechnung eingehen und diese leicht und objektiv zu ermitteln sind. Der BMI unterscheidet dabei nicht zwischen erhöhtem Körperfett und erhöhter Muskelmasse – wenn der Wert erhöht ist, so wiegt man für seine Körpergröße "zu viel". Der Körperfettanteil bezieht sich auf die Menge an Körperfett in Prozent vom gesamten Körpergewicht. Die Bestimmung dieser Größe ist weitaus schwieriger und in der Realität bei einer Person nie zu 100 Prozent exakt messbar. Mittels Unterwasserwiegen oder der heute mehr verbreiteten DEXA-Methode kommt man dem wirklichen Wert aber sehr nahe. Bei der DEXA-Messung wird mit Röntgenstrahlung (die Strahlendosis ist geringer als bei einer Flugreise!) der Körper gescannt. Anhand der Absorption der Röntgenstrahlung werden dann Rückschlüsse auf Körperfettanteil, Muskel- und Knochenmasse gezogen. Solche DEXA-Geräte sind sehr teuer und nur in wenigen spezialisierten Zentren verfügbar. Daher ist ein Screening großer Bevölkerungsgruppen zur Ermittlung von Referenz- und Normalwerten kaum möglich, im Gegensatz zur Ermittlung des BMI. Deshalb existieren auch keine von den Fachgesellschaften anerkannten Normbereiche für den Körperfettanteil bei Männern, Frauen oder Kindern.

Andere Messverfahren zur Bestimmung des Körperfettanteils wie die Bioimpedanzmessung (z. B. bei den „Fettmesswaagen") oder die Hautfaltenmessung mittels Kaliper sind weitaus weniger genau und hängen stark von der Erfahrung der messenden Person ab. Ferner ergeben die Werte der Hautfaltenmessung meist etwa drei bis vier Prozentpunkte niedrigere Ergebnisse als die genaueren Daten der DEXA-Messung.

Aus den genannten Gründen soll die folgende Tabelle nur eine Richtlinie für die Einschätzung des Körperfettprozentwertes einer Person geben. Sie beruht im Wesentlichen auf den Erfahrungswerten der Autoren sowie den wenigen verfügbaren Daten aus Studien.

EINSCHÄTZUNG DER KÖRPERFETTWERTE EINER PERSON, ERMITTELT MIT DEXA

	SEHR NIEDRIG HOCHLEISTUNGS-TRAININGSZUSTAND	NIEDRIG GUTER TRAININGSZUSTAND	DURCH-SCHNITTLICH NORMALER BEREICH	ERHÖHT GESUNDHEITLICH BEDENKLICH	DEUTLICH ERHÖHT GESUNDHEITLICH SEHR BEDENKLICH
MÄNNER	< 10 %	10–15 %	15–22 %	22–30 %	> 30 %
FRAUEN	< 14 %	13–20 %	20–30 %	30–38 %	> 38 %

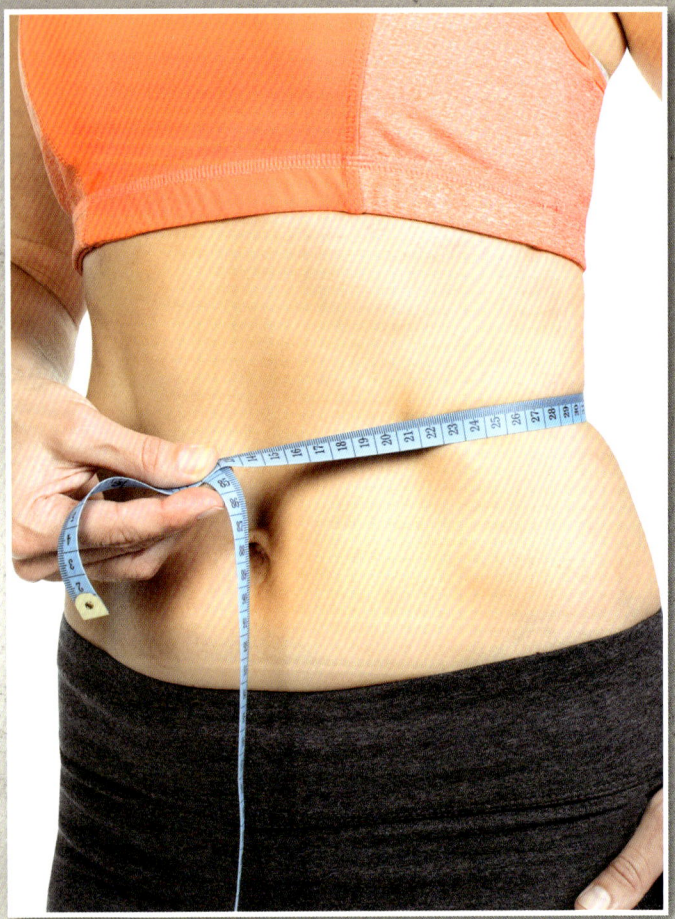

Bei Frauen kommt es bei sehr niedrigen Werten von weniger als zwölf Prozent oft zu einem Ausbleiben der Regelblutung und langfristig zum Knochenmasseverlust (Osteoporose), sodass hier auch eine gesundheitlich bedenkliche Untergrenze besteht.

UMFÄNGE MIT MESSBAND BESTIMMEN

Dies machst du mit einem flexiblen Messband. Du kannst an verschiedenen Körperstellen messen (Bauch, Taille, Oberarme, Oberschenkel). Ein wichtiges Merkmal, wenn du gleichzeitig zum Körperfettabbau beginnst zu trainieren. Das Gewicht könnte dann stagnieren, weil du gleichzeitig Muskeln aufbaust und Körperfett abbaust.

Die schrumpfenden Umfänge zeigen dann deutlich, dass sich dein Körper positiv verändert.

HOSENBUND – DIE ALTERNATIVE UMFANGMESSUNG

Eine Hose, die als Referenzgröße dient. Dies ist eine Möglichkeit, wenn dich die Anzeige auf der Waage zu sehr stresst und dir den Tag verderben könnte, wenn nicht die „richtige" Zahl angezeigt wird.

BLUTWERTE

Ich empfehle, regelmäßig die Blutwerte testen zu lassen. Diese zeigen zwar nicht deine Gewichtsveränderung, sie zeigen dir aber, wie sich deine Gesundheit durch die Ernährungsumstellung verändert. Die Resultate jeweils mit einem Arzt besprechen, der sich mit kohlenhydratreduzierter Ernährung auskennt. Dies ist wichtig, damit er die Resultate richtig interpretieren kann und nicht veraltete Ernährungsratschläge gibt.

WAS IST EIN REALISTISCHES ZIEL?

Jetzt haben wir die Ausgangsdaten, z. B. ist dein Körpergewicht 75 Kilogramm und du hast einen Körperfettanteil von 30 Prozent (22 Kilogramm Körperfett). Aufgrund dessen definierst du dein persönliches Ziel. Beispiel: Du willst dein Körperfettanteil um zehn Prozent reduzieren.

Eine Zieldefinition sollte möglichst genau und spezifisch sein. Jetzt ist dein Ziel noch zu vage und zu unspezifisch. Das Akronym SMART hilft dir, ein effektives Ziel zu bestimmen:

S = spezifisch -> Abbau von Körperfett
(nicht einfach Körpergewicht)

M = messbar -> 10 Prozent weniger Körperfett/
20 Prozent Körperfettanteil

A = akzeptiert ->ja, weil ich gesund abnehmen will und
keinen Jo-Jo-Effekt erleben möchte, werde
ich neue Gewohnheiten einführen

R = realistisch ->ja, ich habe zehn Wochen Zeit bis zu meiner
Hochzeit, wo ich schlank, glücklich und zufrieden
auf den Hochzeitsfotos aussehen möchte

T = terminiert ->bis zu meiner Hochzeit am 15.04.2015
(heute ist der 01.02.2015)

BRAUCHEN WIR ÜBERHAUPT EIN ZIEL?

Ohne Ziele sind Handlungen undenkbar. Sie steuern den Einsatz der Fähigkeiten und Fertigkeiten bei ihren Handlungen und richten ihre Vorstellungen und ihr Wissen auf die angestrebten Handlungsergebnisse hin aus.[50] Sobald du dein SMARTes Ziel definiert hast, dich damit wohlfühlst und dich damit identifizieren kannst, kommen wir zur Strategie und deinem persönlichen Plan.

LEBENSSTIL VERÄNDERN MIT STRATEGIE

ZUERST INFORMIEREN UND WISSEN ANEIGNEN

Zu wissen, was ich wann, wo und wie benötige, ist ausschlaggebend. Zu wissen, wie etwas funktioniert (z. B. wie Körperfett im Körper biologisch abgebaut wird) ist hilfreich, aber nicht unbedingt notwendig, um erfolgreich zu sein. Ich zum Beispiel will nicht wissen, wie mein Fernseher funktioniert. Ich will wissen, wo ich ihn anstelle, wo die Kanäle mit den Fernsehsendungen sind, ich ich den Fernseher lauter und leiser stelle.

OPTIMALE AUSGANGSLAGE SCHAFFEN

- Die Küche neu organisieren
- Industriell hergestellte Produkte verschenken oder in den Abfallkübel werfen
- Überlegen, welchen Sport/Bewegung ich wann ausüben will, entsprechende Ausrüstung kaufen
- Mahlzeitenplan erstellen
- Rezepte auswählen/ausdrucken
- Einkaufsliste schreiben
- Einkaufen gehen
- Vorkochen für die kommende Woche

ABLÄUFE NEU ORGANISIEREN

- Tagesablauf durchdenken/aufschreiben
- Frühstück am Abend vorher vorbereiten
- Restaurants vorher googeln und Menükarte anschauen
- 30 bis 60 Minuten spazieren gehen (fix in den Tagesablauf einplanen)
- Abends Zeit zum Kochen einplanen …und so weiter.

UMFELD INFORMIEREN

Hier gibt es zwei Strategien. Die offensive – alle werden über mein Ziel informiert und um Unterstützung gebeten. Oder die Geheimstrategie – du sagst es niemanden oder nur ganz vertrauten Personen und beginnst eher unauffällig, neue Gewohnheiten umzusetzen. Zum Beispiel kein Brot oder keine Pasta mehr zu essen. Du brauchst es nicht groß zu erklären und kochst für den Rest der Familie wie gewohnt weiter.

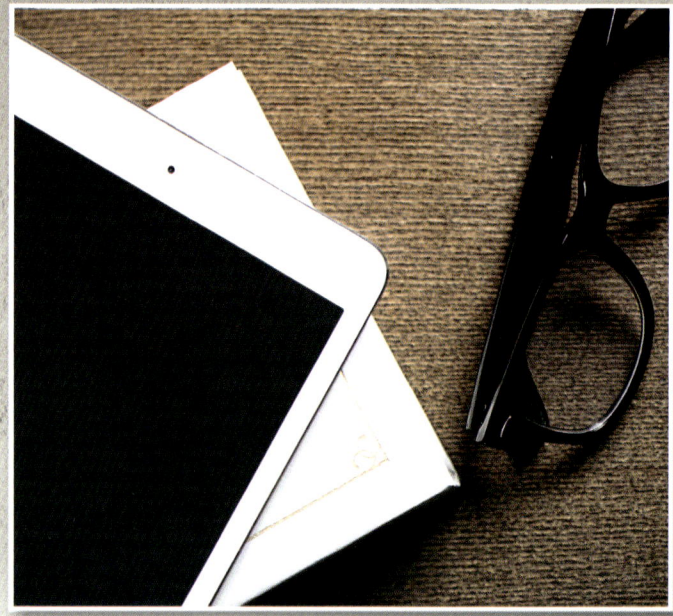

> *Verzichte darauf, andere zu überreden, mitzumachen. Lieber als Vorreiter/in mit Taten und positiven Veränderungen überraschen Wer will nicht auch schlanker, gesünder und zufriedener werden? Genau dann, wenn deinem Umfeld deine positive Veränderung auffällt, dann ist der richtige Zeitpunkt, um zu erzählen, was du geändert hast. Vielleicht hat dann dein/e Partner/in auch Lust mitzumachen. Bei Kindern ist es etwas anderes – hier setzt man zu Hause einfach immer mehr die gesunde Kost vor und kauft kein Junkfood mehr ein. So gewöhnen sie sich über die Zeit an natürliches Essen. Druck erzeugt Gegendruck und bringt selten Erfolg. Geduld und Ausdauer sind viel effektiver.*

PLAN UMSETZEN

> **DO IT BADLY, DO IT SLOWLY, DO IT FEARFULLY, DO IT ANY WAY YOU HAVE TO, BUT DO IT.**
>
> Steve Chandler

Nicht zu lange warten und überlegen. Loslegen! Du wirst immer bessere und schlechtere Entscheidungen treffen, in alte Gewohnheiten zurückfallen oder „ausrutschen". Das ist normal, in jeder Entwicklung. Wir haben auch nicht heute auf morgen gelernt, fehlerfrei zu schreiben. Und den meisten unterlaufen auch im Erwachsenenalter noch Schreibfehler – sei es aus Flüchtigkeit, Zeitdruck oder barem Unwissen.

Ich sage es nochmals: Das ist normal. Sei auf Ausrutscher vorbereitet und lerne daraus. Darum ist der nächste Schritt so wichtig.

NOTFALLSZENARIO DEFINIEREN

Wichtig ist, nach einem Ausrutscher gleich wieder auf Plankurs zurückzukommen und nicht den ganzen Tag abzuschreiben.

> **LET YOUR PAST MAKE YOU BETTER, NOT BITTER.**
>
> Autorin Jackie

ETAPPENZIELE ZELEBRIEREN

Große Ziele in Etappen aufteilen und das Erreichen dieser Etappen zu feiern tut der Seele gut. Es motiviert, weiterzumachen. In einer schwierigen Situation kannst du dich darauf beziehen. Diese Erfolge geben dir Kraft und hieven dich aus einem Tief.

WEITERMACHEN

Ausdauer und Beharrlichkeit bringen dich zum Erfolg. Mit Beständigkeit und automatisierten Gewohnheiten wirst du erfolgreich bleiben.

> WE ARE WHAT WE REPEATEDLY DO.
> EXCELLENCE, THEN, IS NOT AN ACT,
> BUT A HABIT.
>
> Aristoteles

PURE-FOOD-PALEO-GRUNDSÄTZE

1. GRUNDSATZ: NATÜRLICHE NAHRUNGSMITTEL

Wir essen natürliche Lebensmittel. Als Hauptkriterium bei der Auswahl gilt, dass wir das Nahrungsmittel auch roh essen könnten. Roh essen können wir: Gemüse, Früchte, Fleisch, Fisch, Eier, Nüsse, Samen, Wasser und Rohmilch. Wir vermeiden alles, was wir nicht roh essen können (Getreide, Kartoffeln, Hülsenfrüchte etc.).

Wir sind überhaupt keine Rohköstler. Es geht nur um das Kriterium, dass die Pure-Food-Lebensmittel auch roh gut verträglich sind. Viele Lebensmittel sind gekocht einfacher zu verdauen, schmecken besser, die Nährstoffe können besser aufgenommen werden und machen die Ernährung abwechslungsreicher.

2. GRUNDSATZ: UNVERARBEITETE NAHRUNGSMITTEL

Wir kaufen unverarbeitete Nahrungsmittel ohne künstliche Zusätze wie Aromastoffe, Weichmacher, Stabilisatoren, Verdickungsmittel oder Farbstoffe. Alle künstlichen Zusatzstoffe behindern unseren natürlichen Sättigungseffekt und Nahrungsinstinkt. Ein gutes Beispiel sind künstliche Zucker. Sie haben zwar keine Kalorien, lösen aber ein Hungergefühl im Körper aus. Daher werden diese auch in der Tiermast eingesetzt.

3. GRUNDSATZ: REGIONALE NAHRUNGSMITTEL

Wir essen, wenn immer möglich, regionale Lebensmittel. Die Transportwege sind kürzer und die Umwelt wird dadurch weniger belastet. Wir gehen direkt beim Bauern oder Produzenten einkaufen. So können wir uns vor Ort von der artgerechten Tierhaltung und dem biologischen Obst- und Gemüseanbau überzeugen.

4. GRUNDSATZ: SAISONALE NAHRUNGSMITTEL

Lokale saisonale Früchte und Gemüse haben den großen Vorteil, dass sie reif geerntet werden können. Sie haben mehr Geschmack und eine größere Nährstoffdichte. Meistens sind saisonale Produkte auch günstiger als importierte Sorten aus fernen Ländern.

5. GRUNDSATZ: BIOLOGISCHE NAHRUNGSMITTEL

Biologische Nahrungsmittel haben nicht unbedingt mehr Nährstoffe. Es gibt dazu keine einheitliche Aussage von wissenschaftlichen Studien. Fest steht jedoch, dass weniger Pestizide eingesetzt werden. Dadurch nimmt die Natur weniger Schaden und die Lebensmittel werden weniger durch diese Gifte belastet.

Bei den tierischen Produkten bürgen die Bio-Label dafür, dass die Tiere artgerecht gehalten und gefüttert wurden. Dies ist mir sehr wichtig – einerseits zum Wohle der Tiere und andererseits enthält dieses Fleisch, Fisch, Geflügel und Eier viel mehr natürliche Nährstoffe (z. B. Omega-3, Vitamin K).

Wir können nur von gesundem Essen gesund werden und bleiben. Tiere, die mit Antibiotika gesund gehalten und mit Getreide und künstlichen Zuckern gemästet werden, liefern keine gesunden Nahrungsmittel.

6. GRUNDSATZ: AUSGEWOGENE MAKRONÄHRSTOFFE

Pure Food Paleo ist eine ausgewogene Ernährungsform. Die Makronährstoffe sind gleichmäßig aufgeteilt in rund 30 Prozent Proteine, 30 Prozent Kohlenhydrate und 40 Prozent Fett, um das Gewicht zu halten. Ist das Ziel Körperfett abzubauen, wird der Kohlenhydratanteil temporär reduziert und durch gesunde Fette ersetzt.

In dieser Ernährungsform wird den gesunden natürlichen Fetten viel Aufmerksamkeit geschenkt. Natürliche Fette machen uns nicht dick. Es sind die stärkehaltigen Kohlenhydrate, welche die Fettdepots anwachsen lassen.

In der Pure-Food-Paleo-Ernährung setzt sich der Fettanteil aus folgenden Nahrungsmitteln zusammen: Fett natürlicherweise enthalten in Fleisch, Fisch, Geflügel und Eiern von gesunden Tieren. Avocado, natives Kokosöl, Bratbutter, Butter, Ghee, Nüssen und wenig kalt gepresstem Olivenöl extra vergine. Abgesehen von den Nüssen und dem Olivenöl enthalten alle diese Fette keine oder wenig Omega-6-Fettsäuren (pro-entzündlich für unseren Körper).

Zu vermeiden sind industriell hergestellte Pflanzenöle aus Sonnenblumen, Erdnüssen, Soja etc. Diese Fette sind hoch verarbeitet und werden schnell ranzig. Sie enthalten hohe Anteile der Omega-6-Fettsäure, die unser natürliches Omega-3- : Omega-6-Verhältnis von 1 : 2 durcheinander bringen. Nehmen die Omega-6-Fettsäuren überhand, lösen sie chronische Entzündungen im Körper aus.

7. GRUNDSATZ: GLUTEN

Wir ernähren uns glutenfrei. Gluten ist ein Klebereiweiß in Getreidekörnern. Gluten ist schwer verdaulich. Oft wird es nicht vollständig in einzelne Aminosäuren zerlegt. Es bleiben unvollständig verdaute Glutenbruchstücke zurück. Diese Proteinbruchstücke nennt man Peptide. Je nach Zustand der Darmschleimhaut können sie die Schleimhaut passieren (Leaky-Gut-Syndrom) und gelangen in die Blutbahn. Glutenpeptide können außerdem allergische Reaktionen auslösen. Diese können sich in Schwellungen und Entzündungen äußern. Im Gegensatz zu einem Insektenstich am Arm, dessen Schwellung leicht erkennbar und auch spürbar ist, spürt man Schwellungen im Darm, die durch eine allergische Reaktion ausgelöst werden, nicht unbedingt.

Noch schwieriger zu entdecken sind allergische Entzündungen, wenn sie im Gehirn stattfinden. Das Hirngewebe hat nicht – wie etwa die Haut – die Möglichkeit, sich über Juckreiz, Schmerzen oder Schwellungen bemerkbar zu machen. Daher verlaufen allergische Entzündungen im Gehirn – beispielsweise aufgrund von Glutenpeptiden – sehr subtil, wie etwa durch ein vernebeltes Gefühl im Kopf.[51]

Getreide enthalten keine essenziellen Nährstoffe und können ohne Probleme aus der Ernährung gestrichen werden.

8. GRUNDSATZ: ZUCKER

Wir reduzieren den Zuckerkonsum auf ein Minimum. Mit Zucker ist nicht nur Tafelzucker gemeint, sondern alle Arten von Zucker inklusive Honig, Fruchtzucker, Ahornsirup und alle künstlichen Zucker. Je weniger Zucker wir konsumieren, desto sensibler werden unsere Geschmacksnerven wieder. Die Lust auf Süßes geht automatisch zurück und wir nehmen die natürlichen süßen Geschmäcker wieder besser wahr.

Künstliche Zuckerersatzstoffe sind keine Alternative. Sie sind schädlich und bringen unsere Körperintelligenz durcheinander. Unser Hirn wird weiterhin Süßigkeiten verlangen und sich nicht mit nährstoffreichen, natürlichen Lebensmitteln zufriedengeben. Wir fühlen uns nicht gesättigt und sind nicht zufrieden. Zucker ist ein Suchtmittel, ähnlich wie Alkohol, Heroin, Nikotin und andere Drogen.[52]

Wenn das Bedürfnis nach Süßigkeiten aufkommt, dann lieber in kleinen Mengen Schokolade (gute Qualität ohne künstliche Zusätze und mit mindestens 72 Prozent Kakaogehalt), Früchte oder eine selbstgemachte Nachspeise, mit wenig Zucker gesüßt. Wichtig ist dann auch, diese Süßigkeit bewusst zu genießen.

9. GRUNDSATZ: MILCHPRODUKTE

Milchprodukte werden leider durch Pasteurisierung und Homogenisierung dermaßen „kaputt" verarbeitet, dass der menschliche Körper diese nicht mehr reibungslos verdauen kann.

Lassen wir die Rohmilch in ihrem ursprünglichen Zustand, also so, wie sie direkt aus dem Euter der Kuh fließt, kann sie von vielen Menschen besser verdaut werden.

Es gibt verschiedene Gründe, warum Rohmilch dem Menschen besser bekommt. Die Enzyme in der Milch werden nicht durch die Erhitzung (Pasteurisierung) zerstört und können den menschlichen Verdauungsprozess aktiv unterstützen.

Durch den Homogenisierungsprozess werden die beiden einzelnen Milchbestandteile Wasser und Fett zusammengefügt. So kann sich der Rahm nicht mehr oben auf der Milch absetzen. Die Milch bleibt immer gleich. Der Nachteil der „schönen", gleichmäßigen, homogenisierten Milch ist, dass unser Verdauungssystem diese neuen, kombinierten Fett-Wasser-Einheiten

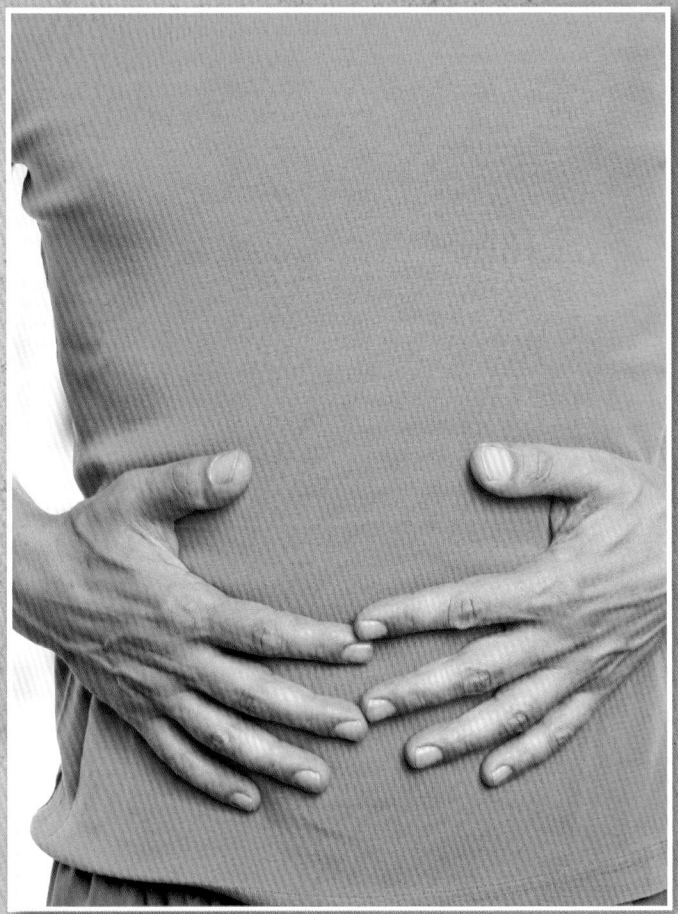

nicht erkennt. Sie sind fremd und nicht verdaubar und können Blähungen, Durchfall, Bauchkrämpfe, Verstopfung, chronische Entzündungen in den Därmen und andere Beschwerden auslösen.

Zu beachten ist, dass auch Rohmilch und Rohmilchprodukte (Rohmilchbutter, Rohmilchquark, Rohmilchkäse etc.) nicht von allen Personen verdaut werden können. Ein Mangel an Laktase (Verdauungsenzym im Magen) oder eine Intoleranz auf Casein (Milchprotein) kommen leider relativ häufig vor.

Ob eine Laktoseintoleranz vorliegt, zeigt sich mit einer Eliminierungsdiät: Man verzichtet eine Woche ganz konsequent auf Milchprodukte und beobachtet, wie man sich fühlt. Schneller, jedoch auch weniger zuverlässig, geht es mit einem Test beim Arzt.

10. GRUNDSATZ: HÜLSENFRÜCHTE

Wir vermeiden Hülsenfrüchte, weil sie schwer verdaulich sind. Die Zusammensetzung der Makronährstoffe (Fett, Protein und Kohlenhydrate) ist nicht optimal. Hülsenfrüchte enthalten wenig Proteine, viele Kohlenhydrate und viele Antinährstoffe. Dies sind Lektine und Saponine, welche die Darmwände durchlässig machen (Leaky-Gut-Syndrom) und chronische Entzündungen im Körper auslösen.

GETRÄNKE

DURST – WASSER

Um Durst zu befriedigen, trinkst du Wasser. Pures Wasser aus dem Wasserhahn, wenn du das Glück hast, sauberes Wasser ins Haus geliefert zu bekommen. Sonst ein stilles Wasser aus der Flasche (im optimalen Fall aus der Glasflasche).

Wird Wasser langweilig, kannst du das stille Wasser mit einem Spritzer Zitronensaft oder frischen Pfefferminzkräutern aromatisieren. Du kannst dir auch Tee (ohne Zucker) zubereiten und abkühlen lassen. Dazu eigenen sich vor allem reine Bio-Kräutertees. Früchtetees enthalten oft Zusatzstoffe und sind meistens stark aromatisiert.

Am Morgen kannst du Kaffee oder Tee zum Frühstück trinken oder anstelle eines festen Frühstücks einen Butterkaffee trinken. Kaffee/Tee nicht als Durstlöscher missbrauchen oder zusammen mit Milch und Zucker trinken. Kaffee ist ein Stimulans und sollte daher nur dosiert konsumiert werden. Tees (schwarzer, weißer oder grüner) enthalten viele Antioxidantien, können Entzündungen im Körper lindern und das Immunsystem stärken. Wichtig bei Kaffee und Tee ist die Qualität des Produktes. Roiboos-Tee ist eine koffeinfreie Alternative, die ebenfalls viele Antioxidantien enthält.

ALKOHOL – AUSNAHMSWEISE

Alkohol ist ein Gift. Der Körper setzt alles in Bewegung um dieses Gift so schnell wie möglich wieder aus dem Körper zu entfernen. Alkohol wird direkt in der Leber verstoffwechselt – und dies sofort und so lange, bis der Alkohol aus dem Körper wieder eliminiert ist. Das heißt, Alkohol stört die Verdauung, verhindert die Aufnahme von Nährstoffen und kann Entzündungen an den Verdauungsorganen auslösen.

Solange der Körper mit der Alkoholausscheidung beschäftigt ist, wird auch kein Körperfett abgebaut. Es gibt Studien, die gesundheitsfördernde Faktoren von Alkohol aufzeigen. Dies kannst du selbst im Internet nachforschen. Dies bestreite ich auch nicht. Egal, wie gesund gewisse Bestandteile im Rotwein sein mögen, Alkohol ist ein Gift und die Reaktion deines Körpers, der die Ausscheidung dieses Giftes priorisiert, sollte Grund genug sein, Alkoholkonsum kritisch gegenüberzustehen.

Wenn du eine Ausnahme machen willst, dann qualitativ hochwertige glutenfreie Produkte wählen: zum Beispiel ein bis zwei Gläser Rotwein oder ein Gläschen Rum (aus Zuckerrohr), Brandy oder Cognac (aus Wein) oder einen hochwertigen Tequila (aus Agave). Bier habe ich nicht vergessen. Bier ist besser zu meiden. Es enthält viele glutenhaltige Kohlenhydrate und fördert direkt die unschöne Bierwampe.

> *Wenn du mit deinem Körper und deiner Gesundheit nicht zufrieden bist, dann iss und trink für den Körper, den du haben willst, nicht für den, den du hast.*

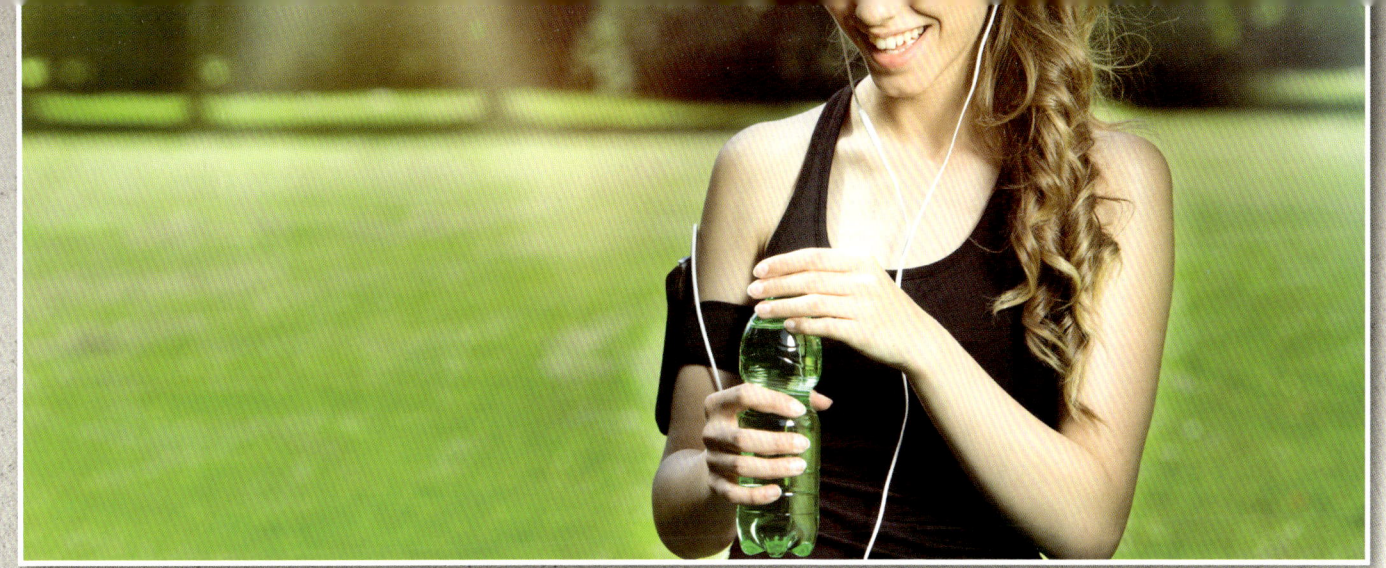

ABSCHLIESSEND

Diese Empfehlungen sind nicht stur und fanatisch einzuhalten. Je länger man sich nach Pure Food Paleo ernährt, desto einfacher und normaler wird der Alltag, die Wochenenden, Einladungen, Partys und Ferien.

Sehr wichtig ist es jedoch, dort strikt zu sein, wo auch schon kleinste Mengen krank machen. Dies ist zum Beispiel bei der Krankheit Zöliakie der Fall. Hier können schon kleine Spuren von Gluten starke Beschwerden auslösen.

Auch mit Kindern ist es sinnvoller, wenn die Ernährung keinen permanenten Stress verursacht. Daheim gibt es Pure Food Paleo. Am besten immer eine Auswahl von verschiedenen Gemüsen und Früchten anbieten, damit die Kinder selber bestimmen können, was sie von den gesunden Speisen essen möchten. So gibt es weniger Streit, und entspanntes Essen wird auch besser verdaut. Wenn immer möglich, sollten die Kinder bereits beim Einkaufen und Kochen einbezogen werden. Die Akzeptanz der Esswaren, die dann auf dem Tisch stehen, steigt dadurch merklich.

Die Erwachsenen müssen die richtigen Entscheidungen beim Einkaufen treffen. Die Etiketten von sogenannten Kinderprodukten genau studieren! Da ist oft viel Ungesundes (sprich Zucker, Fruchtzucker, Aroma, Farbstoffe etc.) drin. Die Eltern sind dafür verantwortlich, dass solche Lebensmittel daheim nicht verfügbar sind. Ist daheim der Kühl- und Vorratsschrank voller Junkfood, so ist es kein Wunder, wenn dieses gegessen wird und die Kinder sich von klein auf daran gewöhnen.

Auswärts und unterwegs essen mit Kindern ist etwas schwieriger. Das große Angebot an verlockenden Produkten (vor allem den unzähligen stark gezuckerten Produkten) ist riesig. Kinder verstehen oft nicht, wieso sie den Verlockungen widerstehen sollen. Sie spüren vielfach auch noch keine direkte negative Auswirkung durch den Konsum der schädlichen Lebensmittel. Wir Eltern jedoch schon. Die Kinder sind hyperaktiv, haben Allergien, Hautekzeme, Konzentrationsschwächen, eine laufende Nase und vieles mehr.

Die jungen Menschen benötigen natürliche Produkte voller Geschmack und Nährstoffe, um gesund, zufrieden und intelligent zu werden.

TESTIMONIAL

G. UND SEIN BAUCH – VIER KILOGRAMM WENIGER KÖRPERFETT IN 25 TAGEN – GRATULATION!

Die Eltern von G. sind Italiener, und seine Mama hat ihn von klein auf mit italienischen Köstlichkeiten verwöhnt. In seiner Jugend verbrannte er Kohlenhydrate aus Pasta, Brot und Süßigkeiten, ohne Fettpolster aufzubauen. Anfangs 40 wurde es jedoch immer schwieriger für G., sein Idealgewicht zu halten. Trotz regelmäßigem Sport wuchs die Wampe stetig an. Als er dann noch wegen eines Unfalls für längere Zeit keine sportlichen Aktivitäten ausüben konnte, wurde der Bauch immer runder und größer. Da half auch weniger essen nichts. Im Gegenteil – dies verlangsamte seinen Stoffwechsel noch mehr, und es kamen weitere Probleme wie Schlafstörungen, hoher Blutdruck und chronische Schmerzen dazu.

G. machte zuerst die 4-Tage-Quick-Fix-Diät und anschließend vier Wochen Pure Food Paleo Low-Carb nach den Mahlzeitenplänen und Rezepten im Buch. Wie empfohlen, führte er täglich ein Ess- und Emotionstagebuch und kam regelmäßig zum Wiegen, Messen und den Bauch zu fotografieren vorbei.

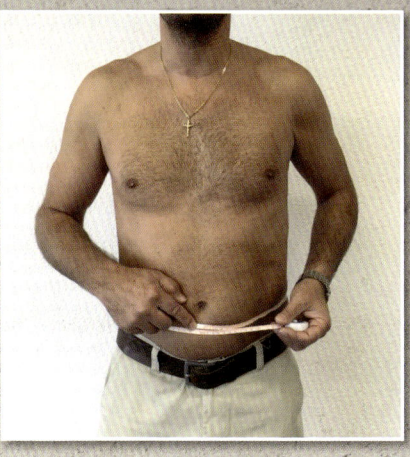

Ausgangslage
04.11.14
Gewicht 94,8 kg
Körperfett 29,2 %
Muskelmasse 67,1 kg

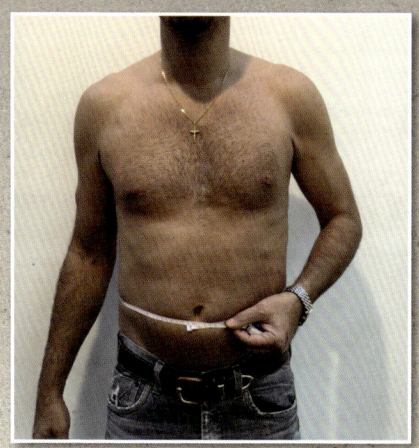

Nach 4-Tage-Quick-Fix
08.11.14
Gewicht 92,3 kg
Körperfett 28,9 %
Muskelmasse 65,7 kg

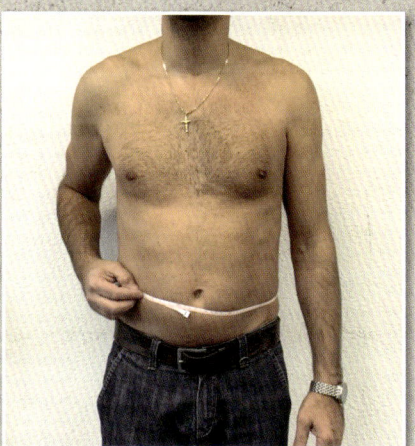

Nach 2 Wochen Pure
Food Paleo Low-Carb
23.11.14
Gewicht 90,6 kg
Körperfett 27,8 %
Muskelmasse 65,4 kg

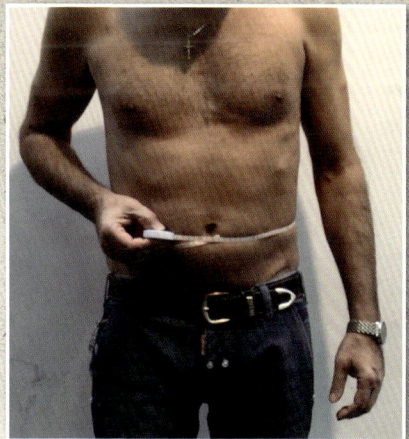

Nach 3 Wochen Pure
Food Paleo Low-Carb
29.11.14
Gewicht 90,6 kg,
Körperfett 26,1 %
Muskelmasse 67,0 kg

WAS SAGEN DIESE ZAHLEN AUS?

Sehr schön zeigen die Zahlen, dass G. nicht einfach Gewicht verloren hat, sondern fast ausschließlich Körperfett. Seine Muskelmasse ist ziemlich konstant bei 67 Kilogramm geblieben. Sein Körpergewicht hat sich um 4,2 Kilogramm reduziert. Anhand des Körperfettanteils sieht man ebenfalls eine Reduktion von 3,1 Prozent.

Sehr interessant waren auch seine Aussagen, wie er sich während der vier Wochen gefühlt und was er für Veränderungen wahrgenommen hat.

- **Die Rezepte waren einfach nachzukochen und haben mir sehr gut geschmeckt.**
- **Die Portionen haben mich satt gemacht. Sie gaben mir in den ersten Tagen manchmal auch ein unangenehmes Völlegefühl, welches jedoch nach ein paar Tagen nicht mehr auftrat.**

Romy: Die Umstellung auf eine neue Ernährungsform ist immer eine Herausforderung für den Körper. Es ist jedoch ein gutes Zeichen, wenn man Veränderungen wahrnimmt und erkennt, dass etwas anderes im Körper passiert.

Romy: Falls das Völlegefühl nach ein paar Tagen nicht weggeht, sollte man abklären, ob eine Unverträglichkeit auf ein Nahrungsmittel im Quick-Fix-Ernährungsplan besteht.

- **Alle Mahlzeiten selber zu kochen ist zeitaufwendig. Ich muss noch etwas mehr Routine in den Alltag bringen.**

Romy: Planung und Organisation sind wichtig, damit du erfolgreich und nachhaltig deinen Lebensstil ändern kannst.

Romy: Mit der Zeit werden diese neuen Abläufe zur Gewohnheit und das Zusammenstellen von Menüs, Einkaufslisten und das Kochen werden alltäglich.

- **Während des Quick-Fix war ich manchmal etwas ungeduldig, fast ein bisschen aggressiv. Ich glaube, das war fast immer dann, wenn ich mich sonst mit Kohlenhydraten (z. B. Brot, Zucker) „beruhigt" hätte.**

Romy: Dies ist ein typisches Zeichen von Abhängigkeit. Unser Hirn ist abhängig und verlangt Kohlenhydrate (Zucker). In Momenten, wo dann das Hirn wieder starkes Verlangen spüren lässt, kann dies emotional schwierig sein. Bei G. war es eine leichte Aggression gegen sich selbst und gegenüber seinen Mitmenschen.

Romy: Wichtig ist in diesen Situationen, sich bewusst zu machen, was mit einem passiert. Sobald die emotionale Herausforderung adressiert wird, verblasst ihre Stärke überproportional. Und mit der Zeit merkt das Hirn, dass nichts passiert (kein Zucker kommt) und es „verlernt", nach Kohlenhydraten zu lechzen.

Romy: Wichtig ist auch, dass man seinen Familienangehörigen und Freunden diese schwierigen Phasen erklärt, wieso man übertrieben oder ärgerlich reagiert. Klar kommunizieren, dass es nichts mit der Person oder Sache zu tun hat, sondern eine reine mentale und körperliche Entzugserscheinung ist.

Romy: Durch das Adressieren und Kommunizieren wird der Verzicht einfacher. Man hat sich selbst durchschaut. Die Entzugssymptome sind jedoch nicht zu unterschätzen – nicht in der Häufigkeit und auch nicht in der Stärke. Vor allem in emotional

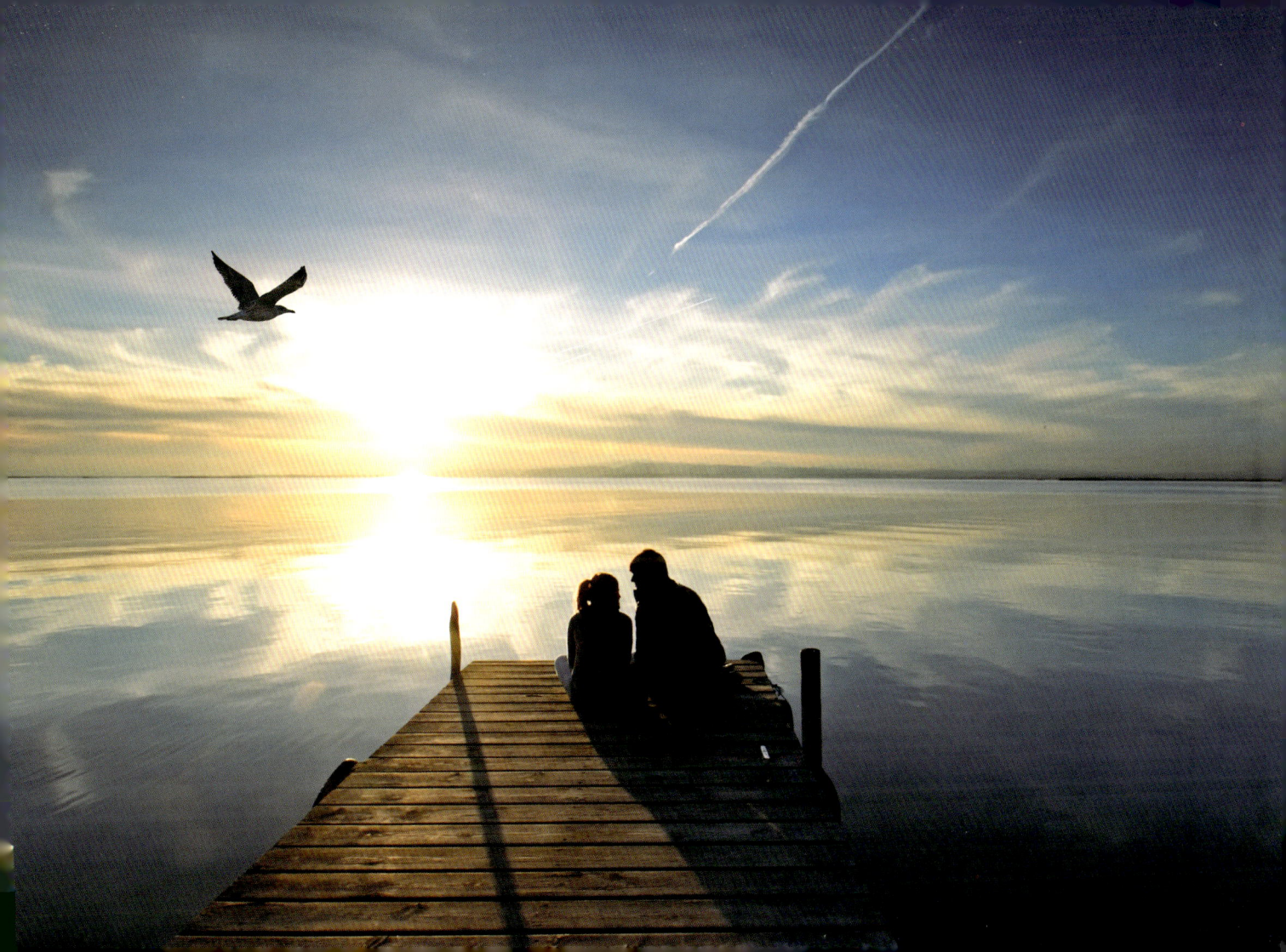

schwierigen Situationen können sie einen schnell aus der Ruhe bringen und zum Schokoriegel greifen lassen.

- **Nichts zu essen zwischen den Mahlzeiten war am Anfang auch schwierig – nicht, weil ich Hunger hatte, sondern weil ich so gewohnt war, beim Vorbeigehen etwas aus der Früchteschale oder Schokoschublade zu naschen.**

Romy: Gewohnheiten sind nicht zu unterschätzen. Sie laufen automatisch in unserem Gehirn ab. Hier braucht es einen Plan und Ersatzhandlungen, um nicht immer wieder in den alten „Trampelpfad" zu gelangen.

- **Die Umstellung hat schon ein paar Wochen gedauert. Jetzt habe ich jedoch kein Verlangen mehr nach Kohlenhydraten.**

Romy: Das Leben besteht aus sehr vielen Gewohnheiten. Wir können alle ändern.

- **Ich bin noch oft während des Tages müde und schlapp.**

Romy: Der Körper von G. hat noch etwas Mühe mit der Umstellung von Energiegewinnung aus Fett und Fettpolstern. Er braucht allein für die Umstellung sehr viel Energie, was sich in Müdigkeit und Trägheit bemerkbar macht. Ein gutes Zeichen, auch wenn es während der Umstellung nicht angenehm ist.

Romy: Sobald der Körper wieder gewohnt ist, effizient aus Fett und Körperfett Energie zu gewinnen, wird es einfacher. Es wird der Tag kommen, wo G. am Morgen aufsteht und denkt: Wow, was ist mit mir passiert. Ich könnte Bäume ausreißen.

- **Meine Leistung im Krafttraining hat dadurch etwas nachgelassen.**

Romy: G. ging trotz Müdigkeit täglich 30 bis 60 Minuten spazieren. Er zwang sich jedoch nicht, zusätzlich Krafttrainingeinheiten einzubauen. Auf seinen Körper zu hören ist in diesem Fall empfehlenswert. Sobald die Energie wieder da ist, kann er wieder intensiver trainieren.

- **Meine Schlafdauer hat sich verlängert und vor allem auch vertieft. Das heißt, ich fühle mich am Morgen erholter. Alleine für die Verbesserung meines Schlafes hat sich die Ernährungsumstellung gelohnt. Ich möchte dies auch in Zukunft nicht missen.**

Romy: Dies ist eine sehr häufige Erkenntnis von Menschen, die auf Paleo-Ernährung umstellen. Alles wird einfacher, wenn sich während der Nacht der Körper erholen und regenerieren kann. Es ist ein Teil der positiven Spirale, die durch Paleo automatisch ausgelöst wird.

- **Ich habe das erste Mal seit Jahren wieder Hunger gespürt. Ein Gefühl, das mir total abhanden gekommen ist. Es wurde mir während der Quick-Fix-Tage so richtig bewusst. Nicht, weil ich hungern musste. Die Portionen waren mehr als ausreichend. Nein, weil ich bei den Mahlzeiten nicht zu viel aß und zwischendurch auf Snacks verzichtete. Ich mag dieses Hungergefühl – es zeigt, dass mein Körper funktioniert und die richtigen Signale zur richtigen Zeit senden kann. Es steigert auch enorm die Freude am Essen.**

Romy: Paleo lässt uns nicht nur bewusster leben. Sind erst mal alle künstlichen Stoffe und mehr und mehr die Gifte aus dem Körper, können wir uns wieder besser spüren. Unser Körper zeigt uns nämlich ganz genau, welche natürlichen Nahrungsmittel er braucht und wie viel davon.

Wie sehen die Pläne für G. für die nächsten Wochen aus? Er möchte seine neuen Ernährungsgewohnheiten beibehalten und seinen Körperfettanteil weiter reduzieren, bis sein Sixpack zum Vorschein kommt.

G. hat in nur 25 Tagen rund vier Kilogramm Körperfett abgebaut. Er hat sich täglich 30 bis 60 Minuten bewegt und unregelmäßig leichtes Krafttraining gemacht. Um die Körperfettverbrennung weiter anzukurbeln, kann G. jetzt HIIT in seinen Trainingsplan einbauen.

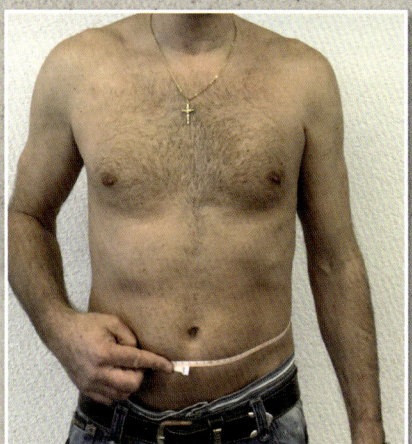

Nach drei Monaten
13.02.15
Gewicht 88,4 kg,
Körperfett 24,8 %,
Muskelmasse 66,4 kg

Kohlenhydrate: mehr als 50 Prozent der Tageskalorien, wobei maximal 10 Prozent aus Zucker bestehen dürften

Protein: 0,8 g/kg oder 10 bis 20 Prozent der Tageskalorien

Fette: Rest aus Fett, aber maximal 30 Prozent der Tageskalorien

Unterschiede der einzelnen europäischen Länder lassen sich in den Empfehlungen zum täglichen Frucht-/Gemüsekonsum und der Zusammensetzung der Kohlenhydrate aufzeigen.

Die Schweizerischen Verbände unterstützen jedoch neue Studien, die eine niedrige Kohlenhydratzufuhr und eine höhere Fettzufuhr begünstigen. Weiter ist ein zu hoher Fruktosekonsum offiziell auf Schweizer Seite als gesundheitsgefährdend eingestuft. Diese Trends bestärken das ausgewogene Nährstoffverhältnis von Pure Food.

Die WHO als internationale Organisation veröffentlicht ebenfalls auf regelmäßiger Basis Empfehlungen zu Nährstoffen und Vitaminen, diese jedoch auch mit regionalen und kulturellen Unterschieden. So finden sich zum Beispiel bei den Empfehlungen für den asiatischen Raum keine oder nur sehr wenige Milchprodukte wieder, hingegen für den europäischen sehr wohl.

Die neueste offizielle Erklärung der WHO vom März 2014 ist die drastische Reduktion des Zuckerkonsums, insbesondere des freien Zuckers in Form von Zuckerzusätzen oder auch Säften von den heute empfohlenen zehn Prozent auf fünf Prozent zu reduzieren.

Zusammengefasst ist international ein klarer Trend zu verzeichnen, der weg von dem hohen Anteil von Kohlenhydraten zugunsten hochwertiger Fettquellen besteht. Weiter wird auch der hohe Konsum von Fruktose immer mehr hinterfragt und insbesondere der Konsum von zugesetzten Zuckern und Säften. Die Verhältnisse der Makronährstoffe im Pure Food entspricht genau den heutigen Erkenntnissen und wird von aktuellen Studien belegt.[53]

KÖRPERFETT REDUZIEREN – PLAN UMSETZEN

Du kannst den Plan Schritt für Schritt umsetzen oder einzelne Punkte herauspicken. Den größten Erfolg wirst du haben, wenn du jede Woche einen weiteren Punkt umsetzt und nach sechs Wochen alle Schritte in dein Leben integriert hast.

KEINEN HUNGER HABEN

- Mahlzeitenpläne und Rezepte anwenden
- Pure-Food-Paleo-Grundsätze anwenden
- Essen bei körperlichem Hunger
- Ess- und Emotionsjournal führen

DEINEN FETTSTOFFWECHSEL AKTIVIEREN

- Kohlenhydrate reduzieren
- 2 bis 3 Wochen schrittweise weniger Kohlenhydrate essen, um die Transformation zu erleichtern und Müdigkeit zu reduzieren

LÄNGERE PHASEN IM FETTSTOFFWECHSEL BLEIBEN

- Morgens keine stärkehaltigen Kohlenhydrate (Brot, Müsli etc.) essen, Frühstücksrezepte umsetzen
- Abends früh essen und keine Snacks mehr vor dem Schlafengehen
- Möglichst lange Pause zwischen Abendessen und Frühstück

MEHR SCHLAFEN

- Regelmäßiger erholsamer Schlaf macht dich entspannter
- Du bist ausgeglichener und triffst bessere Entscheidungen
- Hormonhaushalt reguliert sich und hilft beim Körperfettreduzieren
- Du bist stressresistenter

FITNESS INTEGRIEREN, UM METABOLISMUS/ HORMONE ANZUREGEN/ZU AKTIVIEREN

- 2 bis 3 HIIT pro Woche ausführen
- Regelmäßig dehnen und lockern
- Für Fitnesseinsteigerinnen und -einsteiger die ersten HIIT zusammen mit einem Trainer absolvieren und Technik der Übungen sauber lernen

MEHR SPASS HABEN UND ENTSPANNTER SEIN

- Ich-Zeit einplanen
- Spielen und faulenzen
- Meditieren
- Zeit mit Familie und Freunden

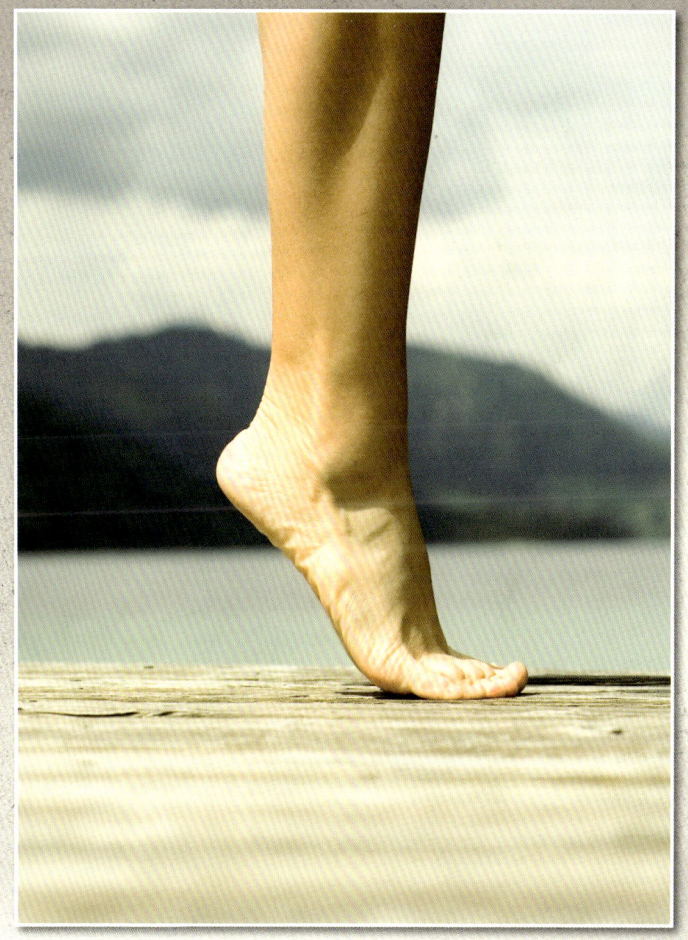

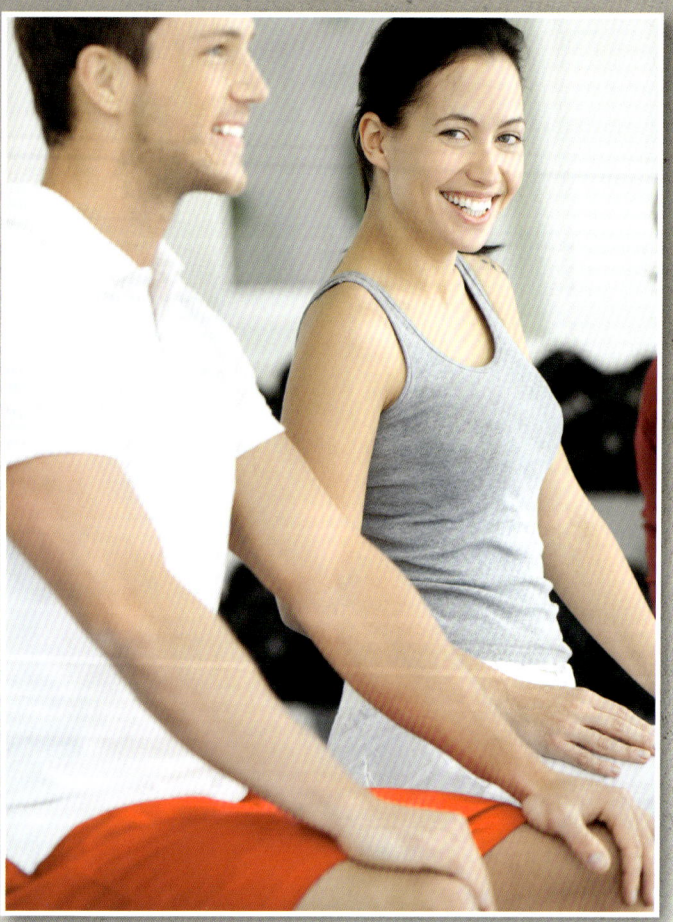

OPTIMIERTE KÖRPER-(BAUCH-)HALTUNG

Schau dir die Bilder an und betrachte dich anschließend im Spiegel. Zu welcher Haltung neigst du eher, zur linken oder zur rechten?

Ein flacher Bauch hat enorm viel mit einer guten Körperhaltung zu tun, im Stehen wie auch im Sitzen. Mit einem gebeugten Rücken, hängenden Schultern, einem eingefallenen Brustkorb und einem gesenkten Kopf trägst du alles zu einem dicken Bauch bei. Auch das gegenteilige Extrem, die Brust-raus-Haltung, den Nacken in den Kopf gezogen, ein vorgeschobenes Becken oder X-Beine zählen zu den Fehlhaltungen des Körpers. Eine schlechte Haltung

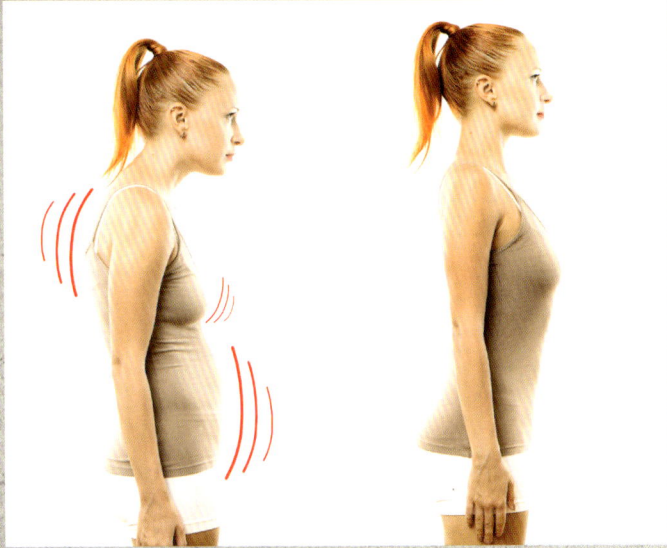

- Das Lot geht von oben bis unten durch die Körpermitte
- Kopf, Schultern, Becken, Hüften, Knie und Füße sind unverdreht
- Schultern sind breit und entspannt
- Becken und Kopf sind aufgerichtet
- Wirbelsäule ist langgestreckt, der Nacken offen
- Oberschenkel drehen sich leicht nach außen
- Knie zeigen nach vorn
- Füße stehen v-förmig

schadet allerdings nicht nur deiner Ästhetik, sondern kann auch etliche gesundheitliche Probleme auslösen: Rücken-, Nacken- und Schulterbeschwerden, Knie- und Hüftschmerzen, Kopfschmerzen, Schlafstörungen, Durchblutungsstörungen, Nerveneinklemmungen einschließlich Sensibilitätsstörungen, Hallux valgus (Schiefzehen), Arthrose und vieles mehr. Wie du siehst, ist die Liste sehr lang. Daher achte unbedingt auf eine gute, rückenschonende Körperhaltung. Deiner Ästhetik und gesamten Gesundheit zuliebe.[54]

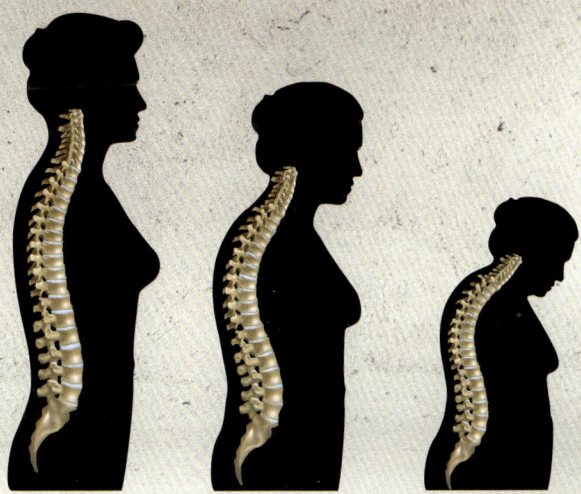

Leider ist stundenlanges und falsches Sitzen für viele zur Routine geworden. Die Anatomie des Menschen ist allerdings auf Bewegung abgestimmt. Neben regelmäßiger und häufiger Bewegung sollte daher auch beim Sitzen unbedingt die richtige Haltung eingehalten werden.

ANLEITUNG FÜR EINE OPTIMALE KÖRPER-(BAUCH-)HALTUNG IM SITZEN

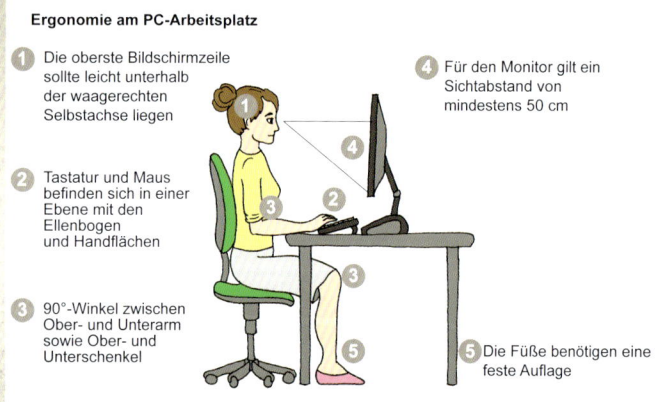

Ergonomie am PC-Arbeitsplatz

1 Die oberste Bildschirmzeile sollte leicht unterhalb der waagerechten Selbstachse liegen

2 Tastatur und Maus befinden sich in einer Ebene mit den Ellenbogen und Handflächen

3 90°-Winkel zwischen Ober- und Unterarm sowie Ober- und Unterschenkel

4 Für den Monitor gilt ein Sichtabstand von mindestens 50 cm

5 Die Füße benötigen eine feste Auflage

Schon beim Hinsetzen solltest du auf einen aufgerichteten Rücken achten. Damit erleichterst du dir zum einen das aufrechte Sitzen und zum anderen umgehst du einen Rundrücken, wenn du dein Becken leicht nach vorne kippst. Die Muskulatur und die Bandscheiben erfahren dabei eine gleichmäßige Belastung. Außerdem ist der Bauchbereich gelöst, die Durchblutung der Beine wird gefördert und der Atem ist frei. Sollte dein Rücken im Verlauf des Tages „einsacken", stabilisiere deine Haltung mit der Lehne.

Versuche, starre Sitzhaltungen unbedingt zu vermeiden und wähle verschiedene Sitzpositionen aus. Lehne dich mal nach vorne, mal zurück oder sitze aufrecht. Bereits kleine Bewegungen tun deiner Muskulatur und deinen Bandscheiben gut. Verlagere gerne auch mal das Gewicht zwischen den Gesäßhälften, rutsche auf der Sitzfläche hin und her oder kippe dein Becken nach vorne und wieder zurück.

Hast du gewusst, dass du deine Schultern entspannst, wenn du deine Arme auf die Armauflagen ablegst? Oder Muskelverspannungen im Nacken und den Schultern reduzierst, wenn du deine Handflächen auf die Tastatur setzt? Probiere es einfach mal aus.[56]

REGELMÄSSIG FITNESS

HIIT – High Intensity Interval Training (hochintensives Intervalltraining)

HIIT beschreibt ein kurzes und leistungsanforderndes Trainingssystem, welches aus einem Wechselspiel intensiver Belastungsphasen und aktiven Pausen besteht.

Beim HIIT gibt es natürlich verschiedene Vorgehensweisen und Trainingspläne. Die Unterschiede bestehen dann in Bezug auf die Dauer der Intervalle oder auch hinsichtlich der Intensität.

Als Beispiel: Sprinten als Intensivbelastung und Gehen als Erholungsphase. Das heißt, ein Intervall umfasst eine Belastungseinheit und eine Pause. Dieses Zusammenspiel sorgt für einen messbaren Körperfettabbau, der inzwischen auch durch wissenschaftliche Studien belegt wurde.[57] Bereits wenige Wochen Training können eine Reduzierung des Bauchfetts bewirken.[58]

Trainingsumfang von HIIT

Für ein HIIT-Workout werden lediglich 20 bis 30 Minuten Zeit beansprucht. Drei Einheiten pro Woche reichen dabei vollkommen aus. Und schon erzielst du erste Erfolge. Verglichen mit einem 30 bis 60 Minuten langem Aerobicprogramm wird die doppelte Fettverbrennung erreicht. Außerdem steigert sich dein Grundumsatz bzw. die Energiemenge, die du im Ruhezustand verbrauchst. HIIT hat außerdem eine Wirkung auf verschiedene Hormonspiegel.

Hierzu zählen auch Wachstumshormone, die für den Muskelaufbau von Bedeutung sind.[59]

Welche Methoden werden beim HIIT miteinander verbunden? Zur Fettverbrennung werden zwei der wirkungsvollsten Methoden verbunden. Zum einen das Training mit hoher Intensität und zum anderen das Intervalltraining.

Das Training mit hoher Intensität fordert deine maximale Leistung. Je leistungsaktiver deine Muskeln sein müssen, umso mehr Sauerstoff ist erforderlich. Ausdauersportler erzielen beispielsweise die Erhöhung der maximal möglichen Sauerstoffaufnahme. Denn je mehr Sauerstoff der Körper im Training pro Minute verarbeiten kann, desto höher ist die Leistungsfähigkeit. Ein Training bis kurz vor der Erschöpfung führt zum Effekt, der noch bis 48 Stunden nach dem Training anhält. Selbst in der Erholungsphase wird dann reichlich Fett verbrannt. Bekannt auch als der „Afterburn-Effekt".

Beim Intervalltraining wechseln sich Phasen hoher und niedriger Anstrengung ab. Der Sinn dahinter ist, dass der Stoffwechsel hierbei viel stärker angekurbelt wird als bei einem längeren oder gleichmäßigen Workout. Der Kalorienverbrauch beim 20-minütigen HIIT ist deutlich höher als beim 20-minütigen Workout bei gleichbleibender Intensität.[60]

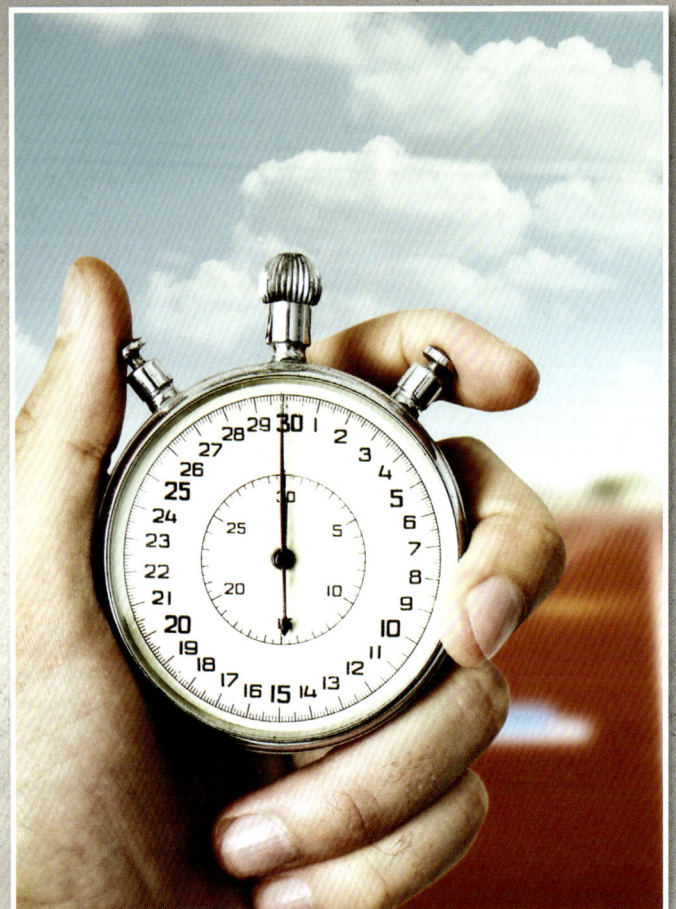

TABATA

Neben der Trainingsmethode HIIT gibt es die Belastungsform Tabata. Das Tabata-Training (Stoffwechseltraining) wurde von Izumi Tabata am Nationalen Institut für Fitness und Sport in Tokyo entwickelt. In seiner Studie fand er heraus, dass bereits fünf vierminütige Workouts pro Woche über eine Zeitspanne von sechs Wochen die maximale Sauerstoffverwertung und eine Anpassung des aeroben Stoffwechsels bewirken. Je kürzer das Workout, desto höher sollte der Intensitätsbereich sein. Das klassische Intervall dauert 20 Sekunden an. Anschließend erfolgt eine Pausenzeit von zehn Sekunden. Im Regelfall werden acht Intervalle durchgeführt (Gesamtzeit: vier Minuten). Im Ausdauertraining wird beispielsweise 20 Sekunden lang maximal gesprintet und im Krafttraining so viele Wiederholungen umgesetzt, wie nur möglich. Der Unterschied zum HIIT liegt also in der Intervalldauer und Intensität. Als allgemeine Richtlinie gilt: Je kürzer die Belastungsdauer, desto höher der Intensitätsbereich und länger die Pause.[61]

DR. TORSTEN ALBERS – KRAFTTRAINING UND GEWICHTSREDUKTION

Eine Gewichtsreduktion setzt immer eine negative Energiebilanz voraus, sprich einen längerfristig höheren Kalorienverbrauch als -aufnahme. Dies lässt sich u. a. durch ein Sportprogramm wie z. B. regelmäßiges Ausdauertraining realisieren. Allerdings sind hier die notwendigen Trainingsumfänge weitaus größer als gemeinhin vermutet wird. So sind bei einer Frau mindestens 15 Stunden intensives Joggen mit zehn Stundenkilometer notwendig, bevor ein Energieverbrauch erzielt wird, der einem Kilogramm Fettgewebe entspricht. Krafttraining benötigt pro Zeiteinheit oftmals weniger Energie als intensives Ausdauertraining, zeigt jedoch indirekt meist größere Effekte auf die Körperkomposition.

Bei einem reinen Ausdauertraining und gleichzeitiger Einschränkung der Energiezufuhr werden etwa 70 bis 80 Prozent des verlorenen Gewichtes der reinen Fettmasse entsprechen, gehen auch 20 bis 30 Prozent des reduzierten Gewichtes gehen auf Kosten der Muskelmasse. Dies führt jedoch nicht nur zum Verlust von körperkonturstraffendem Muskelgewebe, sondern auch von stoffwechselaktiver Masse, denn Muskulatur weist auch unter Ruhebedingungen einen hohen Energieverbrauch auf. Dadurch kommt es parallel zu einem Rückgang des Grundumsatzes, wenn Ausdauertraining zur Gewichtsreduktion eingesetzt wird, was zu dem typischen Jo-Jo-Effekt bei der Gewichtsreduktion führt. Bei einem intensiven Krafttraining hingegen kann die Muskelmasse auch bei einem Energiedefizit konserviert werden. Dadurch geht der Stoffwechsel deutlich weniger in den „Sparmodus" als bei einer durch Ausdauersport unterstützten Gewichtsreduktion. Parallel dazu hat ein effektives, muskelerhaltendes Krafttraining auch relevante Effekte auf den Energieverbrauch in den 24 bis 48 Stunden nach der Belastung. Während selbst bei intensivem Ausdauertraining bis zur Erschöpfung kaum mehr als 50 Kilokalorien „Nachverbrennung" zu erzielen sind, so kommt es bei einem intensiven Ganzkörperkrafttraining zu einer Stoffwechselanregung, die einen Mehrverbrauch von 200 bis 600 Kilokalorien über dem eigentlichen Energiebedarf einer Person in den folgenden 48 Stunden nach sich zieht. So können gerade Ungeübte durch ein anstrengendes Krafttraining des ganzen Körpers solche starken Reize setzen, dass im Rahmen der Regeneration bis zu 600 Kilokalorien extra verbrannt werden. Dies entspricht einer Tafel Nussschokolade. Diese gegenüber dem Ausdauertraining erhöhte Nachverbrennung beim Krafttraining gleicht den geringeren Energieverbrauch direkt während Belastung gegenüber dem Ausdauersport leicht aus. Daneben wird durch den effektiveren Muskelmasseerhalt ein Krafttraining zwar keinen höheren Gewichtsverlust auf der Waage erzielen, sehr wohl aber einen höheren Abbau von unerwünschter Fettmasse. Genau dadurch eignet sich Krafttraining zur optimalen Körperstraffung, die neben dem Verlust an möglichst viel Unterhautfettgewebe immer auch eine gut ausgebildete Muskulatur darunter erfordert.

ERHOLUNG UND ENTSPANNUNG PRIORISIEREN

REGELMÄSSIG AUSREICHEND SCHLAFEN

Durchschnittlich verschläft jeder Mensch ein Drittel seiner Lebenszeit. Schlaf ist Zeitverschwendung? Nicht wirklich. Denn um Erholung und Stress in Gleichgewicht zu bringen, braucht es, unter anderem, genügend Schlaf. Für den Körper und die Psyche ist der Schlaf eine lebensnotwendige Maßnahme. Kreislauf, Atmung und Puls sind im Schlaf verlangsamt. Das Gehirn arbeitet aber auf Höchstleistung: Es verarbeitet die Geschehnisse vom Tag. Der Schlaf wird von den meisten Menschen als etwas Natürliches, Notwendiges angesehen. Der Schlaf wird nur zum Thema, wenn er gestört ist. Wer nicht richtig und gut schlafen kann, merkt erst, wie wichtig Schlafen für unseren Körper und Geist ist.

Seit der Erfindung der Glühbirne schlafen wir nicht mehr nach dem natürlichen Tagesrhythmus. Wir verlängern den Tag bis in die dunkle Nacht hinein und verbringen Stunden am TV oder vor dem Computer – obwohl Schlafenszeit wäre. Schlicht, wir rauben dem Schlaf seine Zeit. Unseren Schlafrhythmus können wir nicht ganz alleine bestimmen, denn tief im Inneren tickt unsere innere Uhr und gibt den Rhythmus an. Wie viel Schlaf jeder Mensch braucht, ist sehr individuell. Am besten probierst du aus, mit wie vielen Stunden Schlaf du dich energiegeladen und ausgeschlafen fühlst. Mach dir Notizen und ziehe Vergleiche. Bist du den ganzen Tag leistungsfähig, bist du ausgeschlafen. Ein kurzes Mittagstief ist übrigens normal und sollte niemanden beunruhigen.

Schlafen als neuer Trend

Weil wir immer weniger schlafen, steigt das Interesse. Das zumindest behauptet das GDI, Gottlieb Duttweiler Institut, in einer neuen Studie. Gemäß der Studie ist unser Ruherhythmus auch dank den smarten Geräten aus den Fugen geraten: Pausenlos erreichbar bis in die Nacht hinein macht uns zu einer schlaflosen Gesellschaft. Darum dringt das Thema „Schlaf" vermehrt in den Fokus. Eine Umfrage in der schweizer Bevölkerung zeigt folgende Thesen zur Zukunft des Schlafens:

Schlafen wird zum Lifestyle
- Investiert wird in Bett, Matratze sowie Schlafgadgets. Man setzt sich mit dem Thema Schlaf intensiv auseinander.

Schlafen als Statussymbol
- Wer lange schläft, ist auf der anderen Seite ehrgeizig, kreativ und erfolgreich.

Powernapping
- Powernapping wird mit unterschiedlichen Angeboten gefördert. Denn Powernap, gerade nach der Mittagszeit, wird zum Mittel, sich effizient zu stärken.

Schlafen wird öffentlich
- Schlafkapseln an Flughäfen, Schlafmasken und Napkissen erleichtern das Schlafen in der Öffentlichkeit.

Schlafmangel
- Schlaf wird auch in der Gesundheitsvorsorge zum Thema. Denn Übermüdung führt langfristig zu Herzproblemen, Bluthochdruck usw.

Schlaf als Schlüsselfaktor zum Erfolg
- Wer genügend und gut schläft, verschafft sich Leistungsressourcen – nicht nur im Spitzensport, sondern in der breiten Gesellschaft.[62]

Schlafrhythmus

Studien bestätigen, dass bei Kinder, die keinen regelmäßigen Schlafrhythmus haben, die geistige Entwicklung leidet. Doch wie ist das bei Erwachsenen? Was passiert, wenn ich am Wochenende um 3.00 Uhr ins Bett gehe und wochentags um 22.00 Uhr. Ein solch unregelmäßiger Schlafrhythmus gleicht der Situation von Nacht- und Schichtarbeit. Ein unregelmäßiger Schlafrhythmus ist nicht harmlos und kann Gesundheit und Schlaf schwer beeinträchtigen. Fehlende Rhythmen und Regelmäßigkeiten schaden der Gesundheit. Übrigens, Schlaf an den Wochenenden nachzuholen funktioniert nicht. Es gibt kein sogenanntes festes „Schlafsoll". Darum sollte man an den Wochenenden auch gar nicht unnötig lange im Bett bleiben, sondern aufstehen, sobald man wach ist.

Schlaf und Alltag

Der Schlaf ist die Quelle der Erholung. Zu wenig davon kann krank machen. Wer zu wenig schläft, erhöht das Risiko psychisch und körperlich zu erkranken. Schlafstörungen können Entzündungen im Körper begünstigen, was zu Arteriosklerose führen kann. Kopfschmerzen, Bluthochdruck oder Magen-Darm-Probleme können die Folgen von zu wenig Schlaf sein. Im Schlaf werden Gelerntes und Geschehnisse des Alltags verarbeitet. Schlaf unterstützt die Lernfunktion. Weil unser Immunsystem im Schlaf auf Hochtouren arbeitet, steigert Schlaf die Immunabwehr. Zu wenig Schlaf vermindert die Aktivität von Antikörpern. Hast du dich schon mal gefragt, wieso du nachts ohne Probleme acht Stunden ohne Nahrung sein kannst? Die Antwort darauf ist das Hormon Leptin. Im Schlaf wird das appetithemmende Hormon ausgeschüttet. Chronischer Schlafmangel bringt das Zusammenspiel von Leptin und Ghrelin (appetitanregendes Hormon) durcheinander und aus dem Gleichgewicht.

Gute Schlafbedingungen

Es gibt gewisse Schlafzyklen, die sich über einen Zeitraum von circa ein bis zwei Stunden erstrecken. Hierzu zählt die Einschlafphase, der stabile Schlaf sowie der Tiefschlaf und Traumschlaf (REM-Schlaf, schnelle Augenbewegungen). Während der Tiefschlafphase regeneriert sich dein Körper und baut wichtige Bausteine für die Erhaltung und Reparatur der Organe. Dein Gehirn arbeitet in einem geringeren Tempo und die Ausschüttung von

Stresshormonen ist äußerst gering. Träume passieren innerhalb der REM-Phase, während das Gehirn auch aktiv ist, vergleichbar mit dem wachen Zustand. In der Traumphase findet die geistige Erholung statt. Menschen schlafen im Durchschnitt zwischen sechs bis acht Stunden. Die optimale Schlafdauer hängt jedoch von der Schlafqualität ab: Wer durchschläft und ohne große Störungen seine Stunden schlafen kann, fühlt sich am nächsten Morgen offensichtlich ausgeschlafener. Wie empfindest du deine Schlafqualität im Moment? Fühlst du dich entspannt und wohl, wenn du morgens aufwachst? Wie viele Stunden Schlaf tun dir persönlich gut, um dich wohlzufühlen und den Alltag gut zu meistern? Vielleicht geben dir diese Tipps eine Motivation, dir Gedanken zum Thema Schlaf zu machen und allenfalls Änderungen vorzunehmen.

Klima
Morgens und abends Stoßlüften. Eine Raumtemperatur von ca. 18 °C sowie 50 Prozent Luftfeuchtigkeit sind optimal. Der Schlafraum sollte gut abgedunkelt sein, vor allem wenn du einen leichten Schlaf hast. Elektronische Geräte stören dabei: stelle Radio und Fernseher auf den Stand-by-Modus. Achte darauf, dass keine elektronischen Geräte leuchten.

Schlafzimmer versus Arbeitsplatz
Das Schlafzimmer ist kein Arbeitsplatz. Darum vermeide, dass Unterlagen wie Rechnungen herumliegen und für Grübeln sorgen könnten. Erledige Probleme bevor du schlafen gehst. Sollte dies

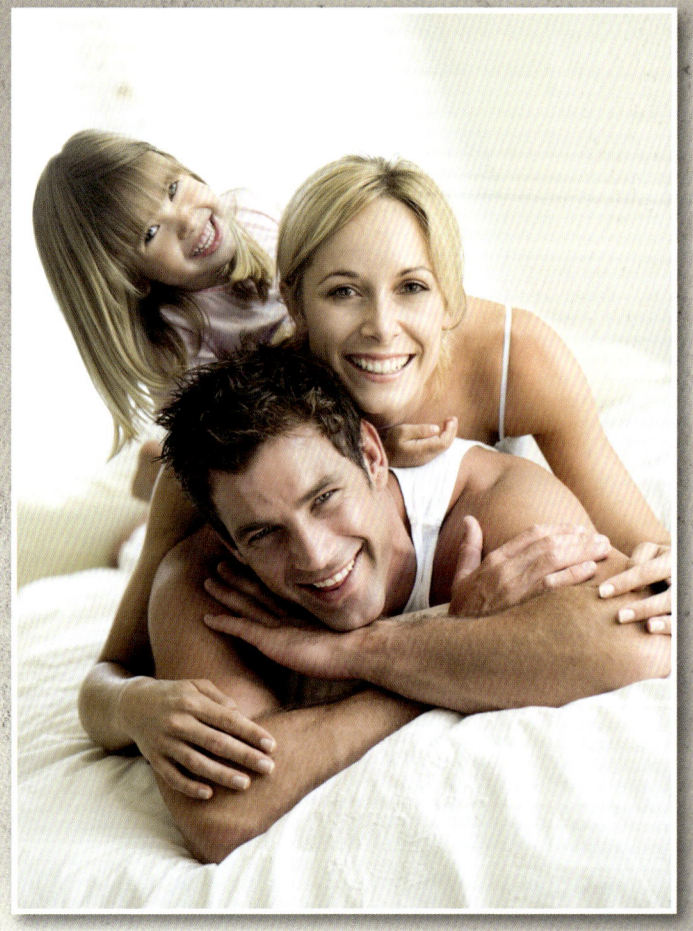

nicht möglich sein, verfasse eine Merkliste mit den Dingen, die du angehen möchtest. Das Schlafzimmer sollte gut aufgeräumt sein, damit du dich wohl und geborgen fühlst. Grau- und Grüntöne entspannen.

Rituale

Finde heraus, was dir vor dem Zubettgehen gut tut und was dich beruhigt. Eine Tasse Tee (es gibt gute Beruhigungs- und Schlaftees), ein Entspannungsbad, ruhige Musik oder ein abendlicher Spaziergang. Vielleicht hilft es dir auch, einige Seiten in deiner Lieblingslektüre zu lesen. Beginne zu meditieren und baue eine Meditationsübung vor dem Schlafen ein. Beim Meditieren beginnt dein Geist ruhig zu werden – optimal für einfaches Einschlafen. Vermeiden solltest du koffeinhaltige Getränke, einen vollen Magen oder zu viel Alkohol, der erleichtert unter Umständen das Einschlafen, aber stört die Schlafqualität. Nicht unnötig für Adrenalinkicks sorgen: Sport nicht unbedingt vor der Nachtruhe ausüben.

Ruhe

Ein hoher Lärmpegel ist ein großer Stressverursacher. Nur kann sich nicht jeder aussuchen, wo er wohnt. Sprich, nicht jeder kann eine Wohnung im Grünen in ruhigster Lage haben. Es gibt Schallabdichtungen und verdunkelnde Vorhänge. Wenn gar nichts hilft, Ohrstöpsel können Lärm effektiv verringern.

Ernährung

Bevor du schlafen gehst, sollte der Verdauungsprozess abgeschlossen sein. Die letzte Mahlzeit könnte beispielsweise drei Stunden vor dem Schlafengehen verzehrt werden. Sechs Stunden bevor du ins Bett gehst, solltest du energiehaltige Getränke wie Kaffee vermeiden. Alkohol trägt außerdem zu einem oberflächlichen Schlaf bei und beeinträchtigt die Schlafqualität.[63]

DR. TORSTEN ALBERS – SCHLAFMANGEL UND ÜBERGEWICHT

Ein Schlafmangel von weniger als sechs Stunden Schlaf pro Nacht kann bereits nach wenigen Tagen bzw. Nächten ungünstige hormonelle Veränderungen im Körper nach sich ziehen. So kommt es zu einem Anstieg des Hormons Cortisol, ein typisches Stresshormon. Diese Erhöhung führt zu einem Abbau von wertvoller Muskelmasse, insbesondere an den Extremitäten. Daneben begünstigen dauerhaft erhöhte Cortisolspiegel eine Unverteilung der Fettmasse in die Körpermitte, also einem vermehrten Bauchansatz. Dieser Zuwachs von in erster Linie viszeralem Fettgewebe hat langfristig besonders ungünstige Auswirkungen auf den Stoffwechsel und die Gefäße (Risikoerhöhung für Diabetes, Herzinfarkt und Schlaganfall). Parallel dazu führt der durch den Schlafmangel ausgelöste Anstieg des Cortisols zu einer schlechteren Blutzuckerregulation, sodass gerade eine kohlenhydratreiche Kost über starke Blutzucker- und Insulinschwankungen Heißhungerattacken und Übergewicht begünstigt.

Ebenso werden bereits nach einigen Nächten mit weniger als sechs Stunden Schlaf das Appetitverhalten und die Sättigungsregulation im Körper beeinflusst. So kommt es zu Veränderungen der Signalstoffe für Hunger und Sattsein im Gehirn in dem Sinne, dass zu wenig Schlaf den Heißhunger gerade auf Süßes und Fettiges triggert, was wiederum einen Kalorienüberschuss in der Ernährung und damit eine Gewichtszunahme begünstigt.

Somit kann dauerhaft zu wenig Schlaf zu Muskelmasseverlust, Fettgewebszuwachs, vermehrtem Bauchumfang und schlechterer Appetitregulation führen. Diese Faktoren wiederum erhöhen dann auch das Risiko für Diabetes mellitus, sodass ein chronischer Schlafmangel indirekt langfristig sogar die Entstehung der Zuckerkrankheit begünstigen kann.

STRESS REDUZIEREN

Wichtig ist, dass du eine gesunde Einstellung zum Stress gewinnst. Stress lässt sich nicht vollkommen aus deinem Leben eliminieren. Du begegnest sogar Stressfaktoren, die du nicht mal bewusst wahrnehmen kannst (vgl. Vester, Frederic, 1978: Phänomen Stress). Und viele Faktoren lassen sich einfach nicht vermeiden, wie zum Beispiel Lärm.

Die Symptome sind von Mensch zu Mensch verschieden. Jeder Mensch hat von Geburt an andere körperliche Schwachpunkte, an denen sich Stress besonders aufzeigt. Dem einen schlägt es auf den Magen, der andere hat Kopfschmerzen und ein anderer hat Herzbeschwerden.[64]

Stress erkennen

Meistens sind es die hohen Ansprüche an einen selbst, die das Stressempfinden auslösen. Wie wäre es, wenn du vielleicht an deiner Bewertung etwas änderst? Wer immer in den gleichen Gedankenschleifen hängt, zieht seinen Stress in die Länge. Fragen wie „Was soll ich nur tun?" oder stundenlanges Grübeln erhöhen den Erregungszustand und die Angst. Schlechte Gefühle werden damit immer weiter verstärkt, sodass sich der Körper und der Geist nicht erholen können (chronischer Stress). Sobald du Abstand zum Problem einnimmst und es in Ruhe mit einer anderen Sichtweise betrachtest, gelangst du erst aus dem Prozess des Grübelns. Vielen Menschen hilft es auch, wenn sie ihre Gedanken, Gefühle und Lösungsvorschläge notieren.

Stress ausweichen

Oft hast du keinen Einfluss auf die Stressoren. Du kannst allerdings bestimmen, wie du damit umgehst und darauf reagierst. Ein guter Vergleich sind das Wetter und berufliche Anforderungen. Du kannst dich über das regnerische Wetter und die anstehenden Aufgaben ärgern und dir schlechte Gefühle damit bereiten. Oder du ziehst dich dem Wetter entsprechend an und machst das Beste aus dem Tag. Ähnlich verhält es sich im Beruf. Du kannst dich selbst massiv unter Druck setzen, dir ständig aufsagen, was du noch alles machen musst und dich gedanklich voller Ängste und Sorgen nur in der Zukunft aufhalten. Die andere Möglichkeit ist, dass du dir eine To-do-Liste erstellst, eine Aufgabe nach der anderen abar-

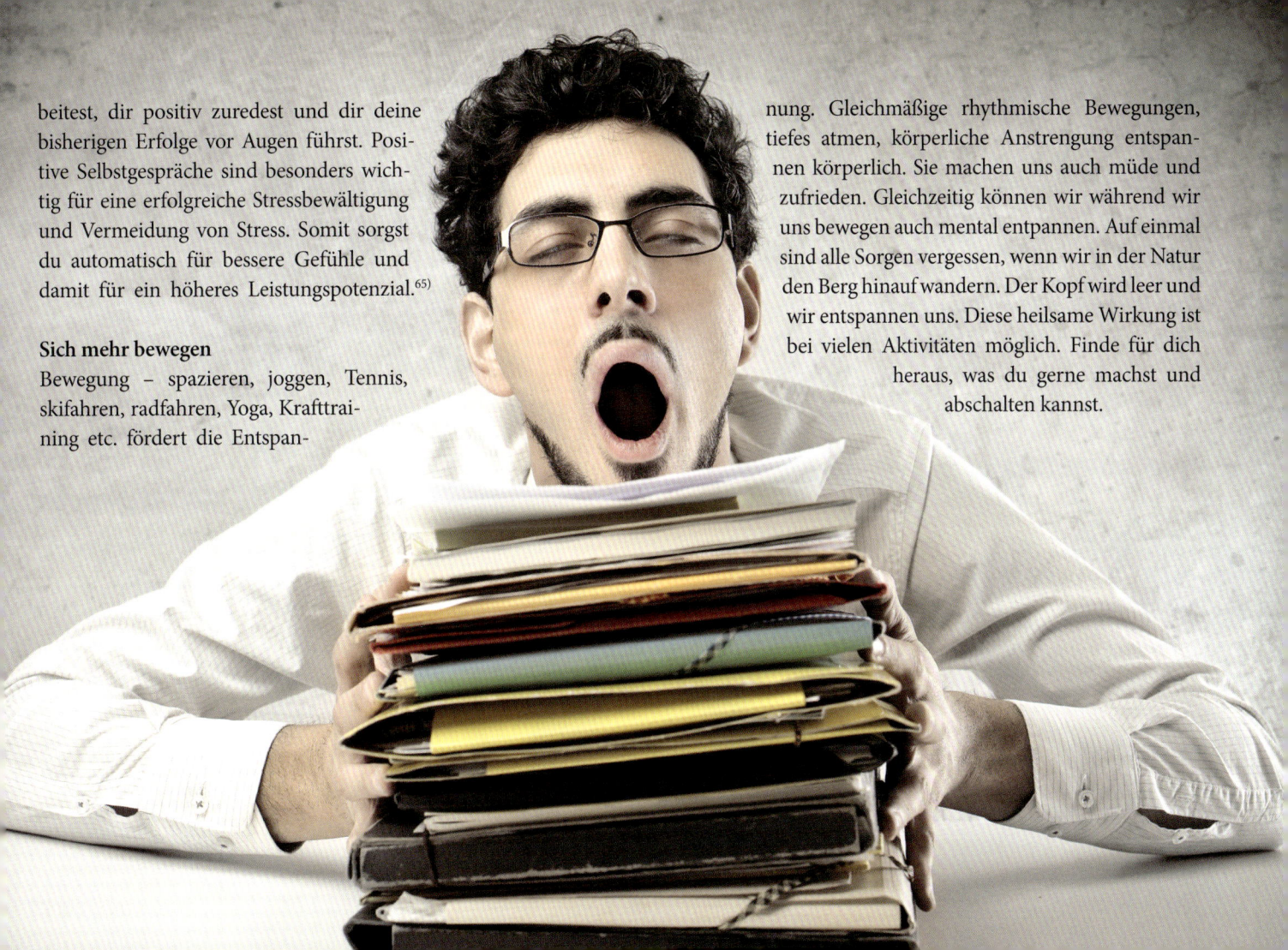

beitest, dir positiv zuredest und dir deine bisherigen Erfolge vor Augen führst. Positive Selbstgespräche sind besonders wichtig für eine erfolgreiche Stressbewältigung und Vermeidung von Stress. Somit sorgst du automatisch für bessere Gefühle und damit für ein höheres Leistungspotenzial.[65]

Sich mehr bewegen

Bewegung – spazieren, joggen, Tennis, skifahren, radfahren, Yoga, Krafttraining etc. fördert die Entspan-nung. Gleichmäßige rhythmische Bewegungen, tiefes atmen, körperliche Anstrengung entspannen körperlich. Sie machen uns auch müde und zufrieden. Gleichzeitig können wir während wir uns bewegen auch mental entpannen. Auf einmal sind alle Sorgen vergessen, wenn wir in der Natur den Berg hinauf wandern. Der Kopf wird leer und wir entspannen uns. Diese heilsame Wirkung ist bei vielen Aktivitäten möglich. Finde für dich heraus, was du gerne machst und abschalten kannst.

Sich mit anderen austauschen (Sozialleben)

Ein kleiner Small Talk mit dem Arbeitskollegen oder ein Telefonat mit dem Freund. Ein Treffen mit einer Freundin und ein intaktes, harmonisches Familienleben. All dies motiviert uns im alltäglichen Leben, schenkt uns Hoffnung und Vertrauen. Gute soziale Kontakte haben eine sehr gute Wirkung auf deine seelische Gesundheit und steigern deine Zufriedenheit und dein Glücksempfinden enorm.

Positiv denken

Negative Gedanken können dich entmutigen. Daher ist es wichtig, dass du auf deine Gedanken achtest. Du hast die Möglichkeit, deine Gedanken jederzeit zu ändern, indem du eine andere Perspektive einnimmst. Stell dir beispielsweise ein Ereignis vor und überlege dir, wie du es aus einer anderen Sichtweise heraus betrachten könntest. Ungeschehen kannst du die Dinge nicht machen. Du kannst allerdings deine Bewertung ändern und bestimmte Dinge anders angehen.

Sich ins Zentrum setzen

Machst du dich selbst glücklich? Tust du das, was dir gut tut? Wenn du dich vor lauter Stress selbst vergisst, musst du unbedingt handeln. Zeit für sich selbst einplanen und diese bewusst genießen. Wie diese „Ich-Zeit" aussieht ist abhängig von deinen Wünschen. Was tut dir gut? Es kann ein warmes Bad am Abend nach der Arbeit sein oder eine Pediküre, eine Massage oder ein Besuch in der Oper. Eine harte Radtour mit dem besten Freund oder mal einfach einen Tag alleine ohne die Familie genießen. Am besten die „Ich-Zeit" wie einen geschäftlichen Termin im Kalender eintragen und wahrnehmen.

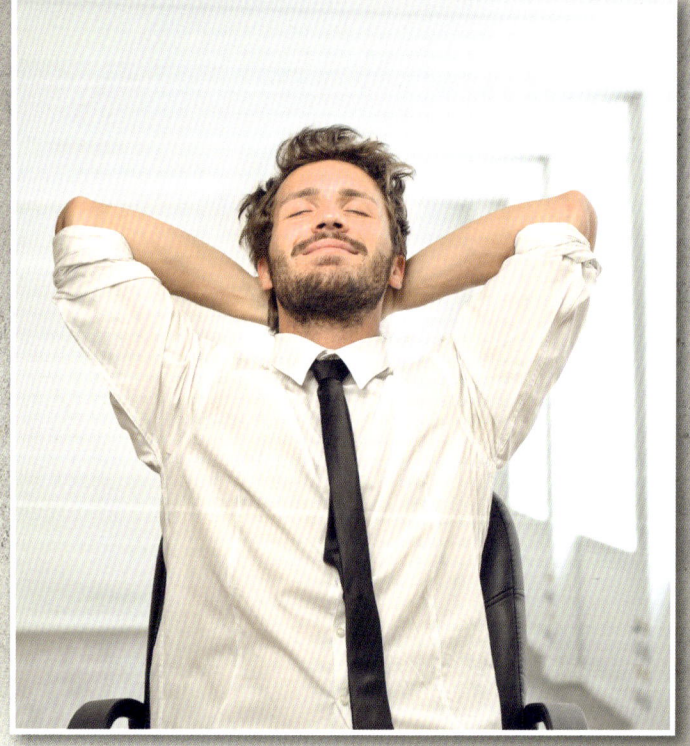

EMOTIONEN

> **ES SIND NICHT DIE DINGE, DIE UNS BEUNRUHIGEN, SONDERN WAS WIR ÜBER DIE DINGE DENKEN.**
> Epiktet

Emotionen wahrnehmen

Die Gefühlshistorikerin Ute Frevert vom Max-Planck-Institut für Bildungsforschung ist der Meinung, dass Emotionen uns angelernt werden, etwas Soziales und nichts Natürliches seien.[66] Grundsätzlich kann aber gesagt werden, dass Emotionen zuerst mal wahrgenommen und dann richtig gedeutet werden müssen. Das tönt zuerst mal ganz logisch. Doch die Fähigkeit, Emotionen zu erkennen, sie richtig zu deuten und noch die adäquate Entscheidung zu treffen, sprich die emotionale Intelligenz zu besitzen, ist uns nicht von Natur aus gegeben. Wie oft sind wir am Tag wütend oder traurig und kennen dabei den Nenner oder den Verursacher gar nicht? Unsere Gefühle richtig zu deuten und einzuordnen ist nicht immer einfach und benötigt etwas Übung.

Die Begabung, eigene und fremde Empfindungen wahrzunehmen und richtig zu deuten, kann mit einem emotionalen Intelligenzquotienten (EQ) gemessen werden. Im Gegensatz zum IQ werden keine mathematischen oder verbalen Fähigkeiten gemessen. Wenn ein Mensch nicht in der Lage ist, Emotionen richtig wahrzunehmen, dann leidet er höchstwahrscheinlich an einer Alexithymie – er kann Gefühle nicht lesen.

Emotionen adressieren

Kein Leben spielt sich nur mit glücklich sein ab. Wir alle durchlaufen dunklere und düstere Momente im Leben. Gerade persönliche Lebenskrisen gestalten unsere Persönlichkeit viel intensiver als sorgenfreie Lebensabschnitte. Damit Krisen aber nicht zu einem totalen Desaster werden, müssen wir lernen, richtig damit umzugehen. Das ist matchentscheidend. Doch die richtigen Entscheidungen zu treffen, ist nicht immer einfach. Impulse oder Gewohnheiten machen es uns noch schwieriger. Wie schaffe ich es, Niederlagen und Frustrationen in einen positiven Wendepunkt umzumünzen? Deepak Chopra und Rudolph E. Tanzi raten im Buch Super Brain Folgendes:

Soll ich dieses Problem lösen, mich mit ihm abfinden oder komplett mit ihm abschließen?

Wen kann ich zurate ziehen, der seinerseits für diese Art von Problem eine gut funktionierende Lösung gefunden hat?

Wie kann ich auf der Suche nach Lösungen einen tieferen Zugang zu mir selbst finden?[67]

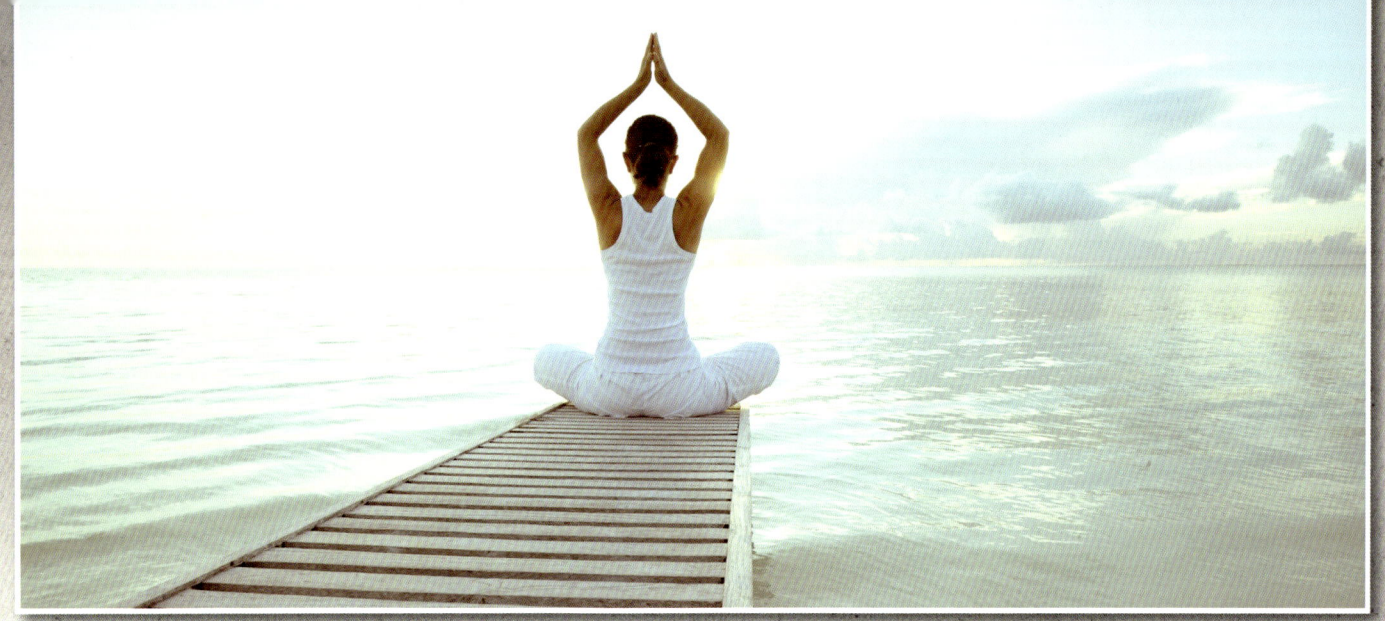

Emotionen aufarbeiten oder akzeptieren

Es gibt verschiedene Möglichkeiten, Emotionen aufzuarbeiten und besser zu akzeptieren. Eine sehr gute Möglichkeit ist die Meditation. Meditieren lässt dich selbstbewusster, aufmerksamer und fokussierter werden. Es hilft dir, deine Umgebung und dich selbst besser wahrzunehmen. Dabei stellt die Meditation die Aufmerksamkeit und Wachheit in den Fokus. Es gelingt dir, besser mit Stress oder Angstsituationen umzugehen.

In der Meditation arbeitest du mit dem Geist. Es geht darum, etwas über dich selbst zu erfahren, wer du bist und wie du im Inneren funktionierst, um Achtsamkeit und Gewahrsein. Während unsere Gedanken den ganzen Tag Kreise in unserem Gehirn ziehen, legen sie sich während der Meditation zur Ruhe. Der Geist konzentriert sich alleine auf den Atem.

Um Meditieren zu lernen, braucht es etwas Geduld. Anfangs kann es helfen, geführte Meditationen zu besuchen oder an einem Meditationskurs teilzunehmen. Du kannst es aber auch selbstständig versuchen: im Schneidersitz aufrecht hinsetzen, den Blick gesenkt, die Augen geöffnet, die Hände auf die Oberschenkel flach mit dem Handrücken nach unten hingelegt und den Fokus auf den Atem gesetzt. Versuche, dich ausschließlich auf den Atem zu konzentrieren. Kommt ein Gedanke, markierst du ihn als Gedanken und konzentrierst dich wieder auf die Atmung. Das versuchst du 10 Minuten, 20 Minuten oder länger.

Wie führe ich ein Emotionsjournal

„Schreib es dir von der Seele" – Schreiben kann dir helfen, Emotionen besser wahrzunehmen, zu deuten und zu verstehen. In Tagebüchern zum Beispiel finden intimste Gedanken und Wünsche ihren Platz und der Autor eine Art von Therapie. Das wohl berühmteste Tagebuch ist das der Anne Frank. Mit dem Gefühl, sonst ersticken zu müssen, schrieb sie ihr Schicksal auf.

Durch expressives Schreiben wird die kognitive Verarbeitung angeregt. Die komplexen Vorgänge von emotionalen Erlebnissen werden dabei aufgearbeitet und im Gedächtnis strukturiert.

Mit der Verwendung von Emotionsausdrücken und das dadurch erfahrene Kontrollgefühl während des Schreibens unterstützt einen gesunden Umgang mit negativen Gefühlen.

Das Magazin für Psychologie – aware – rät, expressives Schreiben wie folgt auszuprobieren:

• Gehe an einen Ort, wo du dich wohlfühlst. Die Zeit spielt keine Rolle, nur nicht unbedingt vor dem Zubettgehen.

• Schreibe über etwas, was dich emotional berührt und dir wichtig ist. Das Thema kann täglich variieren, obwohl es für den Effekt durchaus Sinn macht, beim selben Thema zu bleiben.

• Schreibe an mindestens drei bis vier Tagen für jeweils 15 Minuten. Möglich ist, dass du am dritten und vierten Tag Schwierigkeiten hast, das Thema wieder aufzunehmen. Doch genau das wirkt sich am Ende positiv aus.

• Sei ehrlich zu dir und deinem Text: Papier lässt sich verbrennen.

• Nach dem Schreiben kannst du dich traurig fühlen. Diese Phase wird sich nach einigen Stunden wieder legen. Sollte es dich dennoch zu fest aufwühlen, breche die Übung ab.[68]

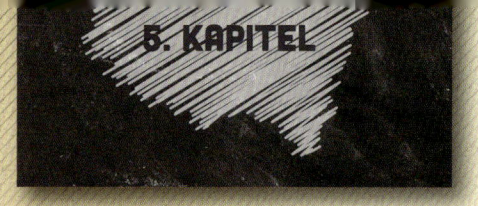

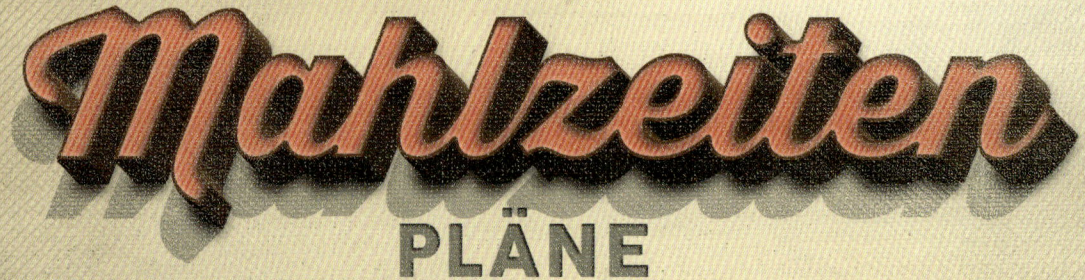

5. KAPITEL

Mahlzeiten

PLÄNE

MAHLZEITENPLAN 1: PURE FOOD PALEO LOW-CARB

Der Mahlzeitenplan Pure Food Paleo Low-Carb ist so zusammengestellt, dass der Kohlenhydratanteil stark reduziert ist, um die Körperfettverbrennung zu fördern.

Hungern musst du trotzdem nicht. Macht dich die Portion, welche im Rezept angegeben ist, nicht satt, kannst du ruhig mehr von der ganzen Mahlzeit zubereiten und essen, bis du genug hast (nicht überessen!).

Sobald sich dein Körper wieder daran gewöhnt hat, aus Fett und Fettpolstern Energie zu gewinnen, wirst du weniger Hunger verspüren. Durch die hohe Nährstoffdichte ist dein Körper nachhaltig gesättigt und die Esspausen zwischen den Mahlzeiten werden länger, ohne dass du es bemerkst. Viele fühlen sich zum ersten Mal frei von Esszwängen und -gelüsten.

MAHLZEITENPLAN 2: PURE FOOD PALEO

Der Mahlzeitenplan Pure Food Paleo ist weniger restriktiv bei den glutenfreien Kohlenhydraten. Dieser Plan ist ideal zum Körpergewicht stabilisieren und/oder halten.

Unter der Woche sind beim Mittagessen Mahlzeiten zusammengestellt (blau markiert), die du im Restaurant oder in der Kantine auswählen/bestellen kannst. Falls du mittags und abends selbst kochst, findest du weitere Rezepte im Kapitel 6.

Gehst du abends ins Restaurant, wählst du eine Speise, die wie ein Mittagessen zusammengestellt ist. Beim Mahlzeitenplan 2 kannst du auch zum Japaner gehen und ein gemischtes Sashimi-Sushi-Menü nehmen. Reis ist von Natur aus glutenfrei und im kombinierten Sashimi-Sushi-Menü nur eine kleine Portion. Achtung, unbedingt glutenfreie Sojasauce (Tamari) verlangen! Diese hat heute jedes japanische Restaurant.

Magst du ein Rezept im Mahlzeitenplan nicht, kannst du dieses mit einem anderen auswechseln. Du kannst auch mehrmals pro Woche dieselbe Mahlzeit essen.

Die Mahlzeitenpläne sind dazu da, damit du ein Gefühl für die einzelnen Komponenten der Mahlzeiten und die Proportionen erhältst.

Tipp: Doppelte Portionen kochen und die Hälfte am nächsten Tag essen oder einfrieren. Reduziert die Zeit in der Küche stark.

MAHLZEITENPLAN 1
PALEO KOHLENHYDRATREDUZIERT

	FRÜHSTÜCK	SNACK (OPTIONAL)	MITTAGESSEN (IM RESTAURANT)	ABENDESSEN	NACHSPEISE (OPTIONAL)
1. TAG	Apfel-Kokos-Muffin	Butterkaffee	Schnitzel natur, Kräuterbutter und Gemüse (o. Kartoffeln!)	Avocado-Gurken-Schale mit Feta	Paleo-Bounties
2. TAG	Butterkaffee	30 g Trockenfleisch	Fischfilet (in Butter oder Olivenöl gebr.), Gemüsebeilage	Kürbissuppe mit Hähnchen	Kaffeeeiscreme
3. TAG	Butterkaffee	Butterkaffee	Hähnchen (1/4) vom Grill, Gemüse	Fisch im Paket mit Roter Bete	Beerenschale
4. TAG	Eier-Gemüse-Frittata	30 g Oliven	Rindertartar oder glutenfr. Burger (ohne Brötchen), Gemüse	Thaisuppe	Macadamiakeks
5. TAG	Smoothie	30 g Rohmilch-hartkäse	Thunfischsalat mit Gemüse	Zudeln mit Shrimps	30 g Rohmilch-hartkäse
6. TAG	Breakfastburger	100 g Salatgurke	Döner in der Box, ohne Pommes	Sashimipuzzle	Schokomousse
7. TAG	Beeren-Crunch-Müsli	Butterkaffee	Spiegeleier mit Bratspeck, gedämpfte Tomaten	Lachsfilet mit Spinat	Paleo-Bounties

WOCHENENDE

MAHLZEITENPLAN 2
PALEO KOHLENHYDRATOPTIMIERT

GEWICHT HALTEN

	FRÜHSTÜCK	SNACK (OPTIONAL)	MITTAGESSEN (IM RESTAURANT)	ABENDESSEN	NACHSPEISE (OPTIONAL)
1. TAG	Butterkaffee	Butterkaffee	Hähnchen (1/4) vom Grill, Gemüse	Blumenkohlsteak mit pochiertem Ei	Paleo-Bounties
2. TAG	Beeren-Crunch-Müsli	30 g Trockenfleisch	Gemüsesalat mit Thunfisch	Hackfleisch-Tomaten-Pfanne	Kaffeeeiscreme
3. TAG	Frühstückswrap	30 g Oliven	Steak mit Gemüse	Thaisuppe	Schokomousse
4. TAG	Smoothie	20 Macadamias, natur	Eier-Gemüse-Salat	Süßkartoffelnudeln mit Hühnerleber	Apfel unter der Haube
5. TAG	Heidelbeermuffin	Butterkaffee	Fischfilet mit Gemüse	Blumenkohlsteak mit pochiertem Ei	Macadamiakeks
6. TAG	Smoothie	30 g Rohmilch-hartkäse	Kürbissuppe mit Hähnchen	Sashimi/Sushi mit Algensalat	Beerenschale
7. TAG	Breakfastburger	Butterkaffee	Avocado-Gurken-Schale mit Feta	Paleo-Burger mit Süßkartoffelpommes	Bananen-Crunch

WOCHENENDE

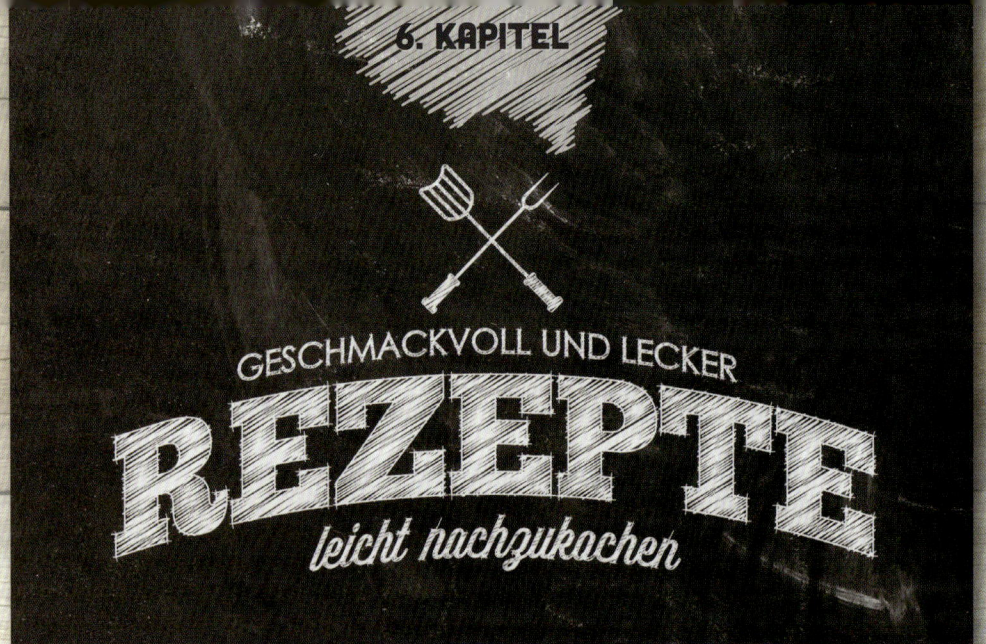

6. KAPITEL

GESCHMACKVOLL UND LECKER

REZEPTE

leicht nachzukochen

INFORMATIONEN ZU DEN REZEPTEN

Ich habe für dich Rezepte zusammengestellt, die

- geschmackvoll und lecker,
- einfach zum Nachkochen sind und
- Lebensmittel enthalten, die du alle im Supermarkt oder auf dem Bauernmarkt und mit wenigen Ausnahmen im Reformhaus kaufen kannst.

Alle Rezepte können zu jeder Mahlzeit gegessen werden. Die Frühstücksoptionen können auch zum Mittag- oder Abendessen eingenommen werden.

Einzig der Butterkaffee (mit Koffein) sollte nur bis zum Mittagessen getrunken werden. Koffein beeinträchtigt den erholsamen Schlaf, auch wenn scheinbar kein Problem beim Einschlafen besteht.

Nahrungsmittel in Bio-Qualität sind zu bevorzugen. Bio-Lebensmittel sind weniger von Pestiziden, Giften, Medikamenten (Antibiotika) etc. belastet.

Ganz speziell möchte ich dir ans Herz legen, nur tierische Produkte von artgerecht gehaltenen und artgerecht gefütterten Tieren zu kaufen. Dies vor allem zum Wohle und Gesundheit der Tiere. Bei gemästeten Tieren verändert sich die Fettsäurenzusammensetzung. Der Omega-6-Anteil wird unnatürlich hoch und kann Entzündungen in unserem Körper auslösen. Außerdem sind Tiere, die nicht artgerecht gehalten und gefüttert werden, öfter krank und erhalten große Mengen von Antibiotika verabreicht. Überreste dieser toxischen Medikamente lagern sich im Fett der Tiere ab.

Ja, Bio-Produkte sind teurer als konventionelle Nahrungsmittel. Kaufst du saisonale Produkte direkt auf dem Bio-Bauernhof oder Bauernmarkt ein, kannst du die Kosten optimieren. Zudem enthalten die Produkte mehr Nährstoffe, und dadurch bist du mit kleineren Portionen bereits gesättigt und zufrieden (mental und körperlich).

Es gibt einige wenige Produkte, die du nicht im Supermarkt findest. Im Anhang findest du Informationen über Bezugsquellen.

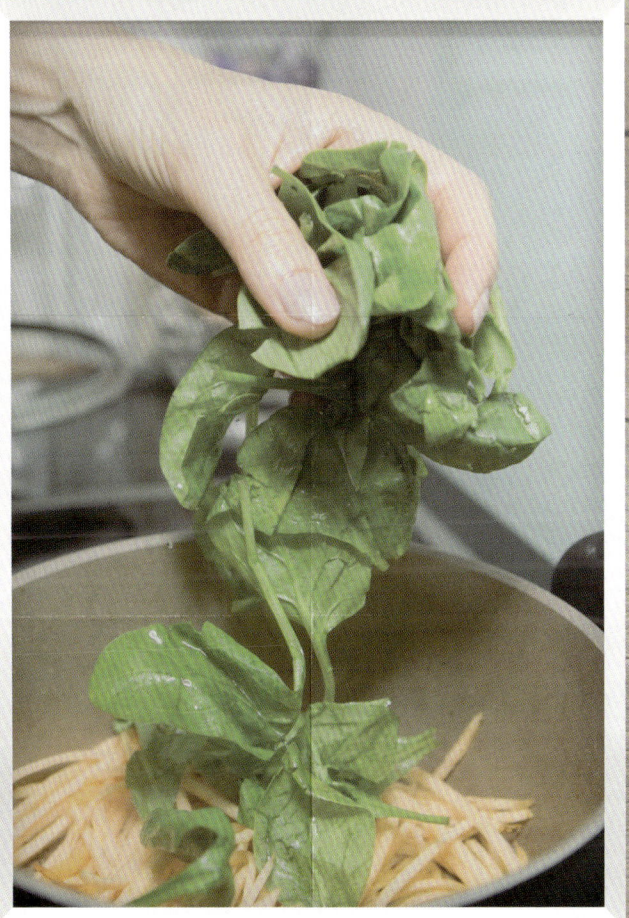

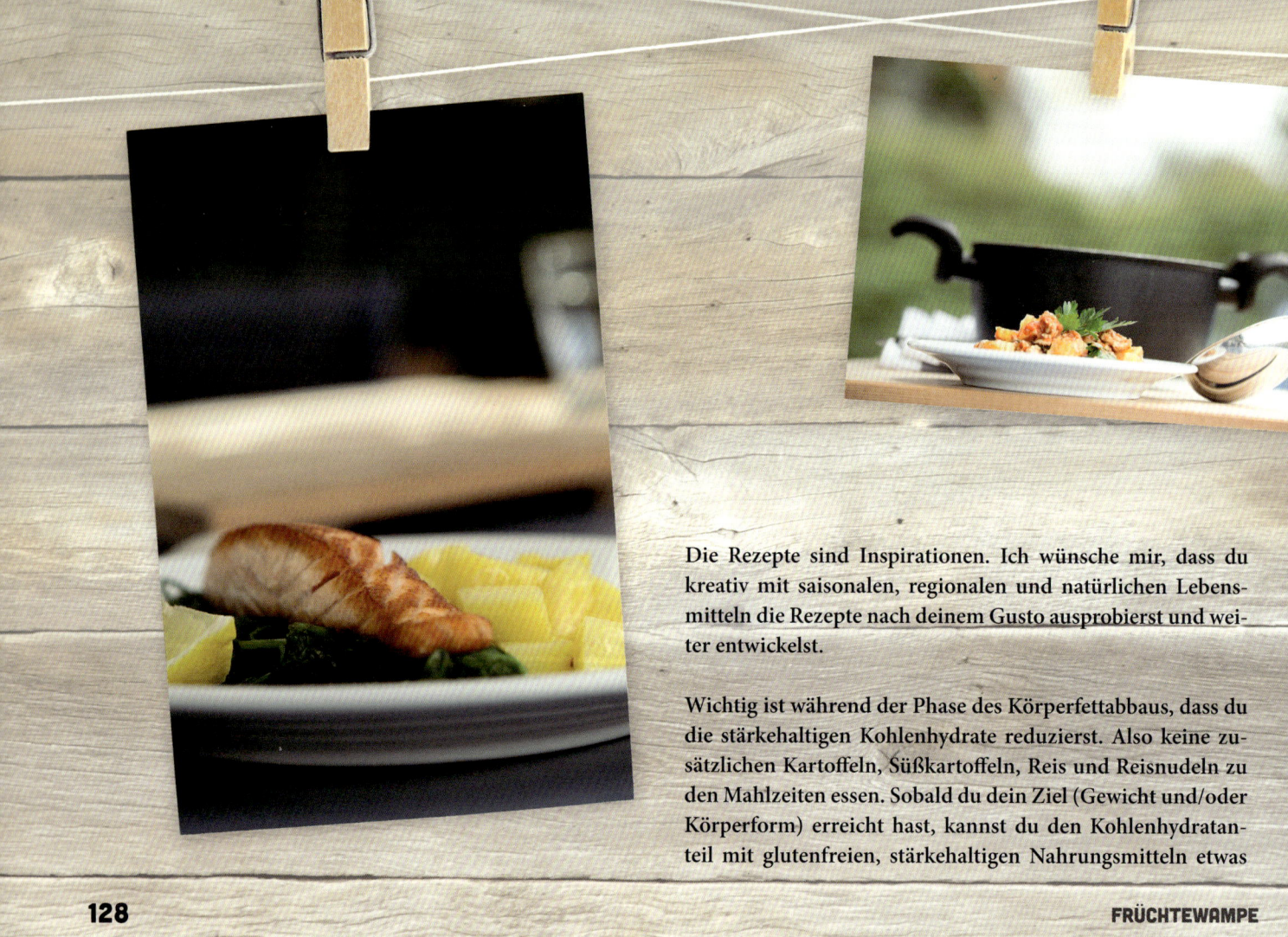

Die Rezepte sind Inspirationen. Ich wünsche mir, dass du kreativ mit saisonalen, regionalen und natürlichen Lebensmitteln die Rezepte nach deinem Gusto ausprobierst und weiter entwickelst.

Wichtig ist während der Phase des Körperfettabbaus, dass du die stärkehaltigen Kohlenhydrate reduzierst. Also keine zusätzlichen Kartoffeln, Süßkartoffeln, Reis und Reisnudeln zu den Mahlzeiten essen. Sobald du dein Ziel (Gewicht und/oder Körperform) erreicht hast, kannst du den Kohlenhydratanteil mit glutenfreien, stärkehaltigen Nahrungsmitteln etwas

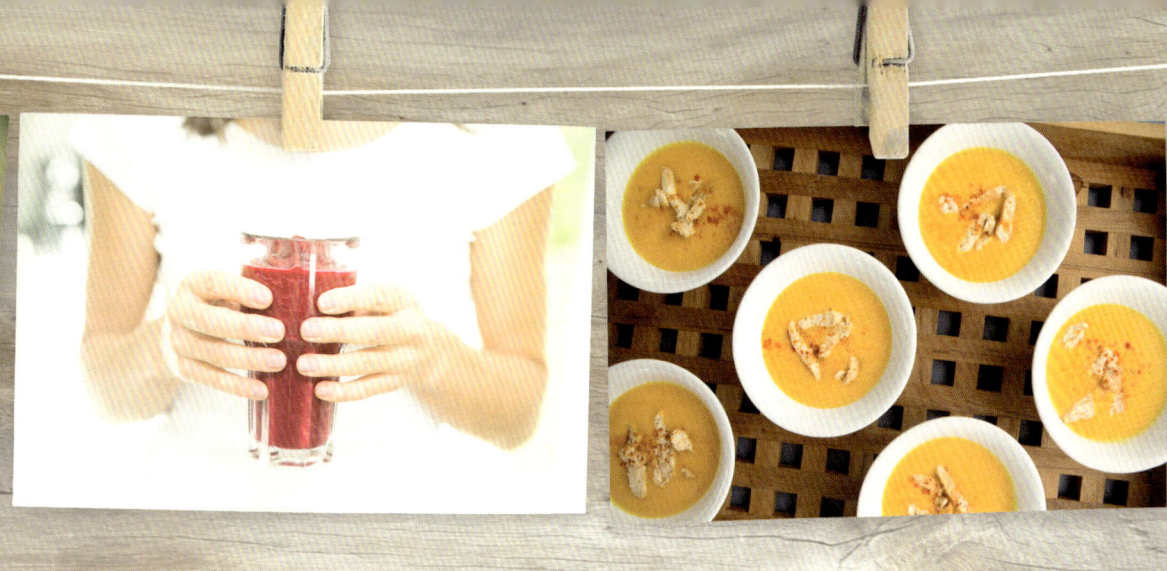

erhöhen. Sobald du merkst, dass das Gewicht ansteigt oder der Hosenbund enger wird, die Kohlenhydrate wieder reduzieren.

Hungern ist nicht erlaubt und Kalorienzählen auch nicht! Von den Mahlzeiten so viel essen, bis du angenehm satt bist. Nicht mehr! Kommt der Hunger zwischen den Mahlzeiten, dann zuerst ein Glas Wasser trinken und 20 Minuten abwarten. Wenn dann immer noch Hungergefühle da sind, einen Paleo-Snack essen.

Snackportionen einhalten! Mindestens 20 Minuten warten und dann ein Glas Wasser trinken, bevor du nochmals zu einer Snackportion greifst.

Die Nachspeisen sind da, um dir zu zeigen, dass auch bei kohlenhydratreduzierter Ernährung kleine Naschereien erlaubt sind. Du kannst täglich eine Nachspeise direkt nach dem Mittag- oder Abendessen genießen. Die Nachspeisen enthalten im Vergleich zu traditionellen Süßigkeiten nur wenig Kohlenhydrate. Nachspeisen sind optional!

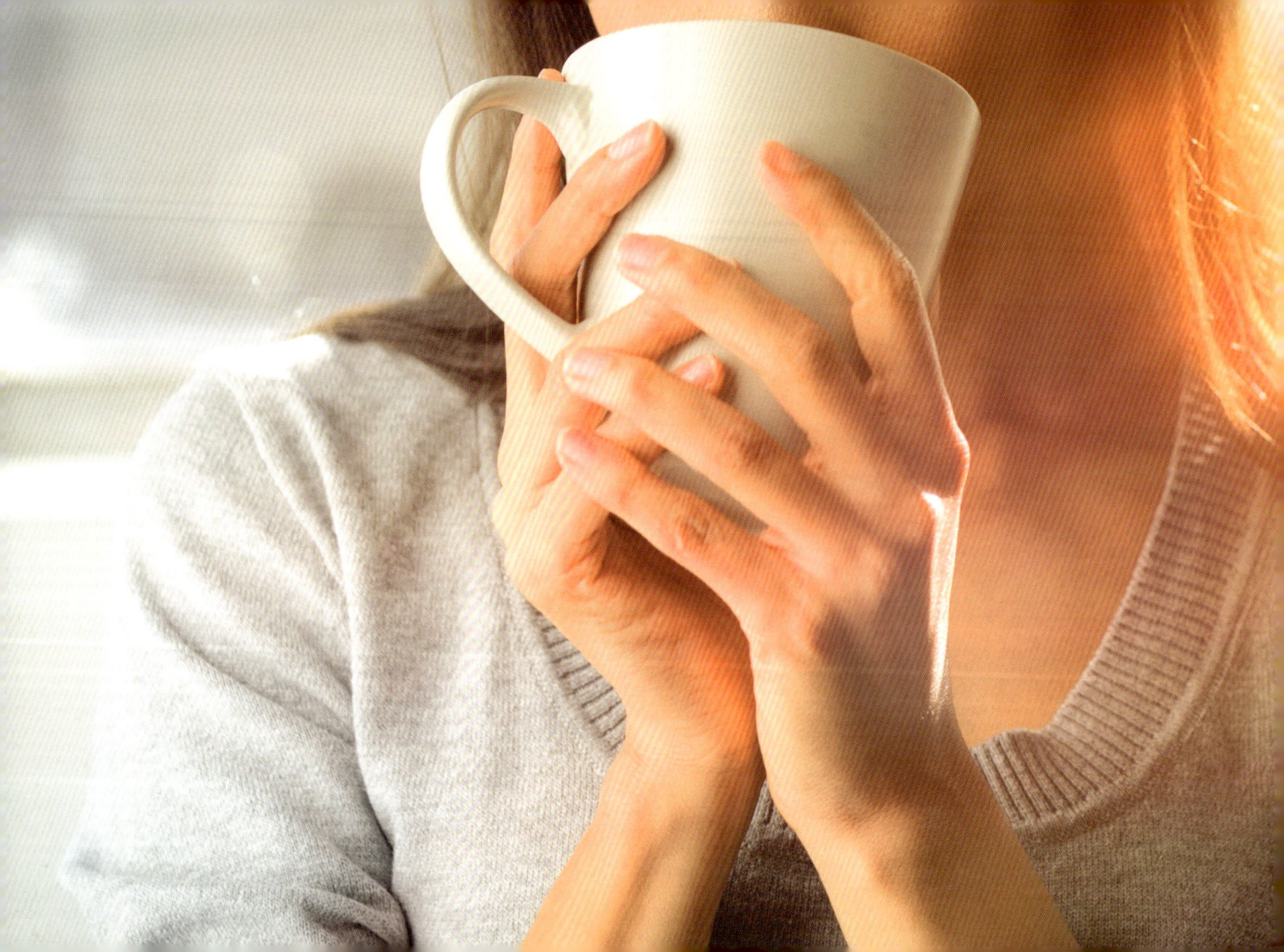

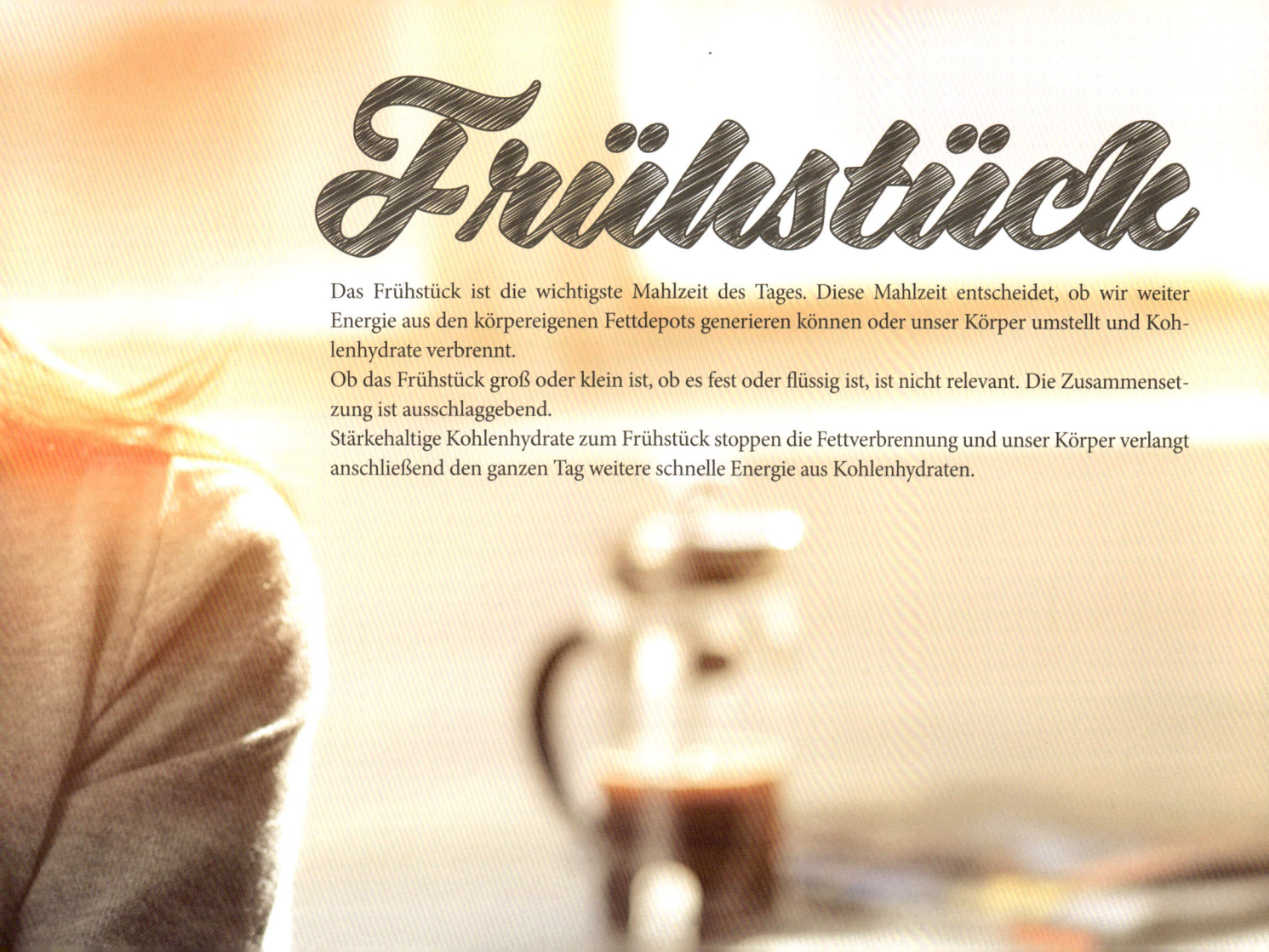

Frühstück

Das Frühstück ist die wichtigste Mahlzeit des Tages. Diese Mahlzeit entscheidet, ob wir weiter Energie aus den körpereigenen Fettdepots generieren können oder unser Körper umstellt und Kohlenhydrate verbrennt.

Ob das Frühstück groß oder klein ist, ob es fest oder flüssig ist, ist nicht relevant. Die Zusammensetzung ist ausschlaggebend.

Stärkehaltige Kohlenhydrate zum Frühstück stoppen die Fettverbrennung und unser Körper verlangt anschließend den ganzen Tag weitere schnelle Energie aus Kohlenhydraten.

APFEL-KOKOS-MUFFINS

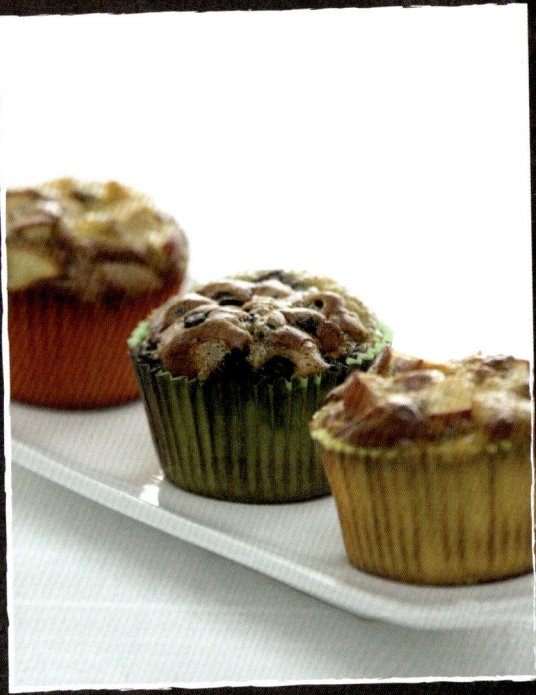

🕐 ZUBEREITUNGSZEIT 15 MINUTEN, 35 MINUTEN BACKZEIT

🍽 ZUTATEN FÜR 8 MUFFINS

- 8 Hühnereier
- 2 dl Kokosmilch (z. B. Thai Kitchen – darf nur Wasser und Kokosnuss enthalten)
- 50 g Bienenhonig (flüssig)
- 60 g Kokosmehl (Reformhaus)
- 60 g Instant-Gelatine oder Vanilleeiweißpulver
- 1 TL Vanilleextrakt oder -pulver
- 1 TL Zimt (gemahlen, optional)
- 250 g Apfel (frisch)
- 2 TL Backpulver

Zubereitung

Backofen auf 180 °C erhitzen. Muffinform mit Papierförmchen auslegen.

Apfel waschen und trocknen, Kerngehäuse und Stilansatz entfernen und in kleine Stücke schneiden. Alle Zutaten, außer Apfelstücke, zu einem glatten Teig verrühren.

Vorsichtig die Apfelstücke unter den Teig heben und in die Muffinformen füllen. 30 bis 35 Minuten bei 180 °C backen.

HEIDELBEER-KOKOS-MUFFINS

Zutaten wie Apfel-Kokos-Muffins-Rezept ohne Äpfel. Diese werden durch 250 g Heidelbeeren (frisch oder tiefgekühlt) ersetzt.

SCHNELLER GEHT ES, WENN DIE GEMÜSEWÜRFEL IN DER MIKROWELLE VORGEGART WERDEN.

- 5 Hühnereier
- 200 g Schinken (gekocht) oder Hühnerbrust (gebraten)
- 200 g Zucchini
- 100 g Tomaten
- 200 g Karotten
- 1 EL Bratbutter
- frische Kräuter (z. B. Schnittlauch, Petersilie, Basilikum)
- Meersalz und Pfeffer (schwarz)
- frisch geriebener Parmesan (optional)

Zubereitung

Backofen auf 180 °C aufheizen. Kleines Backblech mit Backpapier auslegen.

Gemüse waschen, rüsten und in gleich große Würfel schneiden. In einer Bratpfanne die Bratbutter schmelzen, die Gemüsewürfel dazugeben und leicht dämpfen. Das Gemüse auf dem Backblech verteilen.

Schinken oder Hühnerbrust in Würfel schneiden und über die Gemüsewürfel auf dem Backblech verteilen.

Kräuter waschen, trocknen und klein schneiden. Die Eier in eine Schüssel aufschlagen und verquirlen. Kräuter dazugeben und großzügig salzen und pfeffern.

Die Eimischung vorsichtig über die Gemüse- und Fleischwürfel auf dem Backblech verteilen und für ca. 30 Minuten in den Backofen schieben. Sobald die Eimasse goldbraun und fest ist, die Frittata aus dem Ofen nehmen.

Falls gewünscht, Parmesan darüber verteilen. Warm oder abgekühlt servieren.

FRITTATA

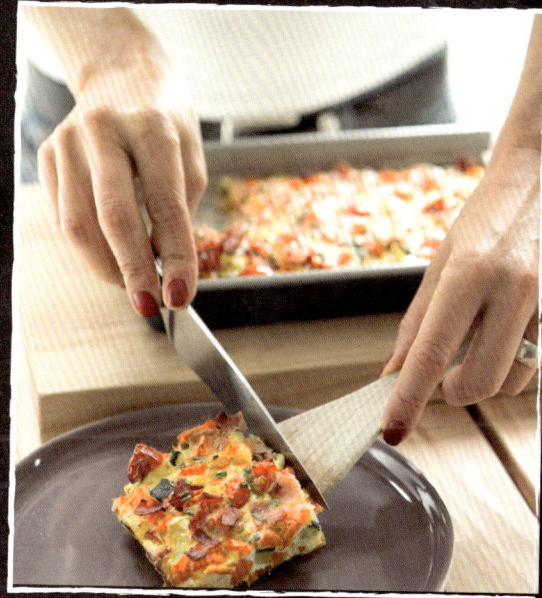

 ZUBEREITUNGSZEIT 15 MINUTEN, 30 MINUTEN BACKZEIT

 ZUTATEN FÜR 2–3 PORTIONEN

 DIE FRITTATA KANN BIS ZU 4 TAGE IM KÜHLSCHRANK AUFBEWAHRT WERDEN. SIE IST IDEAL ALS FRÜHSTÜCK ZUM MITNEHMEN.

Frühstückswrap

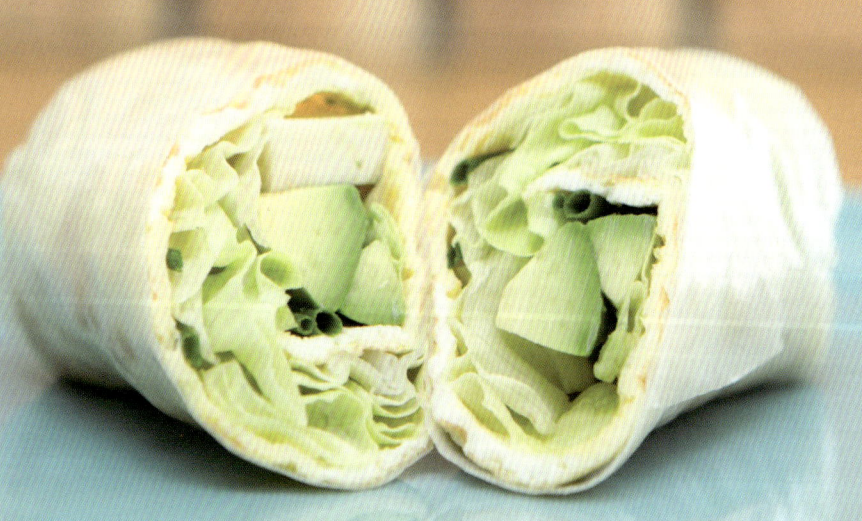

ZUBEREITUNGSZEIT 15 MINUTEN   ZUTATEN FÜR 2 PORTIONEN

- 4 Stück Reispapier (groß, z. B. Thai-Kitchen)
- 4 Hühnereier
- 80 g Rohmilchhartkäse (z. B. Parmesan oder Pecorino)
- ½ Avocado
- 4 Kopfsalatblätter
- Salz
- Pfeffer (schwarz) oder Cayennepfeffer (sehr scharf)
- Tamari (glutenfreie Sojasauce)

ALTERNATIV:
KÄSE DURCH GEKOCHTEN SCHINKEN ERSETZEN.

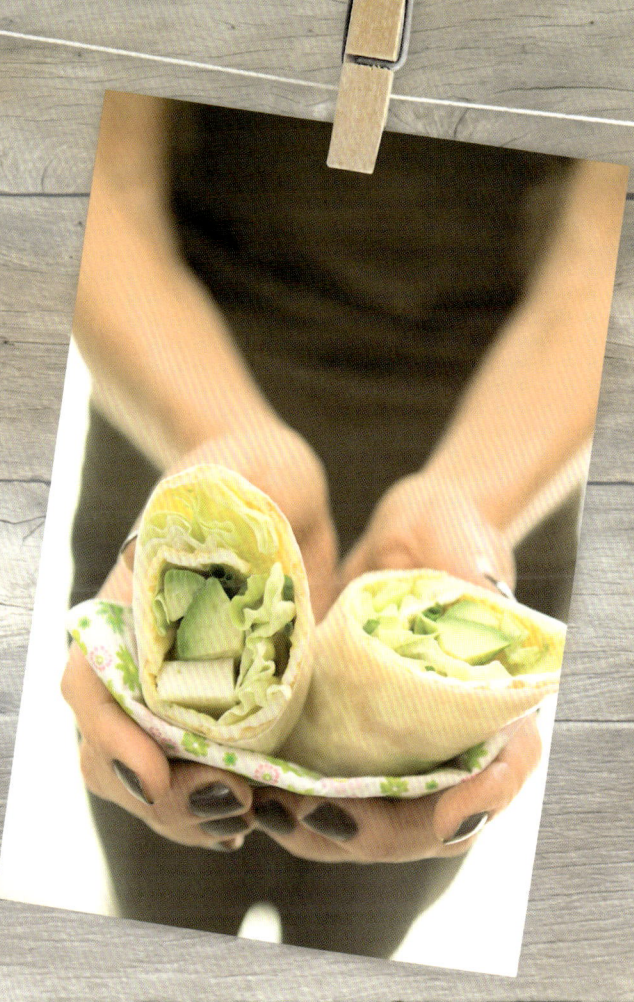

Zubereitung

Ein Reispapier nach dem anderen einweichen, gemäß Anleitung auf der Verpackung.

Den Käse fein raffeln oder in dünne Stangen schneiden.

Eier einzeln in Schüsseln geben und verquirlen, mit Salz und Pfeffer oder mit 1 TL Tamari würzen.

Avocado halbieren, entkernen und aus der Schale lösen. Eine Hälfte der Länge nach in dünne Scheiben schneiden.

In einer kleinen antihaftbeschichteten Pfanne die Eier einzeln zu Omeletts von ca. 15 cm Durchmesser stocken lassen.

Das eingeweichte Reispapier auf ein feuchtes Tuch legen.

Ein kleines Omelett in der Mitte auf das Reispapier legen, Salatblatt, Avocado und Käse auf die Omeletts verteilen.

Nun das Reispapier von einer Seite bis zur Hälfte vorsichtig, aber trotzdem fest, aufrollen. Die beiden Seiten einschlagen und der Länge nach fertig aufrollen.

Sofort essen oder gut in Klarsichtfolie wickeln und mitnehmen.

KOKOS-BEEREN-MÜSLI

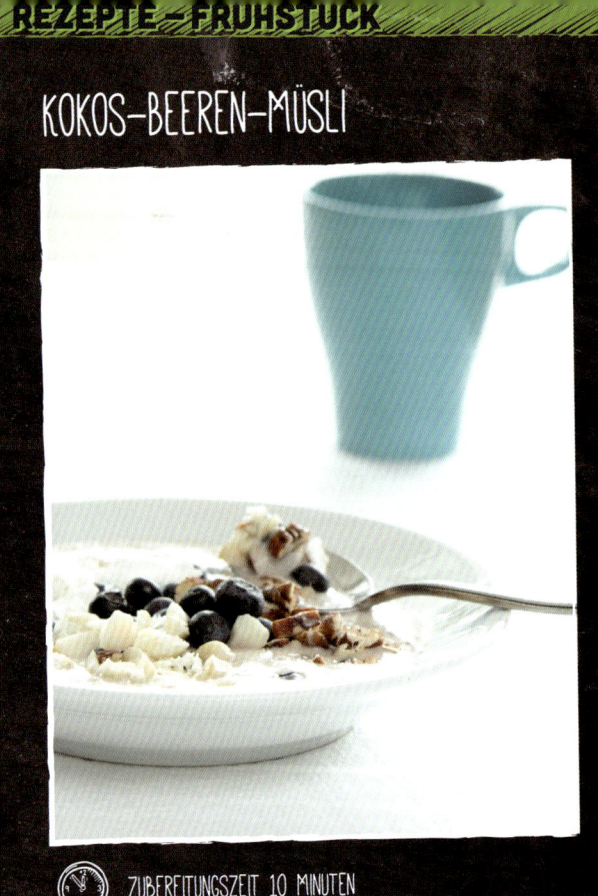

- ½ Banane
- ½ dl Kokosmilch
- ½ dl Wasser
- 25 g Proteinpulver oder Instant-Gelatinepulver
- 5 ganze Macadamianüsse (ungesalzen)
- 10 halbe Pekannüsse (ungesalzen)
- 1 EL Kokosflocken
- 100 g Heidelbeeren (frisch oder aufgetaut)

Zubereitung

Banane, Milch, Wasser und Proteinpulver pürieren. Nüsse grob hacken. Frische Heidelbeeren waschen und trocknen.
Gefrorene Heidelbeeren auftauen und abtropfen lassen.

Bananen-Kokosmilch-Mischung in eine Frühstücksschüssel geben. Heidelbeeren dazugeben und mit Nüssen und Kokos-flakes garnieren.
Ist das Müsli nicht süß genug, mit 1 TL Honig süßen.

ZUBEREITUNGSZEIT 10 MINUTEN

ZUTATEN FÜR 1 PORTION

RANDEN-KAROTTEN-SMOOTHIE

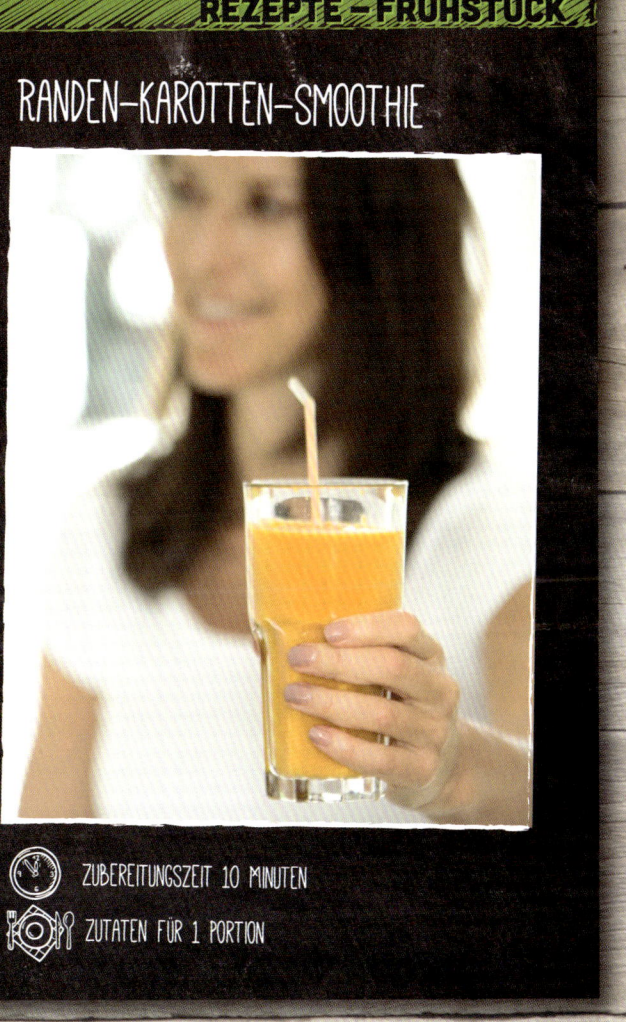

ZUBEREITUNGSZEIT 10 MINUTEN

ZUTATEN FÜR 1 PORTION

- 125 g Karotten (gedämpft)
- 125 g Randen (gedämpft)
- 1 dl Kokosmilch (Thai-Kitchen)
- 30 g Gelatine (Trinkgelatine)
- Wasser oder Eiswürfel (optional)

LEICHT ZU VARIIEREN – ALTERNATIVE REZEPTE FINDEST DU AUF DER NÄCHSTEN SEITE

Zubereitung

Alle Zutaten in einen Mixbecher geben und mit einem Stab- oder Standmixer zu einem dickflüssigen Brei mixen.

Gibt es Schwierigkeiten beim Mixen oder ist der Smoothie zu dickflüssig, dann so viel Wasser oder Eiswürfel zugeben, bis die gewünschte Konsistenz erreicht ist.

Sofort trinken oder in eine Flasche abfüllen und mitnehmen.

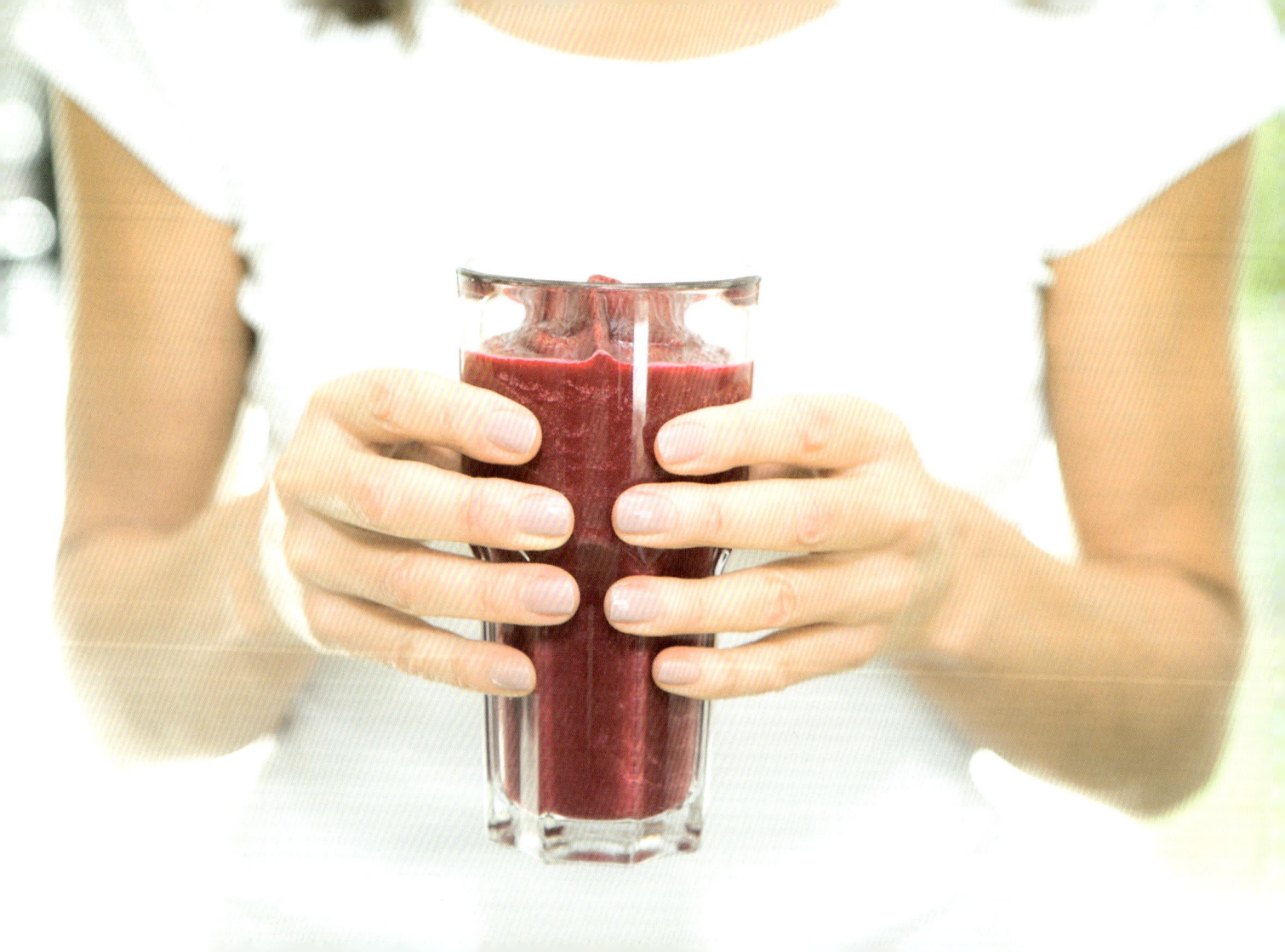

LECKER, GESUND UND KINDERLEICHT IM MIXER ZUBEREITET.

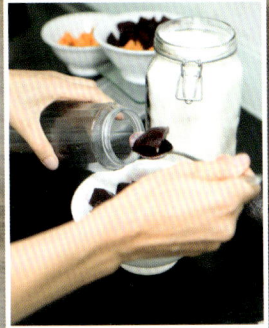 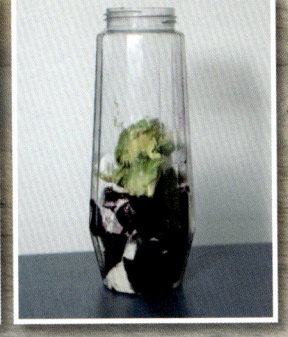 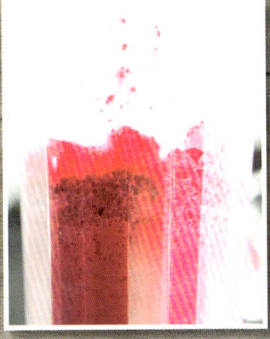 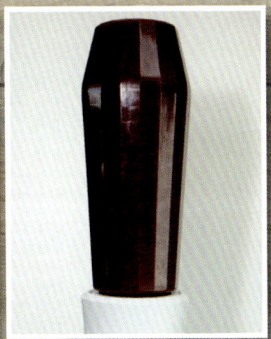 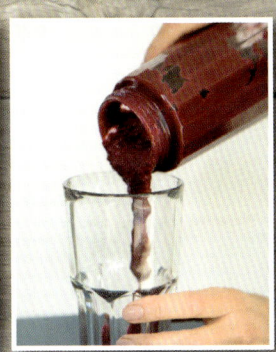

KAROTTEN-KOKOSMILCH-SMOOTHIE

- 250 g Karotten (gedämpft)
- 1 dl Kokosmilch (Thai-Kitchen)
- 30 g Gelatine (Trinkgelatine)
- 1 Prise Meersalz
- Wasser oder Eiswürfel (optional)
- wenig Kardamom oder Zimt (optional)

Zubereitung
Zubereiten wie beim „Randen-Karotten-Smoothie"
(siehe Seite 137).

RANDEN-AVOCADO-SMOOTHIE

- 300 g Randen (gedämpft)
- 80 g Avocado
- 30 g Gelatine (Trinkgelatine)
- 1 Prise Meersalz
- Wasser oder Eiswürfel (optional)

Zubereitung
Zubereiten wie beim „Randen-Karotten-Smoothie"
(siehe Seite 137).

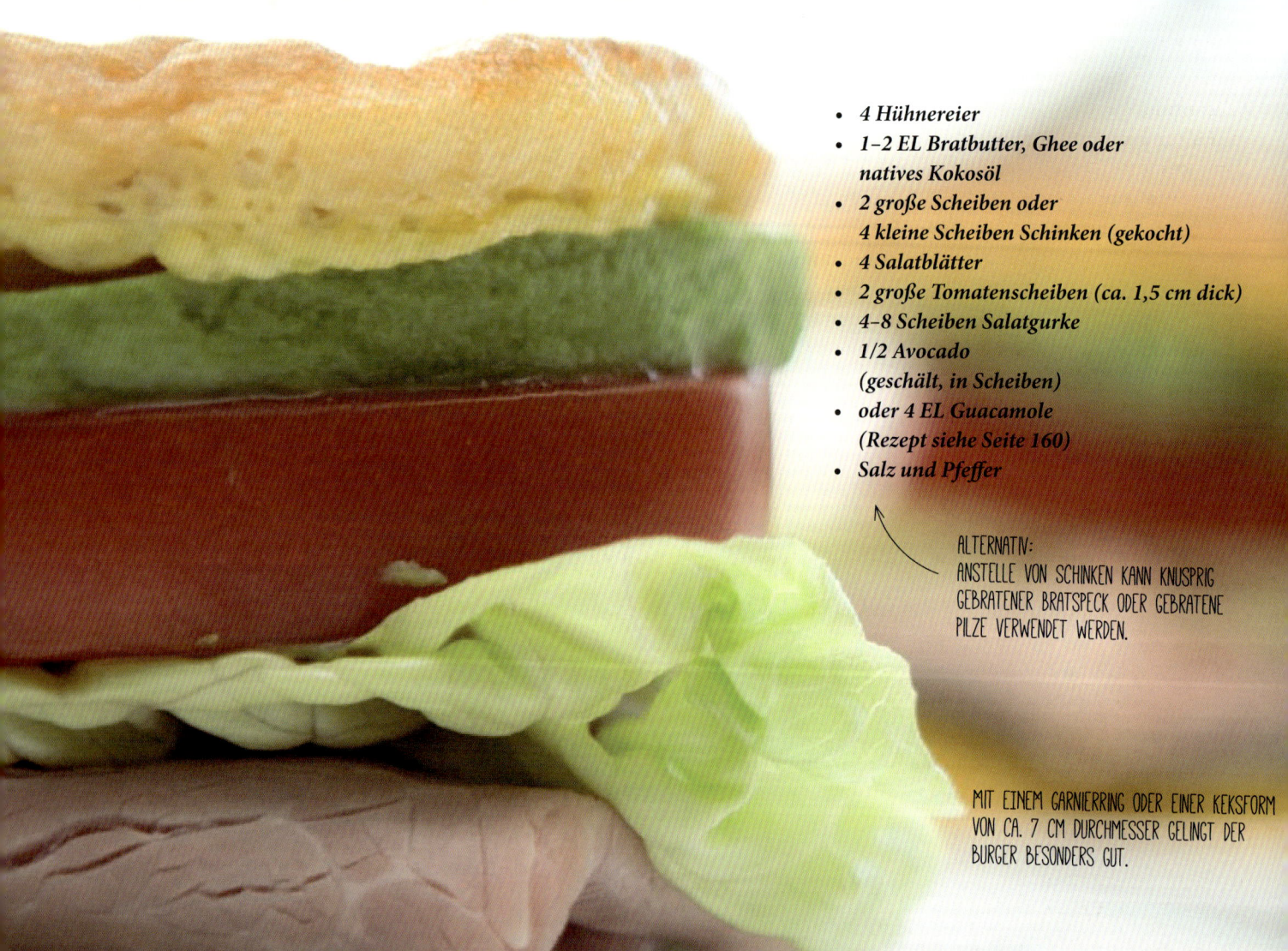

- 4 Hühnereier
- 1–2 EL Bratbutter, Ghee oder natives Kokosöl
- 2 große Scheiben oder 4 kleine Scheiben Schinken (gekocht)
- 4 Salatblätter
- 2 große Tomatenscheiben (ca. 1,5 cm dick)
- 4–8 Scheiben Salatgurke
- 1/2 Avocado (geschält, in Scheiben)
- oder 4 EL Guacamole (Rezept siehe Seite 160)
- Salz und Pfeffer

ALTERNATIV:
ANSTELLE VON SCHINKEN KANN KNUSPRIG GEBRATENER BRATSPECK ODER GEBRATENE PILZE VERWENDET WERDEN.

MIT EINEM GARNIERRING ODER EINER KEKSFORM VON CA. 7 CM DURCHMESSER GELINGT DER BURGER BESONDERS GUT.

Zubereitung

Die Eier einzeln in Schüsseln aufschlagen, salzen und pfeffern. Garnierring mit etwas Bratbutter einreiben.

In einer antihaftbeschichteten Bratpfanne etwas Bratbutter bei Mittelhitze schmelzen lassen. Vorsichtig den Garnierring in die Pfanne legen und mit einer Hand auf den Pfannenboden drücken.

Ein verquirltes Ei in den Garnierring fließen lassen. Den Garnierring ca. weitere 15 Sekunden hinunterdrücken, damit kein Ei unten herausfließen kann.

Deckel auf die Bratpfanne geben und 5 bis 7 Minuten garen. Evtl. Hitze noch etwas reduzieren, damit das Omelett unten nicht zu dunkel wird.

Sobald das Omelett oben fest ist, vorsichtig auf einen Teller gleiten lassen. Mit einem Messer am Rand des Garnierrings entlangfahren und den Ring entfernen. Teller mit dem Omelett warm stellen.

Mit den restlichen Eiern gleich verfahren. Nachdem alle Omeletts fertig sind, im übriggebliebenen Fett die Tomatenscheiben 2 bis 3 Minuten andünsten.

Burger zusammenstellen: Ein Omelett auf die Mitte des Tellers legen. Darauf in beliebiger Reihenfolge die Salatblätter, Tomatenscheibe, Schinken, Gurkenscheiben und Avocado (oder Guacamole) darauflegen. Mit einem Omelett den Burger zudecken.

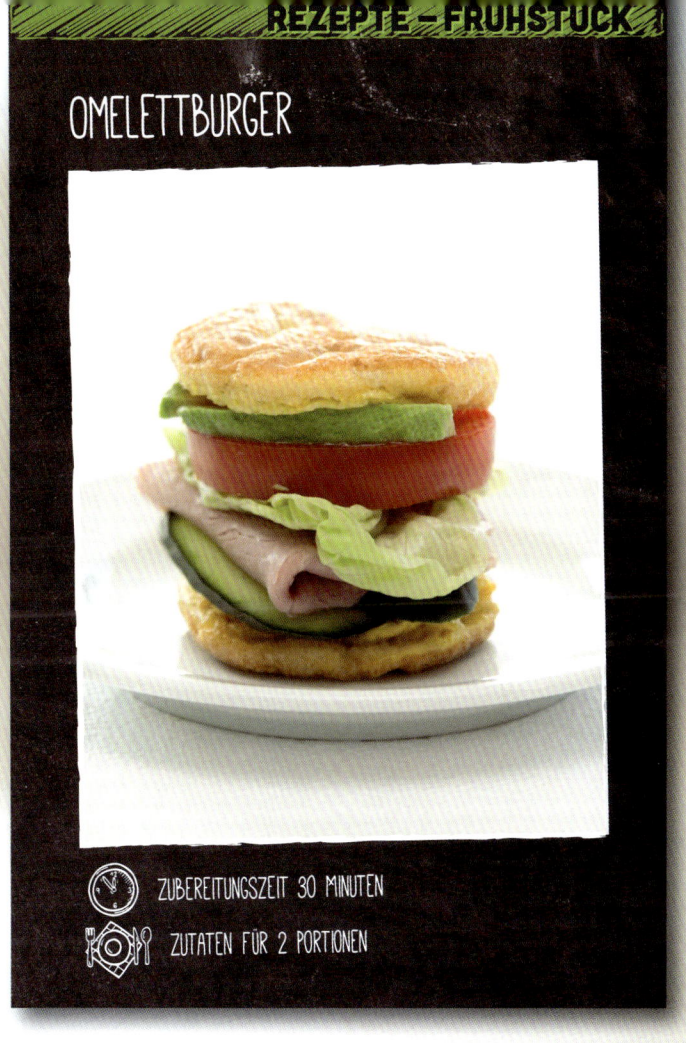

OMELETTBURGER

ZUBEREITUNGSZEIT 30 MINUTEN

ZUTATEN FÜR 2 PORTIONEN

BUTTERKAFFEE (HEISS)

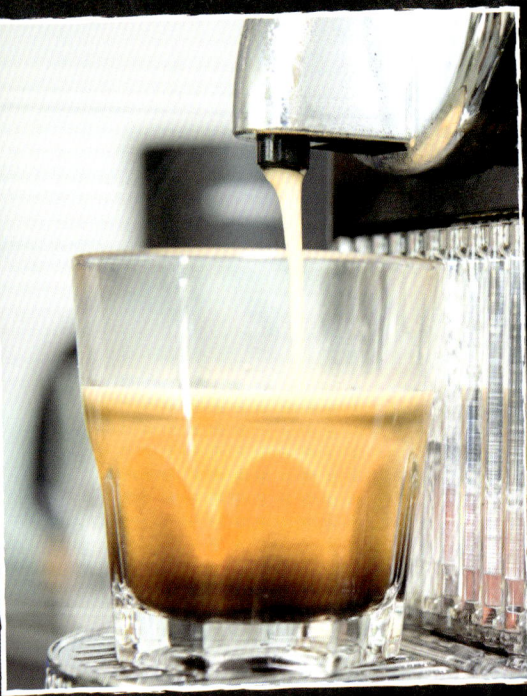

⏱ ZUBEREITUNGSZEIT 5 MINUTEN

🍽 ZUTATEN FÜR 1 PORTION

- 1 Tasse Kaffee oder Espresso frisch zubereitet (heiß)
- 20 g Bio-Rohmilchbutter
  (alternativ Bio-Butter oder natives Kokosöl)
- kochendes Wasser (nach Belieben)

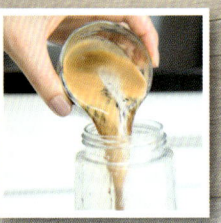 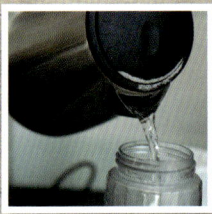 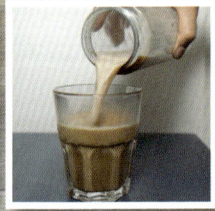

Zubereitung

Kaffee und Butter in einen Mixbecher geben und ca. 30 Sekunden aufschäumen, bis der Kaffee wie Latte Macchiato aussieht und schaumig ist.

In ein Kaffeeglas oder eine -tasse gießen und nach Belieben mit kochendem Wasser auffüllen.

- *1 Tasse Kaffee oder Espresso frisch zubereitet (heiß)*
- *20 g Bio-Rohmilchbutter*
  (alternativ Bio-Butter oder natives Kokosöl)
- *Eiswürfel*

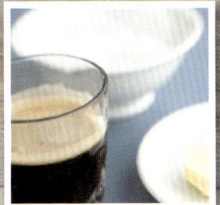 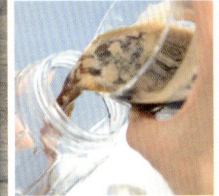 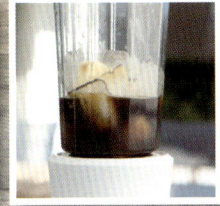

Zubereitung

Heißen Kaffee und Butter in einen Mixbecher geben und ca. 30 Sekunden aufschäumen.

Eiswürfel in Glas füllen und Butterkaffee darübergießen.

BUTTERKAFFEE (KALT)

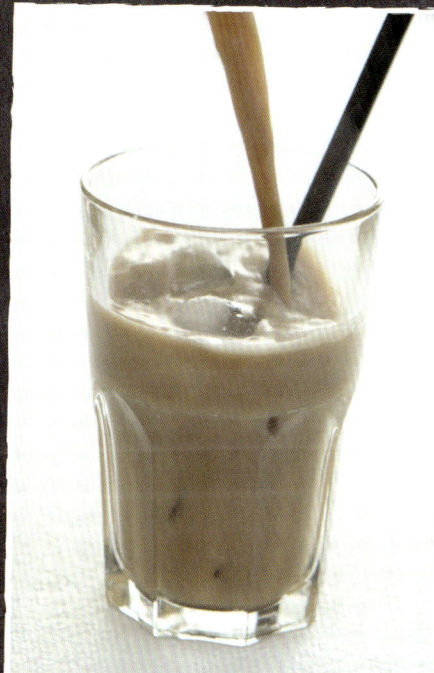

 ZUBEREITUNGSZEIT 5 MINUTEN

 ZUTATEN FÜR 1 PORTION

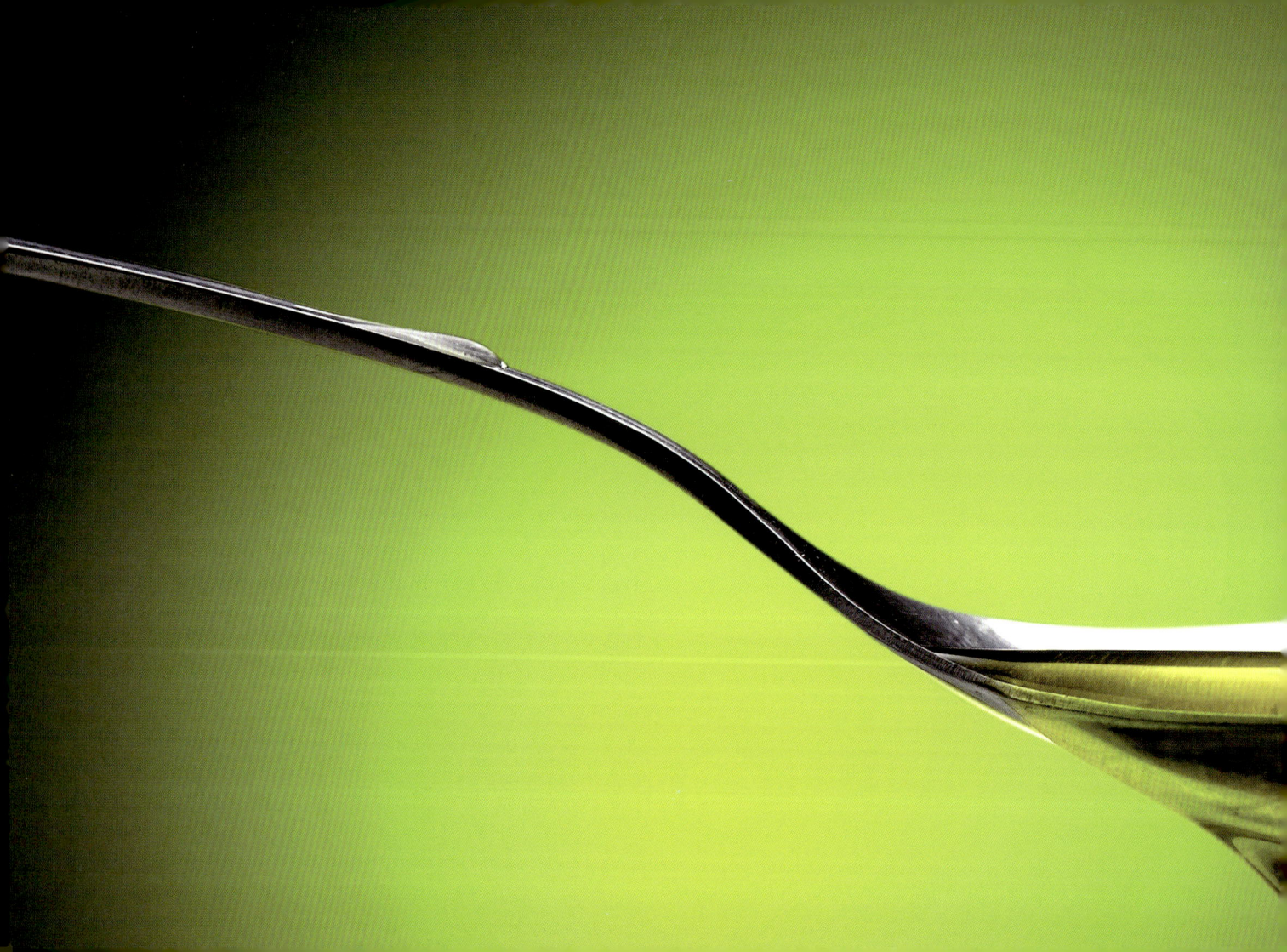

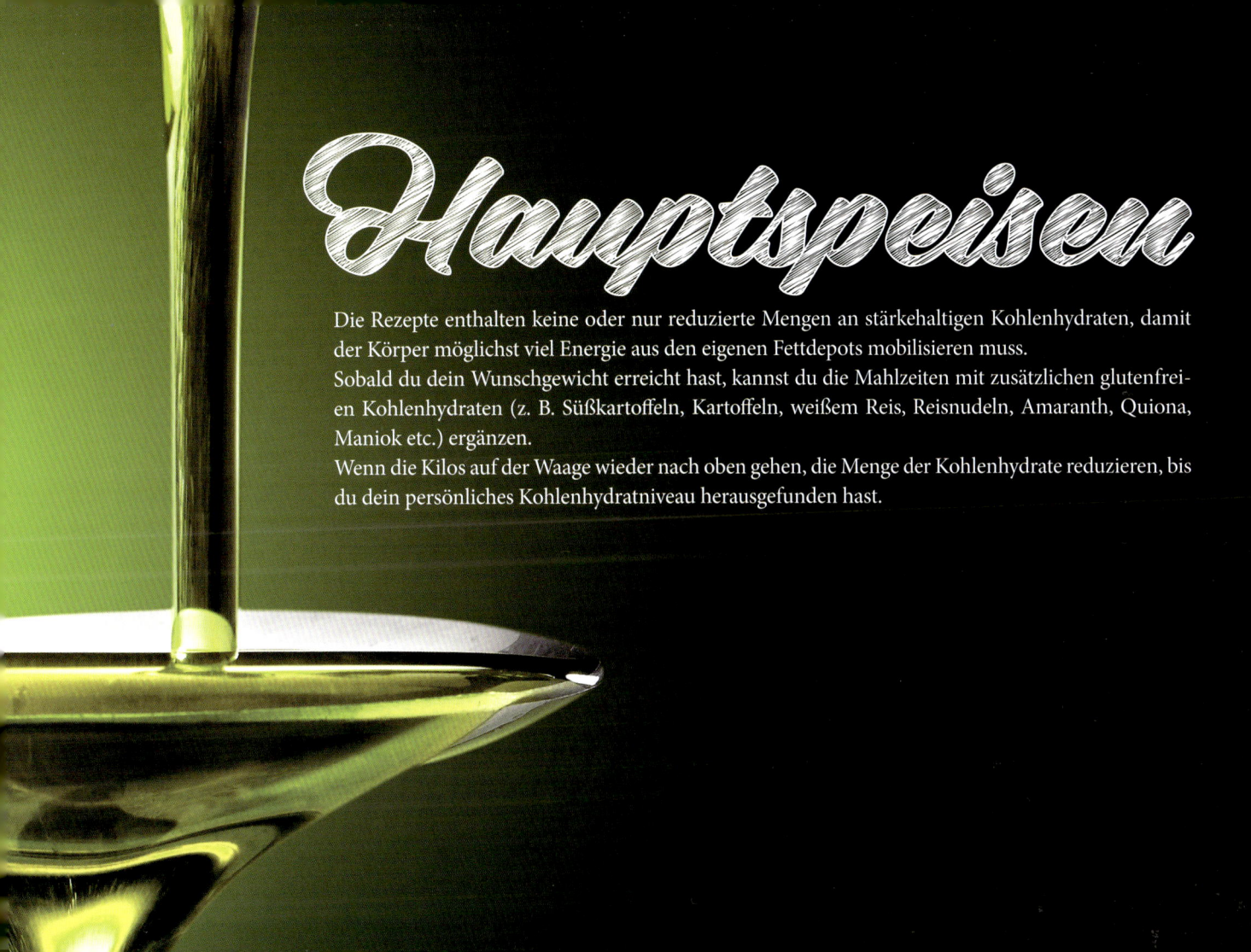

Hauptspeisen

Die Rezepte enthalten keine oder nur reduzierte Mengen an stärkehaltigen Kohlenhydraten, damit der Körper möglichst viel Energie aus den eigenen Fettdepots mobilisieren muss.

Sobald du dein Wunschgewicht erreicht hast, kannst du die Mahlzeiten mit zusätzlichen glutenfreien Kohlenhydraten (z. B. Süßkartoffeln, Kartoffeln, weißem Reis, Reisnudeln, Amaranth, Quiona, Maniok etc.) ergänzen.

Wenn die Kilos auf der Waage wieder nach oben gehen, die Menge der Kohlenhydrate reduzieren, bis du dein persönliches Kohlenhydratniveau herausgefunden hast.

ALTERNATIV:
CREVETTEN DURCH FRISCHEN, KLEIN GESCHNITTENEN LACHS ERSETZEN.

- 2 große Zucchini
- 300 g Crevetten (gekocht/geschält)
- 100 g Cherrytomaten (optional)
- 100 g Blattspinat (optional)
- 1 Bund frischer Koriander
- 1 kleine rote Chili (optional)
- 2 EL Bratbutter, Ghee oder Olivenöl
- 1 EL Tamari (glutenfreie Sojasauce)
- 1 EL Zitronensaft
- Meersalz , Pfeffer

ALTERNATIV:
CREVETTEN WEGLASSEN UND AUF DAS FERTIGE
NUDELGERICHT 80 GRAMM FETA (SCHAF- UND ZIEGENMILCH)
IN KLEINEN STÜCKEN DEKORIEREN.

Zubereitung

Zucchini, Tomaten, Spinat, Koriander und Chili waschen und trocknen.

Die Enden der Zucchini abschneiden. Mit einem Juliennehobel oder Sparschäler die Zucchini in dünne lange Streifen schneiden. Chili in feine Streifen schneiden. Vom Koriander die Blättchen abzupfen. Cherrytomaten halbieren.

In einer Bratpfanne Fett erhitzen, die Zucchininudeln und den Chili darin braten. Regelmäßig vorsichtig rühren, damit die Nudeln rundherum garen. Nach ca. 2 Minuten die Crevetten und den Blattspinat und/oder Tomaten dazugeben. Weitere 2 bis 3 Minuten braten, bis der Spinat zusammengefallen ist und die Crevetten warm sind.

Tamari und Zitronensaft über dem Gericht verteilen und falls notwendig mit Salz und Pfeffer nachwürzen. Koriander darüber verteilen und auf Tellern anrichten.

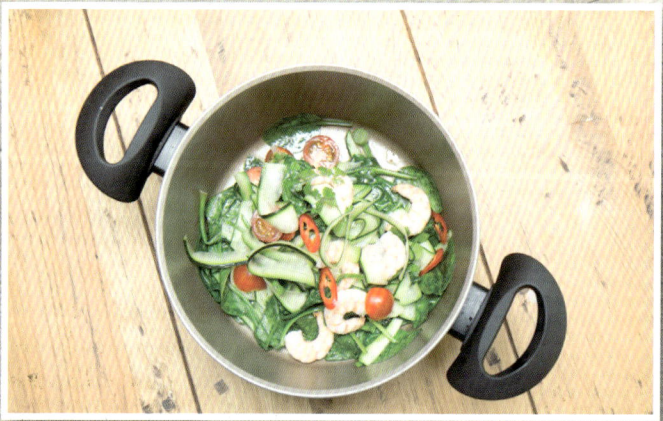

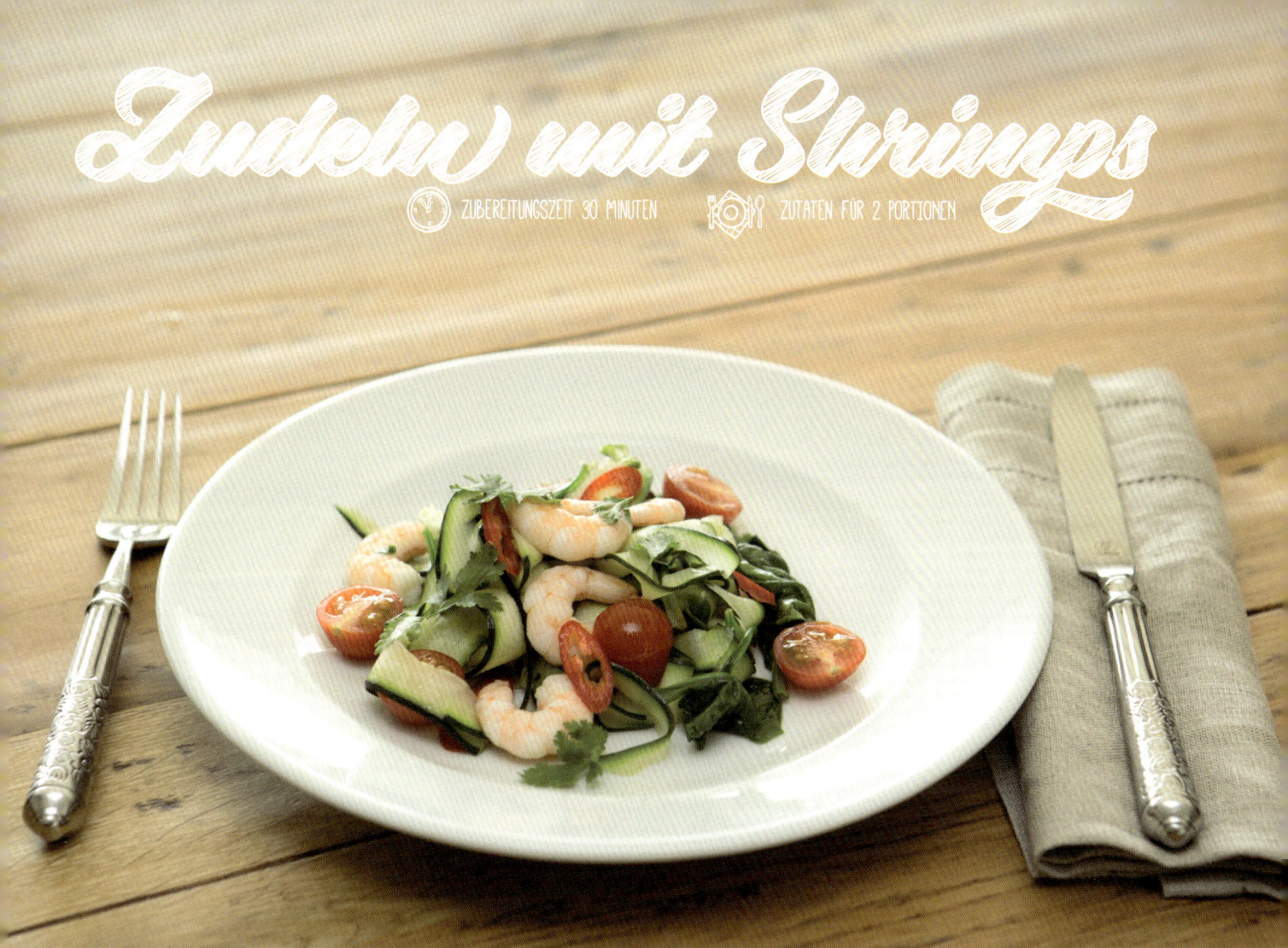

Zudeln mit Shrimps

ZUBEREITUNGSZEIT 30 MINUTEN   ZUTATEN FÜR 2 PORTIONEN

SASHIMIPUZZLE

- 100 g Lachs (frisch, Sashimi-Qualität)
- 100 g Thunfisch (frisch, Sashimi-Qualität)
- 200 g Salatgurke
- 100 g Kohlrabi oder Rettich (roh)
- 1 Avocado
- Radieschensprossen (optional)
- Schnittlauch (frisch, optional)
- 1 Noriblatt (fein geschnitten, optional)
- Wasabipaste (glutenfrei)
- Tamarisauce (glutenfreie Sojasauce)

Zubereitung

Salatgurke waschen und trocknen. Kohlrabi oder Rettich schälen. Avocado in der Mitte durchschneiden, Kern entfernen und aus der Schale lösen.

Alle Zutaten in gleich große Würfel schneiden (ca. 1,5 x 1,5 cm). Auf zwei Tellern oder Platten die Würfel nebeneinander schön arrangieren (siehe Bild). Auf das fertige Sashimipuzzle die Kresse verteilen und mit feinen Streifen vom Noriblatt und/oder Schnittlauch dekorieren.

Dazu separat in kleinen Schüsseln die Tamarisauce und Wasabipaste servieren.

ZUBEREITUNGSZEIT 20 MINUTEN

ZUTATEN FÜR 2 PORTIONEN

- 1 große Salatgurke
- 1 Kopfsalat
- 1 Avocado
- 1 Bund Petersilie
- 2 EL Limonen- oder Zitronensaft
- 2–3 dl Wasser
- ca. ½ TL Meersalz oder Blütensalz
- Pfeffer (schwarz) oder Cayenne (optional)
- 150 g Feta aus Ziegen- oder Schafmilch (optional) oder 300 g Crevetten (geschält und gekocht)

Zubereitung

Avocado halbieren, Kern entfernen und aus der Schale lösen. Gemüse und Kräuter waschen und trocknen.
Alle Zutaten, bis auf die Hälfte des Wassers, und die Gewürze in einen Mixbecher geben und pürieren. Eventuell mehr Wasser dazugeben, damit eine dickflüssige cremige Suppe entsteht.

Mit Salz und Pfeffer würzen und auf zwei Teller oder Schüssel verteilen und Feta oder Crevetten darauflegen.

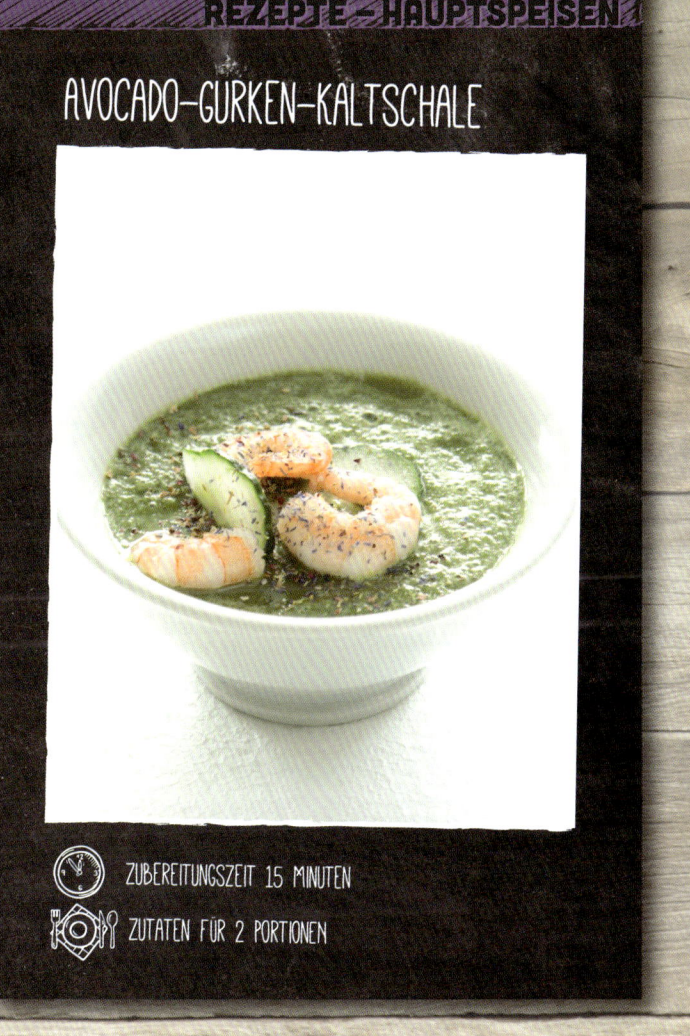

AVOCADO-GURKEN-KALTSCHALE

ZUBEREITUNGSZEIT 15 MINUTEN

ZUTATEN FÜR 2 PORTIONEN

Pilzspieße

auf Kartoffel-Sellerie-Püree

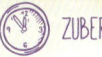 ZUBEREITUNGSZEIT 40 MINUTEN   ZUTATEN FÜR 2 PORTIONEN / 4 SPIEßE

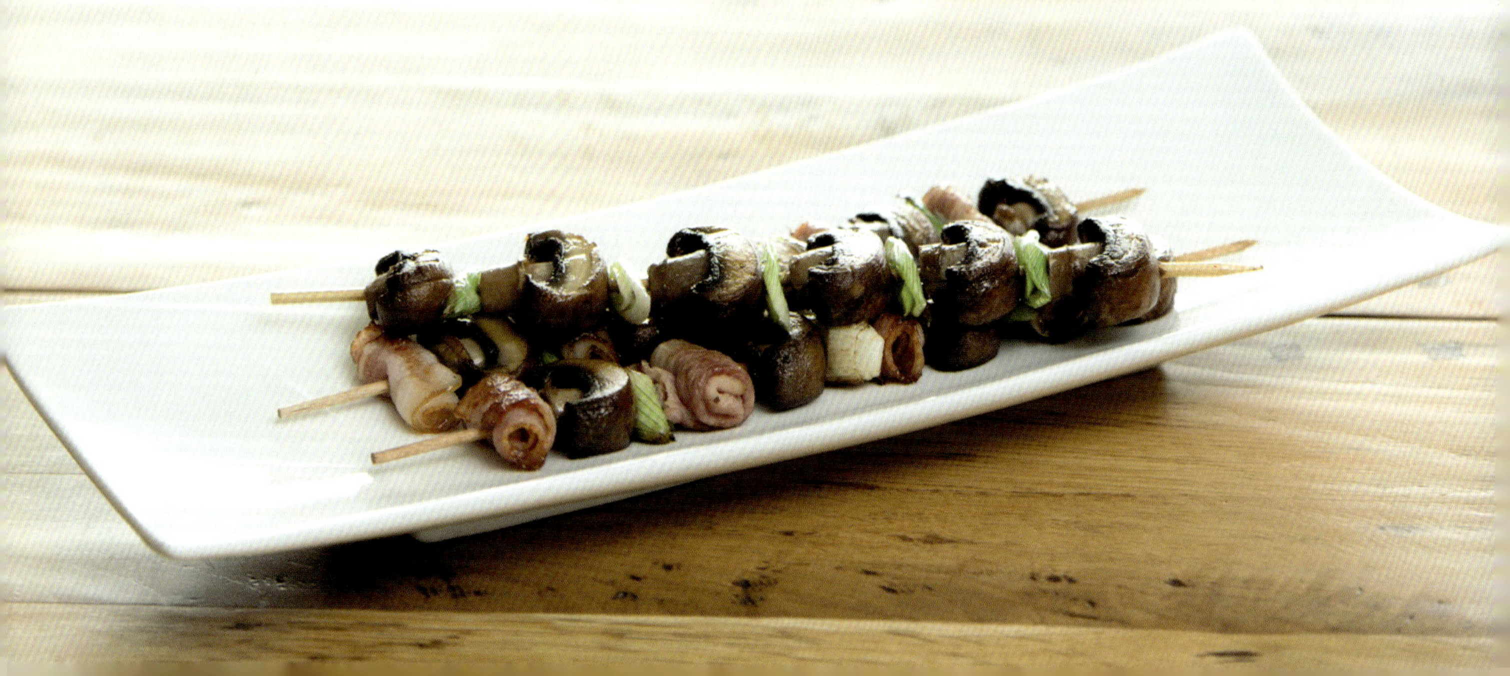

- *500 g Champignons oder andere Pilze* ←
- *4 Scheiben Bratspeck (optional)*
- *2 Scheiben Schinken (gekocht, optional)*
- *1 kleine Zwiebel (geschält)*
- *1 EL Bratbutter oder Ghee*
- *1 Bund Petersilie (gewaschen und fein geschnitten)*
- *150 g Knollensellerie (geschält)*
- *150 g Kartoffeln (geschält)*
- *1 dl Kokosmilch*
- *Schnittlauch (gewaschen und klein geschnitten)*
- *Meersalz*
- *Pfeffer*

ALTERNATIV:
ANSTELLE VON PILZEN KÖNNEN STÜCKE VON KALB-, SCHWEINE-, LAMMFLEISCH ODER GEFLÜGEL VERWENDET WERDEN.

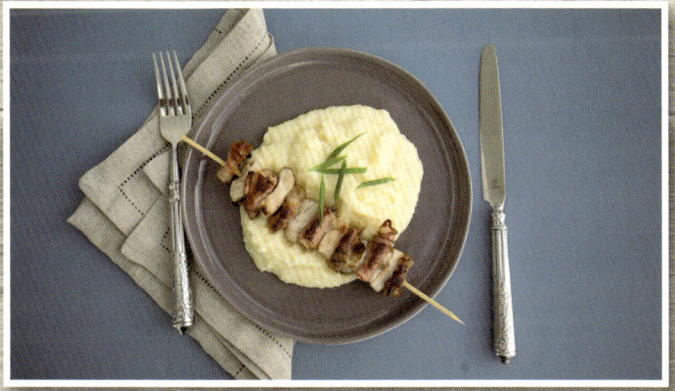

Zubereitung

Knollensellerie und Kartoffeln in Stücke schneiden und in kochendem Salzwasser weich kochen. Salzwasser abgießen, 1 dl davon aufbewahren. Kartoffeln und Sellerie in einen Mixbecher geben und zusammen mit der Kokosmilch pürieren. Eventuell etwas Salzwasser dazugeben, wenn das Püree zu trocken ist. Mit Salz und Pfeffer abschmecken, den Schnittlauch darüber geben und warm stellen.

Die Pilze putzen und der Länge nach halbieren. Zwiebel in Achtel schneiden, Bratspeckstreifen halbieren und aufrollen, Schinken in 4 Stücke schneiden und auch aufrollen. Abwechselnd die Pilze, Zwiebeln, Schinken- und Speckrollen auf die Spieße stecken.

In einer großen Bratpfanne die Bratbutter erhitzen und die Spieße bei guter Mittelhitze knusprig braten. Mit Salz und Pfeffer würzen, und kurz vor Ende der Bratzeit die Petersilie darüber verteilen.

Die Spieße auf oder neben das Püree legen und servieren.

Quick-Fix-Rezept: Spießchen mit Kalb- oder Geflügelfleisch zubereiten, keine Zwiebel oder Pilze verwenden, um Blähungen zu vermeiden.

THAISUPPE

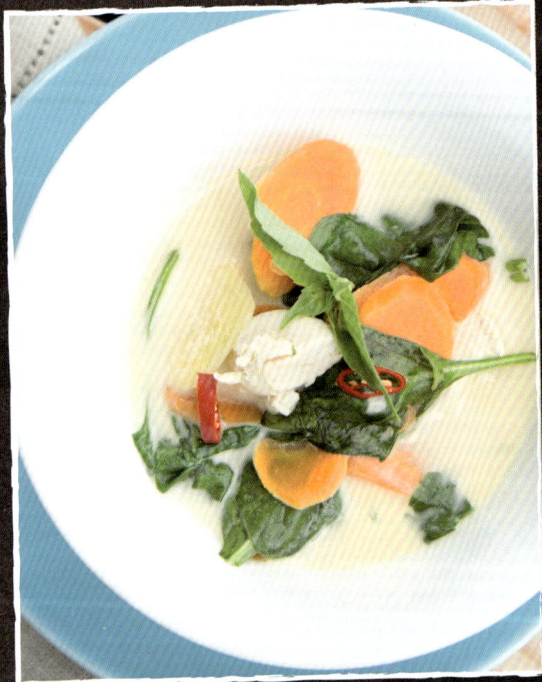

 ZUBEREITUNGSZEIT 40 MINUTEN

ZUTATEN FÜR 2 PORTIONEN

- 250 g Hähnchenbrust (ohne Haut)
- 100 g Blattspinat (frisch)
- 500 g Karotten (geschält)
- 2 l Kokosmilch (Thai-Kitchen)
- 4 dl Wasser
- 2 Stängel Zitronengras (äußere Schale entfernen)
- 30 g Ingwer (frisch, geschält)
- frische Chilischote (optional)
- frischer (Thai-)Basilikum
- Meersalz

Zubereitung

Spinat waschen und abtropfen lassen. Ingwer und Chilischote in feine Scheiben schneiden. Hähnchenbrust in Stücke und Karotten in Scheiben schneiden.

In einem Kochtopf Wasser und Kokosmilch erhitzen. Karotten, Ingwer, Zitronengras, Chili zugeben und 20 Minuten leicht köcheln lassen.

Hähnchenbrust, Spinat und Basilikum dazugeben und weitere 10 Minuten garen lassen. Suppe mit Meersalz abschmecken und nach Belieben mit zusätzlichem frischem Basilikum verfeinern.

Vor dem Servieren die Zitronengrasstängel entfernen.

- *250 g Süßkartoffeln (geschält)*
- *200 g Aubergine*
- *200 g Zucchini*
- *250 g Thunfisch (abgetropft, Konserve, in Wasser eingelegt)*
- *4 EL Olivenöl (extra vergine)*
- *frische Kräuter (z. B. Schnittlauch oder Basilikum)*
- *Meersalz*
- *Cayennepfeffer (optional, sehr scharf)*

ALTERNATIV:
GEMÜSESALAT KANN AUCH ZU GEBRATENEM MINUTENSCHNITZEL (KALB ODER RIND), HÄHNCHENBRUST, STEAK ODER BURGER GEGESSEN WERDEN.

Zubereitung

Backofen auf 180 °C vorheizen. Backblech mit Backpapier auslegen. Süßkartoffeln, Aubergine und Zucchini in gleichgroße Stücke schneiden und auf dem Backpapier verteilen. Blech für 20 Minuten in den Ofen geben. Sobald das Gemüse weich geröstet ist, herausnehmen und etwas abkühlen lassen.

Kräuter waschen, trocken tupfen und klein schneiden.

Süßkartoffeln, Auberginen, Tomaten und Kräuter in eine Schüssel geben. 2 EL Olivenöl darübergießen und vermischen. Mit Meersalz und Cayennepfeffer abschmecken.

Thunfisch abtropfen lassen, in eine Schüssel geben und mit 2 EL Olivenöl, Salz und Pfeffer vermischen.

Gemüsesalat auf zwei Teller verteilen und den Thunfisch darübergeben.

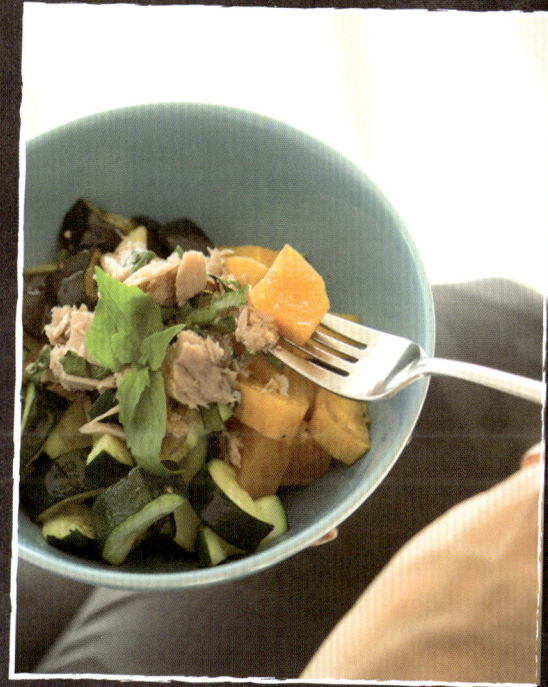

THUNFISCH MIT GEMÜSESALAT

 ZUBEREITUNGSZEIT 40 MINUTEN

 ZUTATEN FÜR 2 PORTIONEN

- 300 g Lachsfilet (frisch oder aufgetaut)
- 1 EL Kokosöl
- 500 g Blattspinat (frisch)
  oder 300 g gefrorener Blattspinat ohne Zusätze
- 1 EL Bratbutter, Ghee oder Kokosöl
- 1 TL Sesamsamen (geröstet)
- 500 g Blumenkohl (gewaschen und gerüstet)
- 1 EL Olivenöl
- Meersalz
- Pfeffer (schwarz) und/oder Cayenne (sehr scharf)

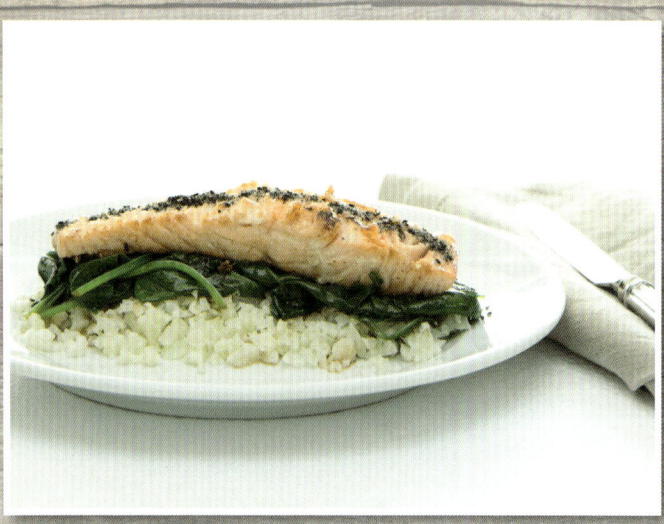

Zubereitung

Blumenkohl in Stücke schneiden und in der Küchenmaschine zerkleinern. Die Blumenkohlstückchen sollen ungefähr so groß wie ein Reiskorn sein.

In einem Kochtopf 2 Liter Wasser aufkochen, 1 EL Salz dazugeben und die Blumenkohlstückchen im kochenden Wasser 2 Minuten blanchieren, sodass die Stückchen noch leicht Biss haben. Wasser abgießen und 1 EL Olivenöl zum Reis in der Pfanne geben, vermischen und falls notwendig noch etwas salzen. Pfanne zudecken, damit der Reis schön warm bleibt.

Blattspinat waschen und nur leicht abtropfen lassen. In einem Kochtopf 1 EL Fett erhitzen und den Blattspinat dazugeben. Topf mit Deckel schließen und 2 Minuten dämpfen. Deckel entfernen und fertig garen, bis das Wasser verdampft ist. Mit Salz und Pfeffer gut würzen.

In einer Bratpfanne 1 EL Fett schmelzen und auf Mittelhitze den Lachs zuerst auf der Seite mit der Haut braten (ca. 3 Minuten), dann drehen und auf der anderen Seite bis zum gewünschten Garpunkt fertig braten.

Auf zwei Teller Reis verteilen, Spinat darauf oder daneben anrichten und die Hälfte des Lachsfilets darauflegen. Mit Sesamsamen garnieren.

Quick-Fix-Rezept: Blumenkohlreis ersetzen durch 175 g gedämpfte Kartoffeln.

Lachs auf Spinat

ZUBEREITUNGSZEIT 30 MINUTEN   ZUTATEN FÜR 2 PORTIONEN

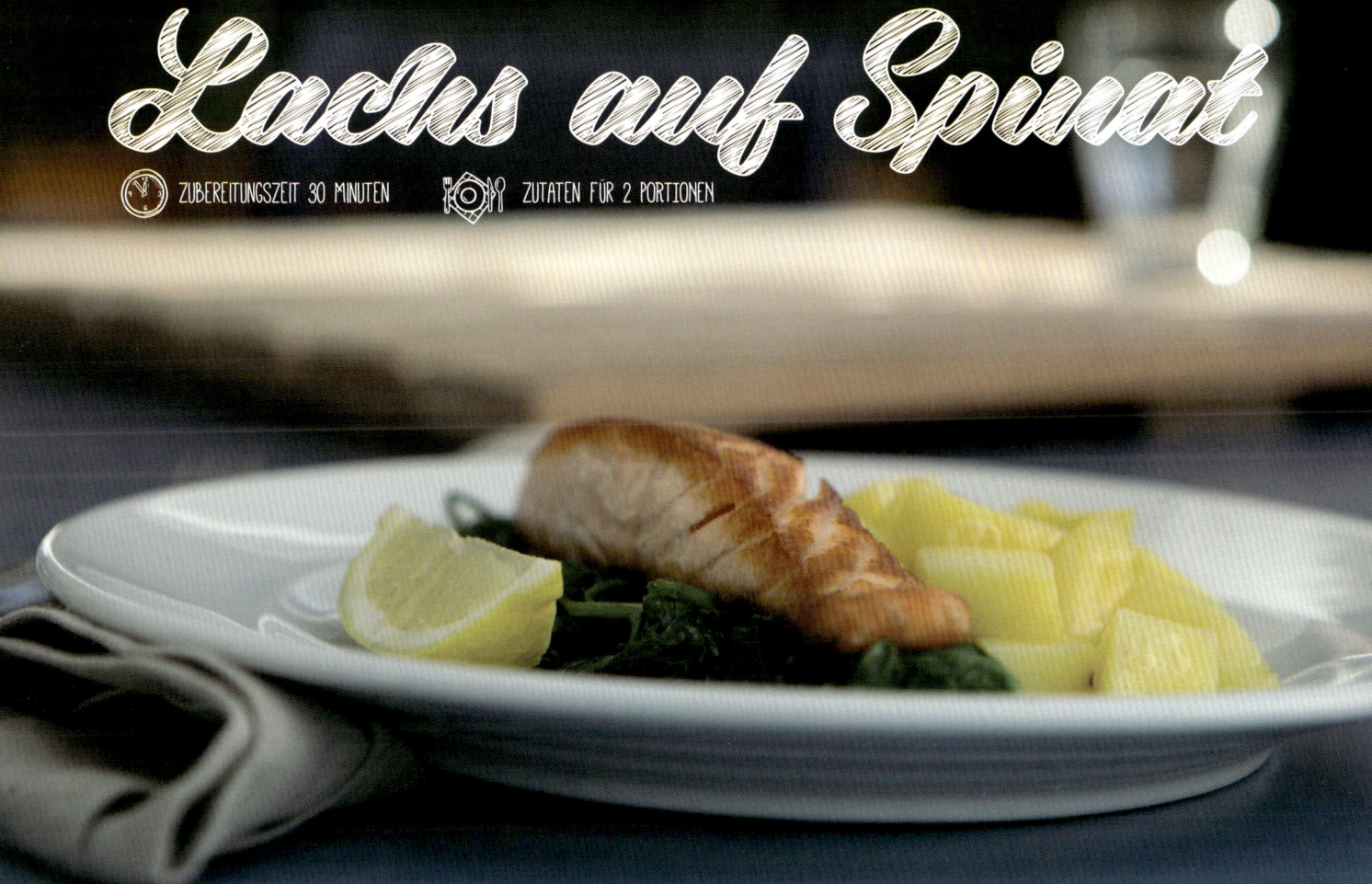

HÄHNCHENBRUST MIT SÜSSKARTOFFEL-KAROTTEN-SALAT

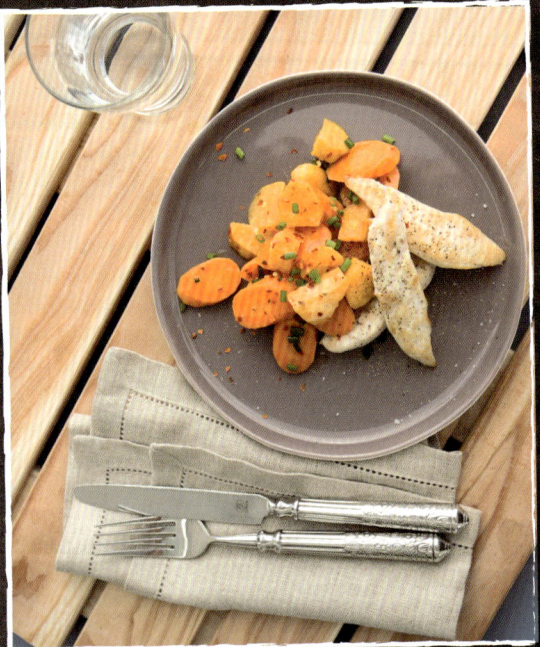

⏱ ZUBEREITUNGSZEIT 30 MINUTEN

🍽 ZUTATEN FÜR 2 PORTIONEN

- 250 g Hähnchenbrust (ohne Haut)
- 1 EL Bratbutter, Ghee oder Kokosöl
- 300 g Karotten (geschält)
- 200 g Süßkartoffeln (geschält)
- 3 EL Olivenöl (extra vergine)
- Meersalz
- Pfeffer
- Chiliflocken
- frische Kräuter (Petersilie, Estragon)

Zubereitung

Karotten und Süßkartoffeln in gleich große Stücke schneiden. In Salzwasser oder Dampfgarer weich dämpfen. In einer Schüssel etwas abkühlen lassen.

In einer Bratpfanne bei mittlerer Hitze 1 EL Ghee erhitzen und die Hähnchenstücke darin von beiden Seiten anbraten. Hitze reduzieren und bei zugedeckter Pfanne durchgaren lassen. Kräuter fein schneiden und zu den Gemüsewürfeln geben. Olivenöl und Chiliflocken darüber verteilen, alles vorsichtig vermischen. Mit Meersalz und Pfeffer abschmecken.

- 300 g Rinderhackfleisch (nicht mager!)
- 400 g Tomaten (geschält, zerkleinert, Dosentomaten ohne Gewürze etc. sind ideal)
- 1–2 dl Wasser
- 250 g Kartoffeln (geschält und in Stücke geschnitten)
- frischer Basilikum, Petersilie, Thymian und/oder Oregano
- getrocknete Kräuter (optional)
- Meersalz
- Pfeffer
- Cayennepfeffer (optional, sehr scharf)

Zubereitung

Rinderhackfleisch in antihaftbeschichteter Pfanne bei mittlerer Hitze anbraten. Tomaten, 1 dl Wasser dazugeben, salzen und pfeffern. 15 Minuten leicht köcheln lassen.
Kräuter waschen, trocken tupfen und klein schneiden. Kartoffeln und Kräuter zum Fleisch und zu den Tomaten in den Topf geben und weitergaren, bis die Kartoffeln weich sind (ca. 20 Minuten, je nach Größe der Kartoffelstücke).
Gericht probieren und evtl. nochmals salzen und/oder pfeffern.

Ist nur mageres Rindfleisch erhältlich, 1 EL Bratbutter in der Pfanne schmelzen und das Fleisch darin anbraten.

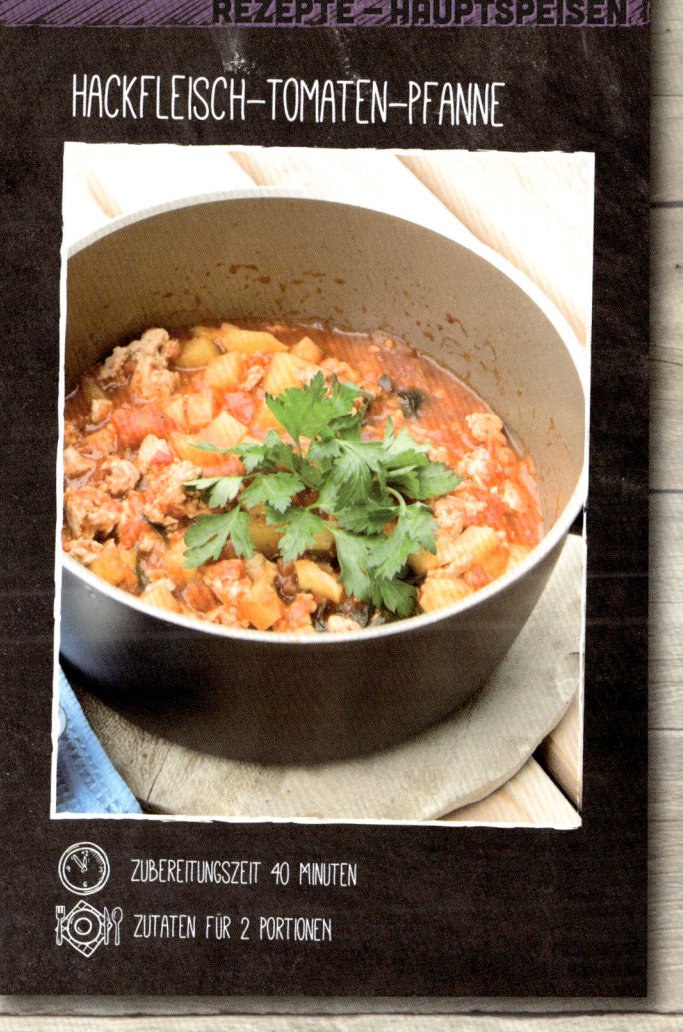

HACKFLEISCH-TOMATEN-PFANNE

ZUBEREITUNGSZEIT 40 MINUTEN

ZUTATEN FÜR 2 PORTIONEN

Blumenkohlsteak

mit pochiertem Ei und Süsskartoffelpommes

ZUBEREITUNGSZEIT 40 MINUTEN

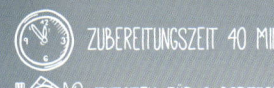

ZUTATEN FÜR 2 PORTIONEN

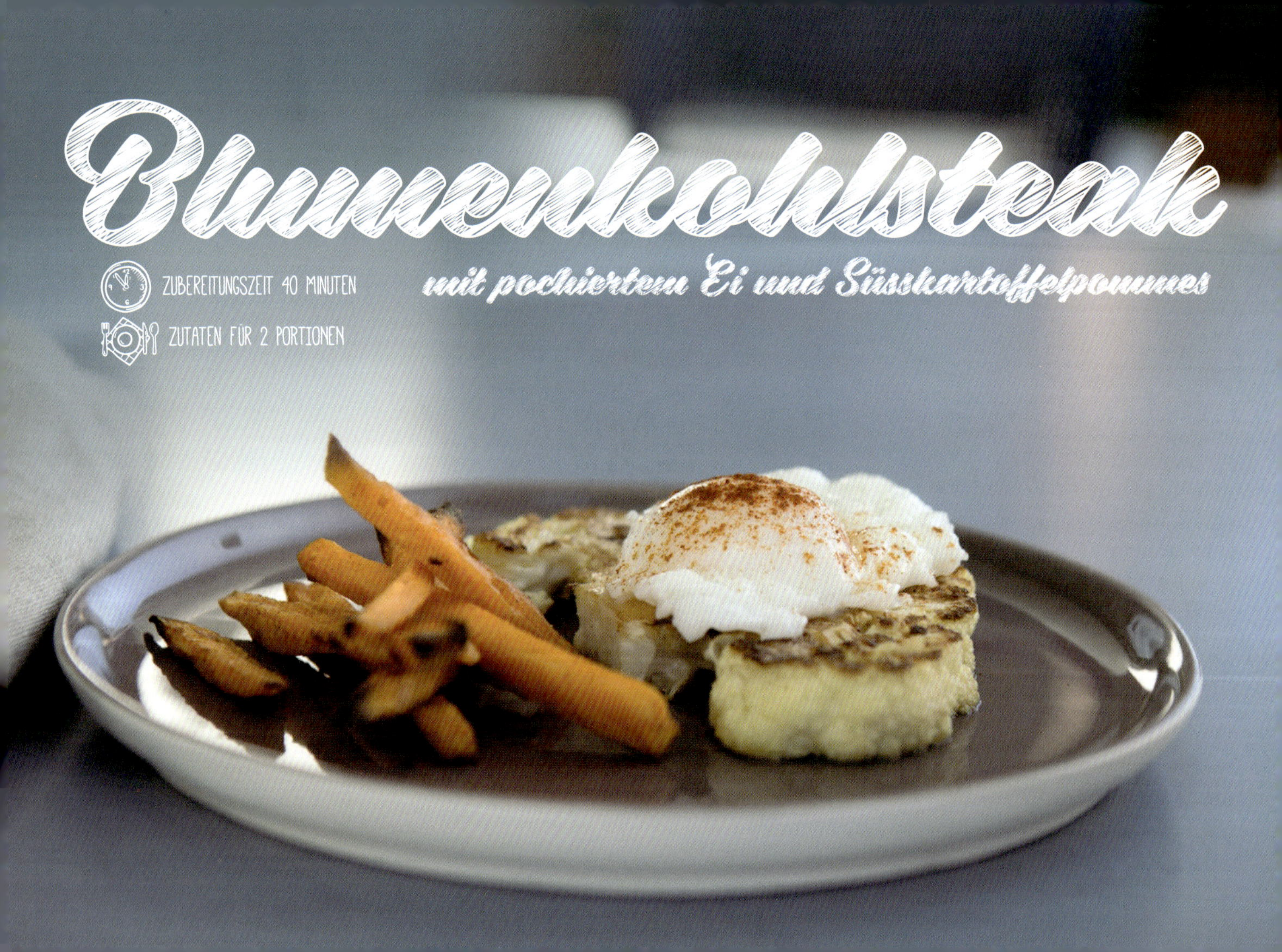

- *1 großer Blumenkohl*
- *4 Hühnereier*
- *400 g Süßkartoffeln (geschält)*
- *3 EL Kokosöl*
- *Meersalz*
- *Cayennepfeffer (sehr scharf) und/oder Paprikapulver*

ALTERNATIV:
ANSTELLE VON POCHIERTEN EIERN KÖNNEN SPIEGELEIER AUF DIE
BLUMENKOHLSTEAKS GELEGT WERDEN.

Zubereitung

Backofen auf 180 °C erhitzen. Backblech in den Ofen schieben, damit es richtig heiß wird.

Süßkartoffeln der Länge nach in gleich dicke Pommes schneiden. 2 EL Kokosöl erwärmen, bis es flüssig ist. Pommes in eine Schüssel geben und Kokosöl darüber gießen. Salzen, pfeffern und mit Paprikapulver bestreuen. Mit den Händen die Gewürze und das Öl über alle Pommes gleichmäßig verteilen.

Blech aus dem Ofen nehmen, Backpapier darauflegen und die Pommes in einer Schicht darauf verteilen. Für 20 Minuten in den Ofen schieben.

Vom Blumenkohl die Blätter wegschneiden. Mit einem großen Messer vom Mittelteil des ganzen Blumenkohls zwei Scheiben von je 1,5 cm Dicke quer schneiden.

In einer Bratpfanne 1 EL Kokosöl erhitzen und die Blumenkohlscheiben auf beiden Seiten kurz anbraten, bis sie leicht braun sind.

Vorsichtig aus der Pfanne nehmen, damit die Scheiben ganz bleiben und ebenfalls neben die Süßkartoffeln auf das Backblech legen. Die Süßkartoffelpommes drehen, damit diese rundherum leicht braun und knusprig werden. Blech nochmals für 10 bis 15 Minuten in den Ofen schieben, bis der Blumenkohl gar ist.

In einem Kochtopf Wasser aufkochen. Die Eier separat in einer Schüssel aufschlagen und je nach Größe des Kochtopfes 2 oder gleich alle 4 Eier vorsichtig in das kochende Wasser gleiten lassen. Hitze sofort reduzieren, sodass das Wasser nur noch leicht simmert. Je nach gewünschter Flüssigkeit des Eigelbs, die Eier zwischen 3 und 5 Minuten garen. Mit einer Schaumkelle einzeln aus dem Wasser nehmen und abtropfen lassen.

Je zwei pochierte Eier auf ein Blumenkohlsteak legen, mit Salz, Pfeffer und Paprika würzen, dazu die Süßkartoffelpommes servieren.

- *300 g Hähnchen- oder Truthahnhackfleisch*
- *2 Frühlingszwiebeln*
- *2 EL Senf (scharf)*
- *2 Scheiben Zucchini (siehe Foto)*
- *1 reife Avocado*
- *½ Bund frischer Schnittlauch*
- *1 TL Sambal Oelek*
- *4 Streifen Bratspeck*
- *Salatblätter*
- *20 g Parmesan oder Pecorino (sind laktosefrei)*
- *Salat- oder Essiggurken (in Scheiben)*
- *Meersalz*
- *Pfeffer (schwarz)*
- *2 Portionen Süßkartoffelpommes (siehe Rezept Seite 159)*

Zubereitung

Frühlingszwiebeln waschen, Wurzelende und den größten Teil der grünen Blätter abschneiden. Die Zwiebel fein hacken.

Hackfleisch, gehackte Zwiebel, Senf, Salz und Pfeffer in einer Schüssel gut vermischen. Am besten geht dies mit den Händen. Aus der Fleischmasse zwei Burger formen. In der Mitte der Burger eine leichte Vertiefung eindrücken, damit diese gleichmäßig durchbraten.

Avocado halbieren, Kern entfernen, aus der Schale lösen und in eine Schüssel legen. Schnittlauch waschen, trocknen, in feine Ringe schneiden und zur Avocado in die Schüssel geben. Sambal Oelek, Pfeffer und Salz dazugeben. Mit einer Gabel die Avocado gut zerdrücken und alles vermischen.

Bei guter Mittelhitze eine Bratpfanne erhitzen und den Bratspeck darin auf beiden Seiten braten, bis er schön braun und knusprig ist. Vorsichtig aus der Pfanne nehmen und auf ein Küchenpapier legen.

In der Pfanne mit dem ausgetretenen Fett des Bratspecks die Burger und Zucchinischeiben braten. Geflügelfleisch immer ganz durchbraten. Dies dauert je nach Dicke der Burger ca. 10 Minuten.

Parmesan reiben oder raffeln.

Die Zucchinischeiben auf Teller legen, darauf ein Burger, Bratspeck, Gurken und Salatblätter. Auf das Salatblatt 1 bis 2 EL Guacamole geben und mit Käse garnieren.

Süßkartoffelpommes und die restliche Guacamole zum Burger servieren.

Guacamole kann nur mit einer reifen Avocado hergestellt werden. Eine Avocado ist dann reif, wenn sie auf Druck mit dem Finger leicht nachgibt.

Paleo-Burger

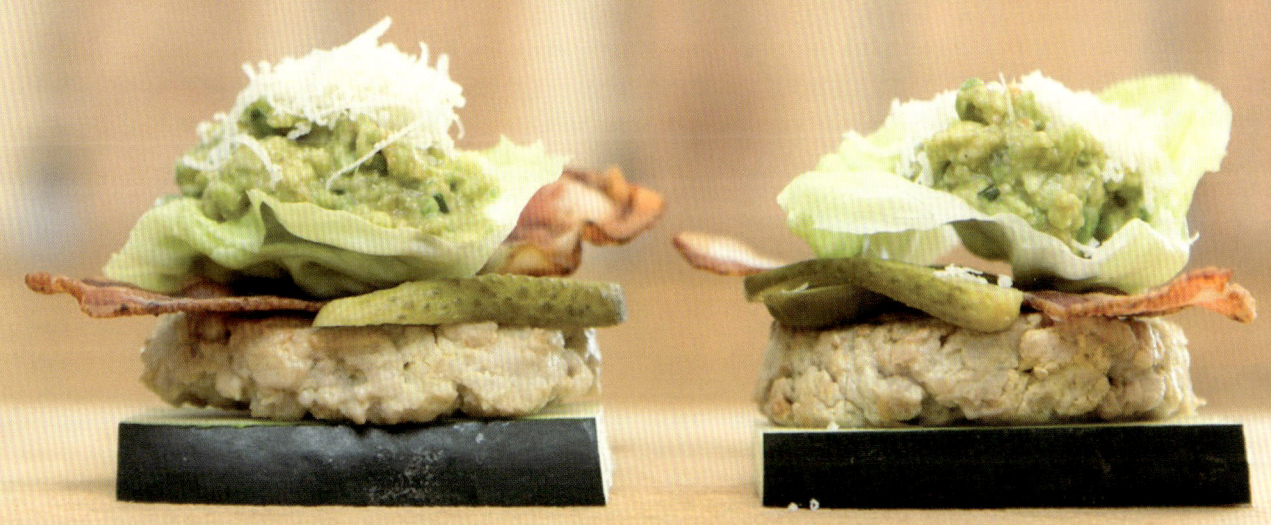

SÜSSKARTOFFELNUDELN MIT HÄHNCHENLEBER

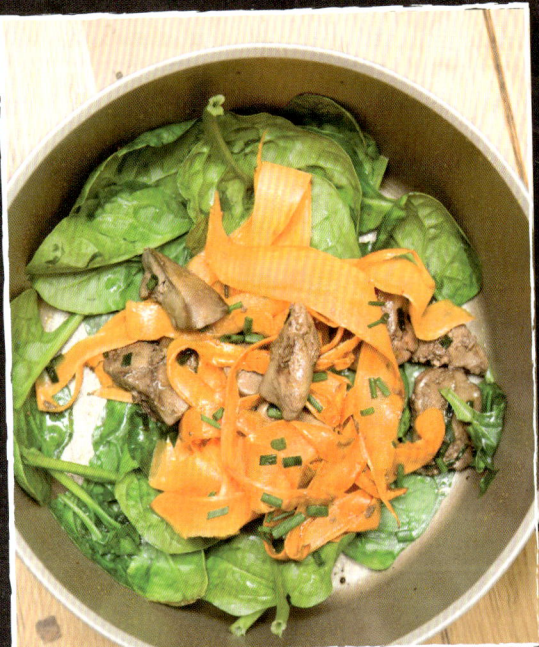

🕐 ZUBEREITUNGSZEIT 40 MINUTEN

🍴 ZUTATEN FÜR 2 PORTIONEN

- 200 g Hähnchenleber (von Bio-Freilauf-Hühnern!)
- 1 EL Butter   • ½ Bund frischer Schnittlauch
- Meersalz   • Pfeffer (schwarz) oder Cayenne (sehr scharf)
- 400 g Süßkartoffeln (geschält)
- 2 EL Bratbutter, Ghee oder Kokosöl
- 200 g Blattspinat (frisch, gewaschen und getrocknet)

ALTERNATIV:
ANSTELLE VON HÜHNERLEBER MINUTENSCHNITZEL (KALB, RIND ODER SCHWEIN) DAZU SERVIEREN. LEBER MIT CREVETTEN IM SPECKMANTEL AUSTAUSCHEN. LEBER DURCH 2 POCHIERTE ODER SPIEGELEIER ERSETZEN.

Zubereitung

Hähnchenleber unter kaltem Wasser abspülen und mit Haushaltspapier trocken tupfen. Die Leber von Sehnen und Häutchen säubern. Schnittlauch waschen, trocknen und in feine Ringe schneiden.

Süßkartoffeln mit dem Gemüsehobel oder Sparschäler in lange dünne Streifen schneiden.

Herd auf mittelhohe Hitze einstellen. Eine antihaftbeschichtete Bratpfanne erhitzen und die Leber kurz trocken (ohne Zugabe von Fett) anbraten. Auf jeder Seite 1 bis 2 Minuten genügen.

Die ganz Hitze ausschalten und 1 EL Butter zur Leber geben, Schnittlauch darüber streuen, salzen, pfeffern und warm stellen.

In einer großen Bratpfanne auf mittelhoher Hitze die Bratbutter erhitzen und die Süßkartoffelnudeln darin weich dünsten. Blattspinat dazugeben und zusammenfallen lassen. Salzen und pfeffern.

Die Nudeln auf zwei Tellern anrichten und die Hühnerleber darüber verteilen.

KÜRBISSUPPE MIT HÄHNCHENBRUST

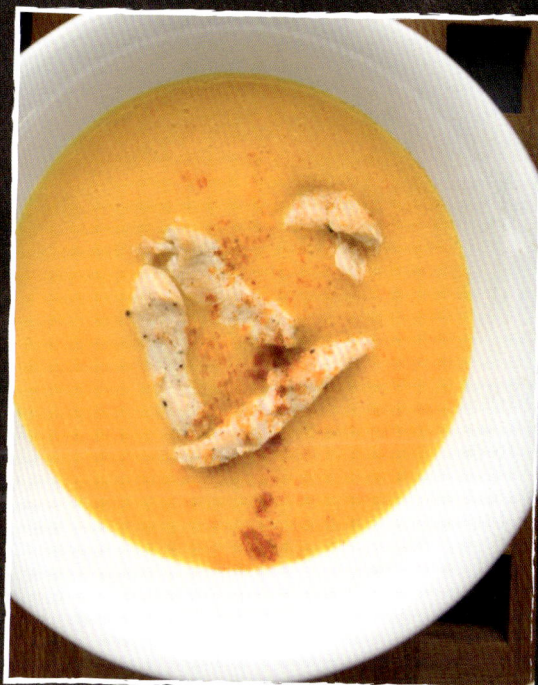

- 250 g Kürbis (geschält, z. B. Butternuss, Muskatkürbis oder Baby Bear)
- 200 g Kartoffeln (geschält)
- 250 g Hähnchenbrust (ohne Haut)
- 2 dl Kokosmilch (Thai-Kitchen)
- 2 dl Wasser
- 30 g frischer Ingwer (geschält und gerieben)
- Meersalz, Pfeffer
- Muskatnuss (optional, gemahlen)
- Kurkuma (optional)
- Zimt gemahlen (optional)

ALTERNATIV:
HÄHNCHENBRUST DURCH 250 GRAMM GROSSE CREVETTEN, GESCHÄLT UND GEKOCHT, ERSETZEN.

Zubereitung

Kürbis und Kartoffeln in Stücke schneiden. Im Dampfgarer oder Salzwasser weich garen.

Hähnchenbrust in schmale Streifen schneiden und in antihaftbeschichteter Pfanne anbraten. Salzen, pfeffern und warm stellen. Kokosmilch, Wasser, Kürbis, Kartoffeln und geriebenen Ingwer in einen Mixbecher geben und mit dem Stabmixer oder der Küchenmaschine pürieren. Die Flüssigkeit in einer Pfanne erwärmen, evtl. noch etwas Wasser oder Kokosmilch dazugeben und mit Salz und Gewürzen abschmecken. Die gegarten Hähnchenstreifen in die Suppe geben.

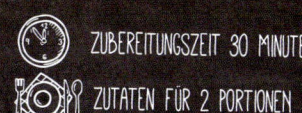

ZUBEREITUNGSZEIT 30 MINUTEN

ZUTATEN FÜR 2 PORTIONEN

- *2 Fischfilets à 150 g (frisch oder aufgetaut)*
- *4 dünne Scheiben Zitrone*
- *50 g Ingwer (frisch)*
- *4 große Basilikumblätter (frisch)*
- *500 g Randen (gedämpft und geschält)*
- *2 EL Olivenöl*
- *frischer und/oder getrockneter Thymian*
- *Meersalz*
- *Pfeffer*
- *30 g Pistazien (gesalzen und geschält)*

Zubereitung

Backofen auf 180 °C aufheizen. Großes Backblech mit Backpapier auslegen.

Fisch waschen und trocken tupfen. Zitrone waschen, trocknen und in dünne Scheiben schneiden. Ingwer schälen und in Scheibchen schneiden. Basilikumblätter waschen und trocken tupfen.

In der Mitte eines Backpapiers 2 Zitronenscheiben nebeneinander legen. Das Fischfilet auf die Zitronenscheiben legen, salzen und pfeffern. Die Hälfte der Ingwerscheibchen und zwei Basilikumblätter darauf verteilen.

Jetzt das Backpapier zusammenfalten, sodass Fisch und Zutaten gut eingepackt sind und kein Dampf entweichen kann. Die Pakete auf eine Hälfte des Backblechs legen.

Die Randen in gleichmäßige Stücke schneiden und in eine Schüssel geben. Thymian waschen und trocken tupfen, Blättchen vom Stängel abstreifen. 2 EL Olivenöl, Thymian, Salz und Pfeffer zu den Rote-Bete-Stücken in die Schüssel geben und gut verrühren. Die gewürzten und geölten Rote Bete auf die andere Hälfte des Backpapiers geben.

Backblech mit Fischpaketen und Roter Bete für 20 Minuten in den Ofen schieben.

Je ein Fischpaket und die Hälfte der Randen auf einen Teller verteilen. Die gehackten Pistazien über die Randen geben und evtl. noch etwas mehr frischen Thymian darüberstreuen.

Randen mit Pistazien kann auch kalt als Salat gegessen werden. Eine schnelle Mahlzeit zum Beispiel zusammen mit Thunfisch aus der Dose oder geräuchertem Forellenfilet.

Quick-Fix-Rezept: Pistazien weglassen.

Fisch im Paket

mit Randensalat

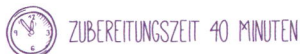 ZUBEREITUNGSZEIT 40 MINUTEN   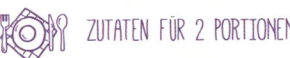 ZUTATEN FÜR 2 PORTIONEN

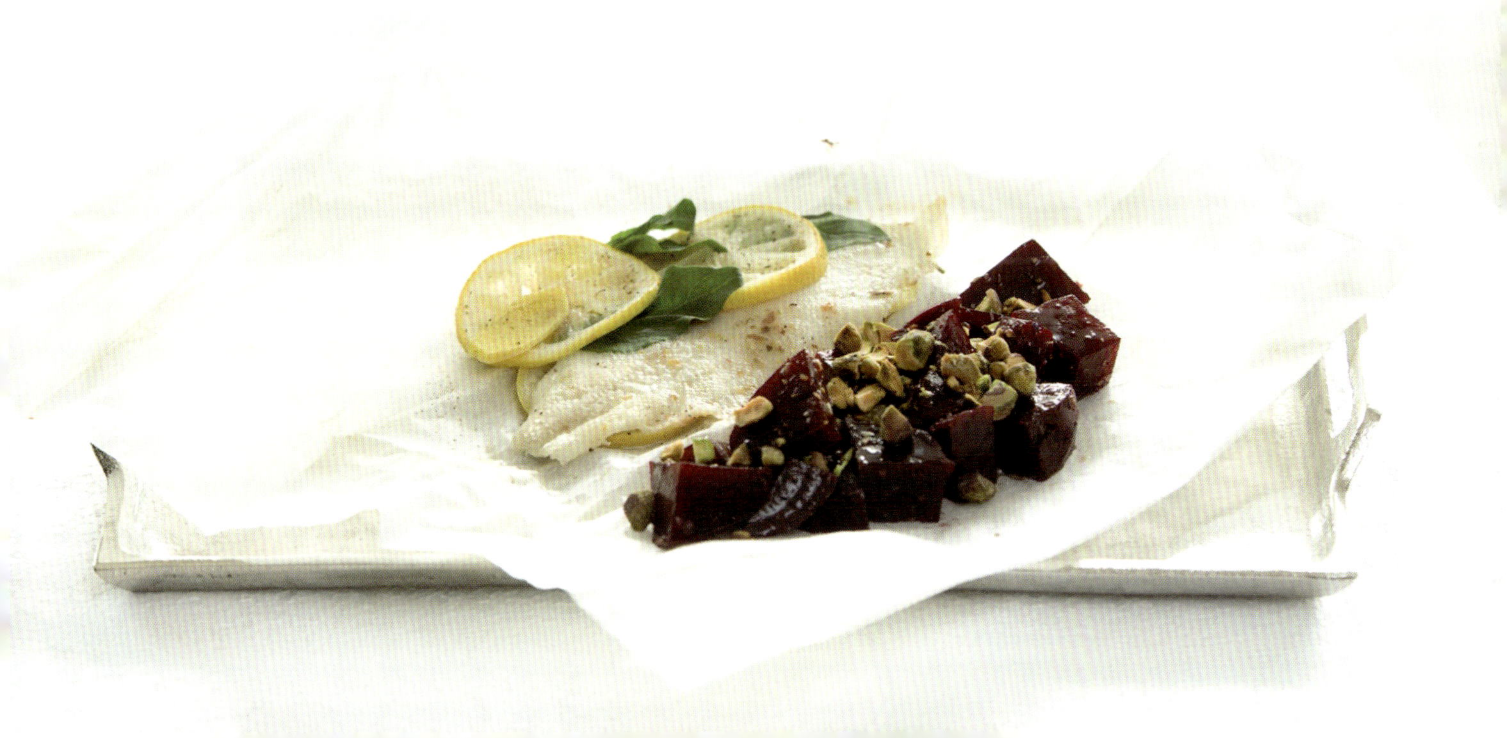

Paleo-Bibimbap

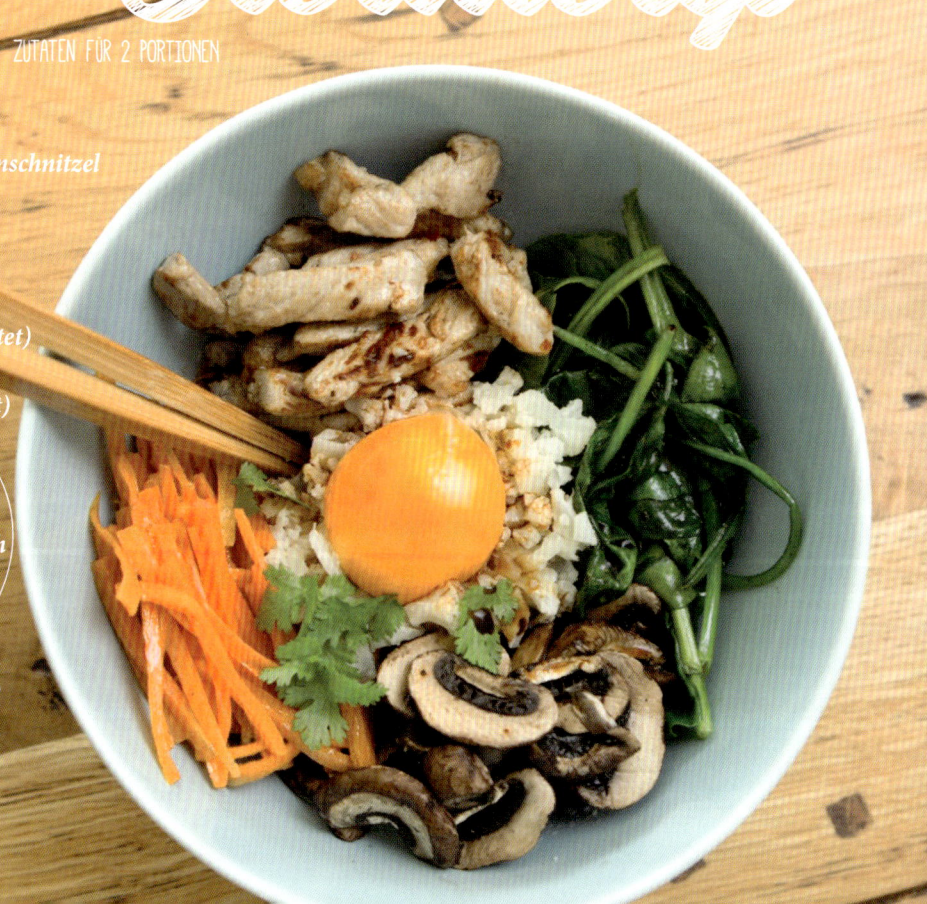

ZUBEREITUNGSZEIT 40 MINUTEN   ZUTATEN FÜR 2 PORTIONEN

- 200 g Rind-, Kalb- oder Schweineminutenschnitzel
- 1 EL Kokosöl
- 50 g Blattsalat (frisch)
- 100 g Karotten
- 200 g Champignons
- 500 g Blumenkohl (gewaschen und gerüstet)
- 1 EL Kokosöl
- 2 Hühnereier (nur Eigelb wird verwendet)
- Tamari (glutenfreie Sojasauce)
- Fischsauce (optional)
- Tabasco oder Chilisauce (optional)
- frischer Koriander und/oder Schnittlauch
- 1 EL Olivenöl
- Meersalz

ALTERNATIV:
ANSTELLE DES ROHEN HÜHNEREIS KANN EIN SPIEGELEI ODER
POCHIERTES EI AUF DEN BLUMENKOHLREIS GELEGT WERDEN.

Zubereitung

Blumenkohl in Stücke schneiden und in der Küchenmaschine zerkleinern. Die Blumenkohlstückchen sollten ungefähr so groß wie Reiskörner sein.

In einem Kochtopf 2 l Wasser aufkochen, 1 EL Salz dazugeben und die Blumenkohlstückchen im kochenden Wasser 2 bis 4 Minuten blanchieren, sodass sie noch leicht Biss haben.

Wasser abgießen und 1 EL Kokosöl zum Blumenkohlreis in die Pfanne geben, vermischen und falls notwendig noch etwas salzen. Pfanne zudecken, damit der Reis schön heiß bleibt.

Karotten schälen und in feine Streifen schneiden. Spinat waschen, trocknen. Champignons reinigen und vierteln. Karotten und Champignons separat kurz dämpfen.

Fleisch in dünne Streifen schneiden. 1 EL Kokosöl in einer Bratpfanne erhitzen und das Fleisch darin 1 bis 2 Minuten anbraten. Herausnehmen und warm stellen.

In derselben Bratpfanne im übriggebliebenen Kokosöl den Blattspinat kurz weich dämpfen.

Zwei hitzebeständige Schüsseln vorwärmen. Den Blumenkohlreis darin verteilen. Die verschiedenen, noch heißen Gemüse und das Fleisch rundherum verteilen. In der Mitte Platz freilassen für das Eigelb.

Vorsichtig ein Hühnerei aufschlagen und das Eiweiß in eine Schüssel geben. Das Eigelb vorsichtig in die Mitte der Schüssel platzieren.

Das Gericht mit frischem Koriander bestreuen und etwas Tamari, Fischsauce und/oder Tabasco darüberträufeln.

So wird Bibimbap gegessen:

Am Tisch gibt jeder selbst noch mehr Tamarisauce, Tabasco und/oder Chilisauce auf das Gericht, sticht mit den Stäbchen in das Eigelb und vermengt den Blumenkohlreis mit dem Ei. So wird das Ei durch das heiße Gericht automatisch ein bisschen gegart.

Blumenkohlreis kann auch in der Mikrowelle gegart werden.

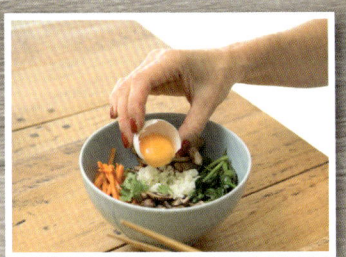
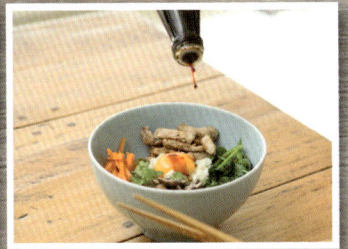
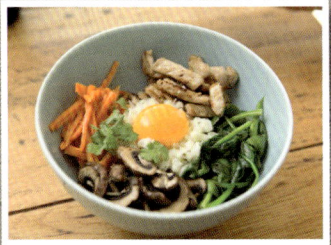
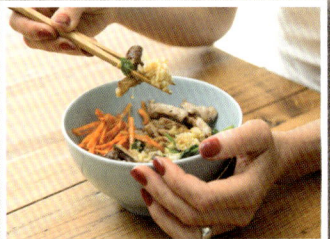

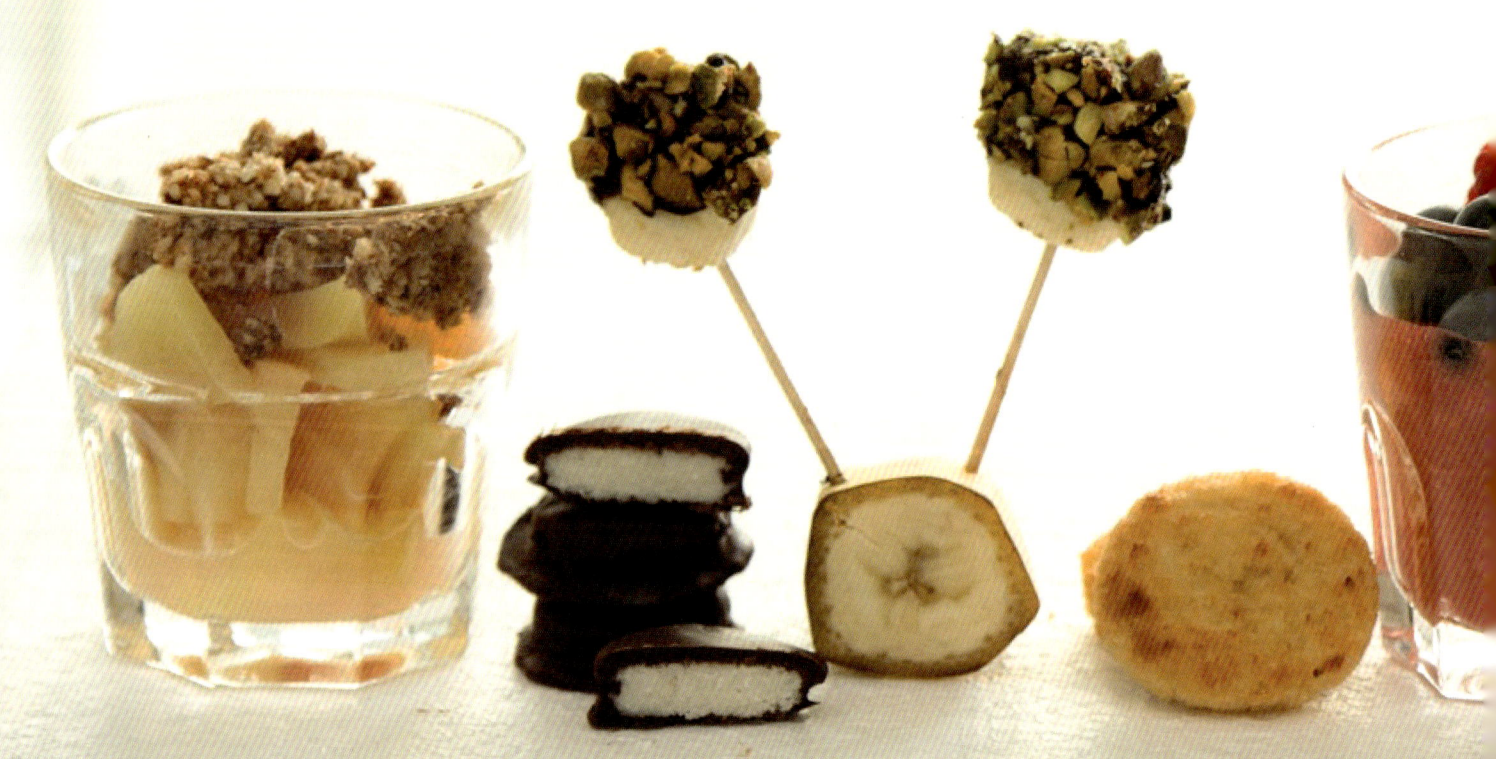

Kleine Pure-Food-Paleo Nachspeisen

Abnehmen und Nachspeisen – das widerspricht sich doch!? Ja und nein. Die Nachspeise darf natürlich nicht riesig und auch keine Zuckerbombe sein.

Du findest hier kleine Häppchen, die nach einer Hauptmahlzeit (hauptsächlich Protein, Gemüse und natürlichen Fetten) ohne schlechtes Gewissen deine Lust auf Süßes befriedigen.

Essen muss alle Sinne befriedigen und alle notwendigen Nährstoffe enthalten. Nur so wirst du langfristig deine Ernährung und deinen Lebensstil umstellen und erfolgreich dein optimales Gewicht halten.

PS: Wenn du merkst, dass du mehr als die angegebene Portion isst und/oder immer mehr Lust auf Süßigkeiten entwickelst, dann ist es empfehlenswert, mal zwei bis drei Wochen ganz und konsequent auf Süßes zu verzichten.

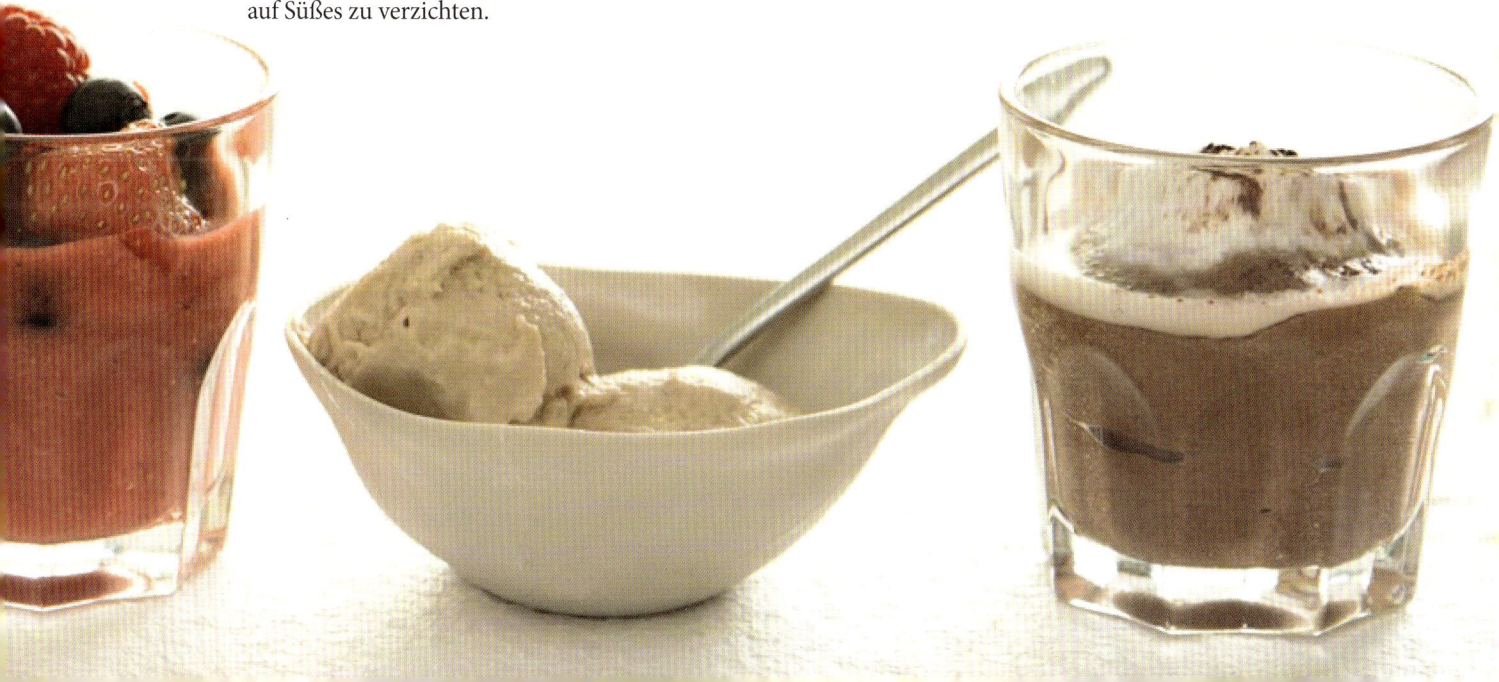

SCHOKOMOUSSE

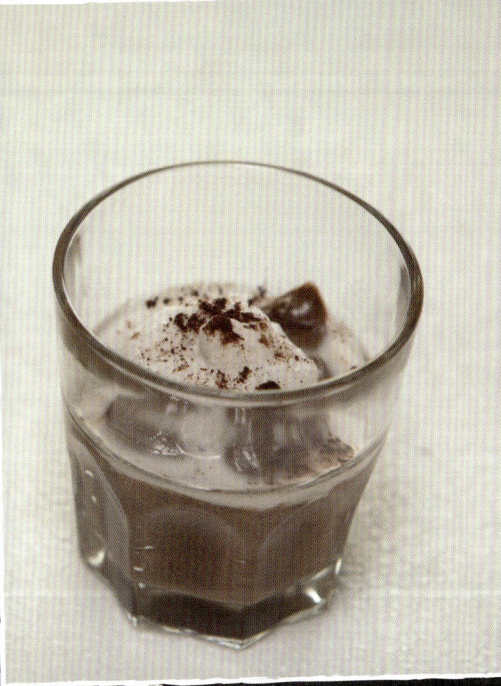

ZUBEREITUNGSZEIT 10 MINUTEN (KÜHLZEIT MIND. 3 STUNDEN)

ZUTATEN FÜR 2 PORTIONEN

- 2 Hühnereier
- 50 g Schokolade (70 % Kakaogehalt)
- 1 kleine Prise Meersalz (optional)

Zubereitung

Die Eier trennen und separat in Schüsseln geben. Die Eiweiße mit kleiner Prise Salz steif schlagen.

Schokolade in der Mikrowelle oder im Wasserbad schmelzen. Die flüssige Schokolade unter stetigem Rühren mit dem Eigelb vermischen.

Ein Drittel von der steifen Eiweißmasse mit dem Mixer unter die Schokolade-Eigelb-Masse mixen.

Die restlichen steifen Eiweiße vorsichtig mit dem Küchenspatel von Hand unter die Schokomasse mischen.

In 2 Gläser oder Schüsselchen abfüllen, mit Klarsichtfolie bedecken und mindestens 3 Stunden in den Kühlschrank stellen.

Serviervorschlag:

Ein wenig frische Beeren, Beerenkompott, geschlagener Kokos- oder Vollrahm auf die Mousse geben.

Achtung:

Es werden rohe Eier verwendet, darum noch am gleichen Tag konsumieren. Nur sehr frische Eier verwenden.

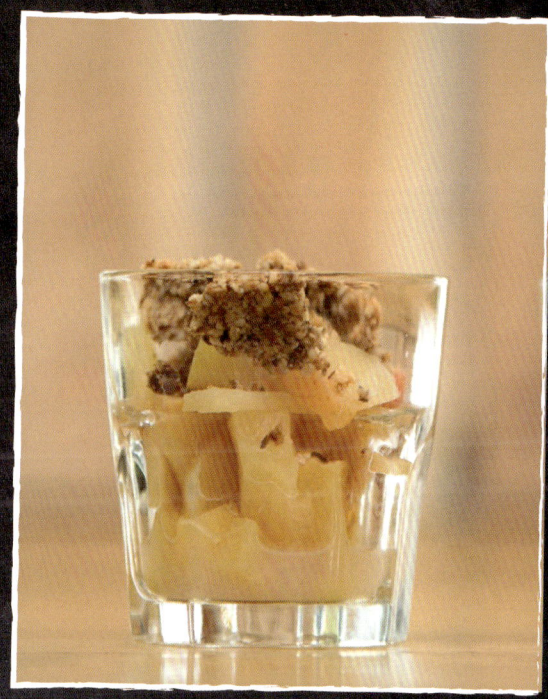

APFEL UNTER DER HAUBE

- 1 großer Apfel
- 1 TL Zitronen (Saft)
- 1 EL Wasser
- 40 g Mandeln (fein gemahlen)
- 5 g/1 TL Honig
- 10 g/1 EL Kokosöl oder Butter (flüssig)
- ½ TL Zimt (gemahlen)

ALTERNATIV:
ANSTELLE VON APFEL BIRNE ODER STEINOBST VERWENDEN.
MANDELN ERSETZEN DURCH MACADAMIAS ODER PEKANNÜSSE.

Zubereitung

Ofen auf 180 °C erhitzen. Backblech mit Backpapier auslegen. Äpfel schälen, entkernen und in Stücke schneiden. In einem kleinen Kochtopf zusammen mit dem Zitronensaft und Wasser 10 Minuten dämpfen.

In einer Schüssel die Mandeln, Honig, Kokosöl und Zimt mit den Fingern vermengen, bis eine krümelige Masse entsteht.

Die Masse auf dem Backpapier flach verteilen und 7 bis 10 Minuten backen, bis die Krümel fein duften und goldbraun sind.

Den Apfelkompott in kleine Gläser oder Schüsseln füllen und die Nusskrümel darauf verteilen.

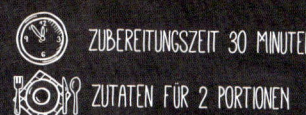

ZUBEREITUNGSZEIT 30 MINUTEN

ZUTATEN FÜR 2 PORTIONEN

BANANENCRUNCH

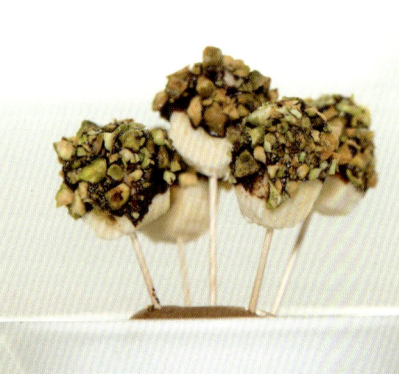

* *1 Banane*
* *50 g Schokolade (mindestens 70 % Kakaogehalt)*
* *40 g Pistazien (gesalzen, geschält)*

Zubereitung

Pistazien fein hacken, Schokolade in einer kleinen Schüssel in der Mikrowelle oder im heißen Wasserbad schmelzen.

Banane schälen und in ca. 1 cm dicke Scheiben schneiden. Je eine Scheibe auf ein Holzspießchen stecken, in die flüssige Schokolade tunken und in den gehackten Pistazien wenden.

Kurz im Tiefkühler hart werden lassen oder sofort essen.

ZUBEREITUNGSZEIT 15 MINUTEN

ZUTATEN FÜR 2 PORTIONEN

- 40 g Schokolade (mindestens 70 % Kakaogehalt)
- 10 g/1 EL Kokosöl
- 20 g Instant-Gelatine oder Eiweißpulver (neutral oder Vanillegeschmack)
- 20 g Kokosraspel
- 1 EL Kokosmilch

Zubereitung

In einer Schüssel Kokosraspel, Gelatine und Kokosmilch gut vermischen. Daraus 4 gleich große Stücke formen und in den Tiefkühler legen.

Schokolade und Kokosöl in einer kleinen Schüssel in der Mikrowelle oder über dem heißen Wasserbad schmelzen.

Gekühlte Kokosstücke in die flüssige Schokolade tauchen und wieder in den Tiefkühler geben. Schokolade beiseitestellen. Nach 10 Minuten die Bounties nochmals in die Schokolade tauchen und im Kühlschrank fest werden lassen.

Sobald die Schokolade hart ist, können die Bounties gegessen werden.

Aufbewahrung im Kühlschrank bis zu einer Woche.

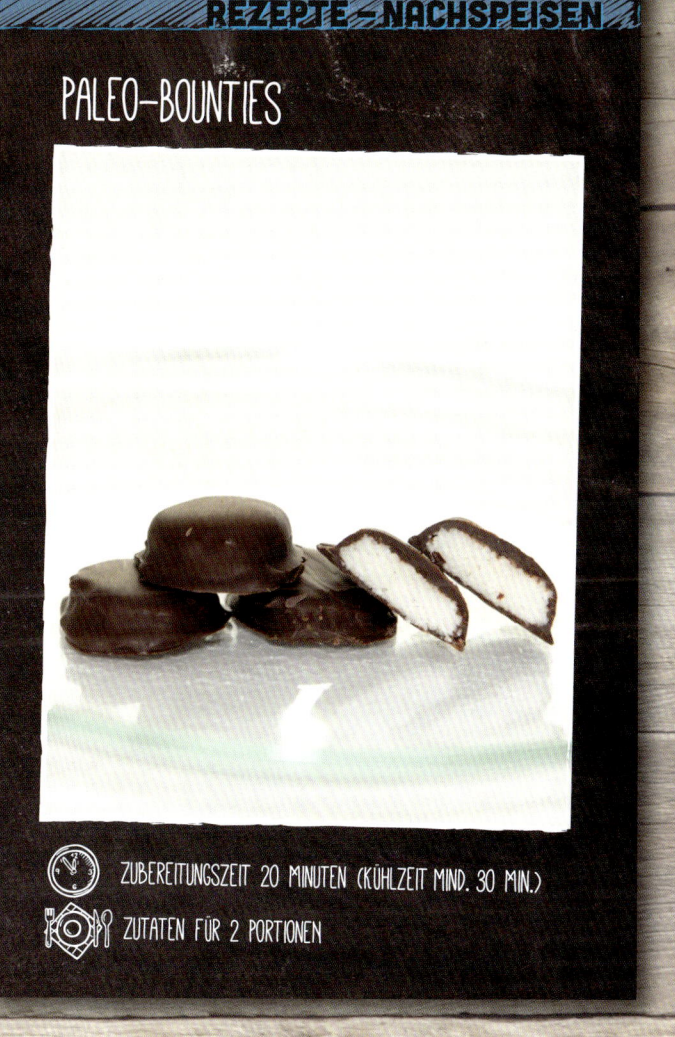

PALEO-BOUNTIES

ZUBEREITUNGSZEIT 20 MINUTEN (KÜHLZEIT MIND. 30 MIN.)

ZUTATEN FÜR 2 PORTIONEN

Macadamiakekse

 ZUBEREITUNGSZEIT 30 MINUTEN   ZUTATEN FÜR 8 STÜCK

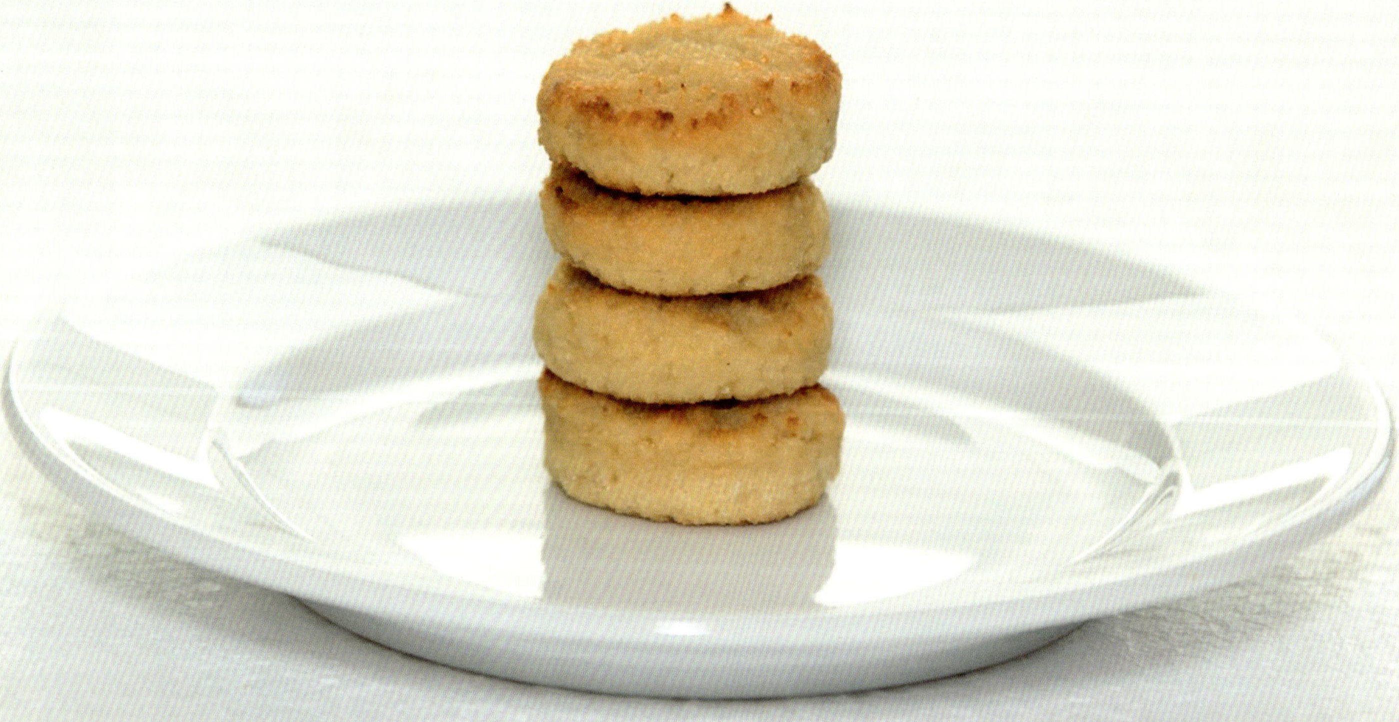

- 80 g *Macadamianüsse*
- 20 g *Instant-Gelatine oder Eiweißpulver* *(neutral oder Vanillegeschmack)*
- 1 *Hühnerei*
- 20 g/1 EL *Honig (flüssig)*
- 1 *Prise Salz*
- 30 g *Kokosmehl*
- 20 g *Kakaonibs oder Schokoladestücke* *(mindestens 70 % Kakaogehalt)*

Zubereitung

Backofen auf 180 °C aufheizen. Backblech mit Backpapier auslegen. Macadamianüsse fein mahlen. Zusammen mit den restlichen Zutaten (außer Kakaonibs/Schokolade) in eine Schüssel geben und zu einem Teig kneten.

Falls gewünscht, Kakaonibs oder Schokoladestücke unter den Teig kneten.

Teig in 8 Kugeln formen und auf dem Backpapier gleichmäßig flachdrücken (ca. 0,5 cm dick).

10 Minuten backen, bis Kekse goldbraun sind.

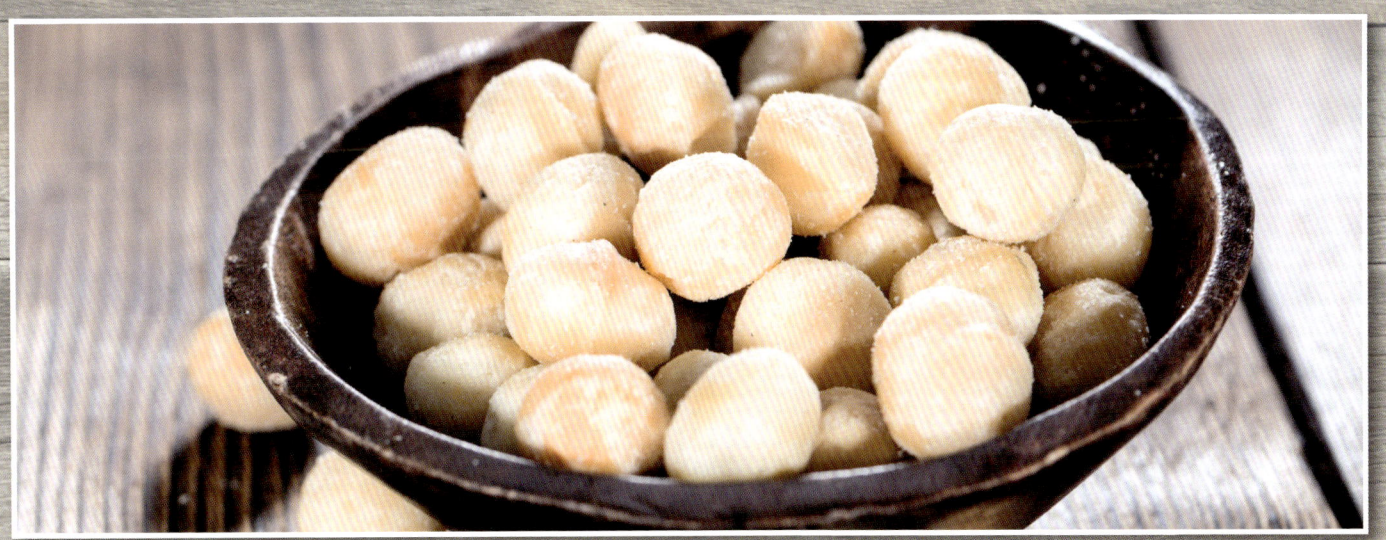

KAFFEEEIS

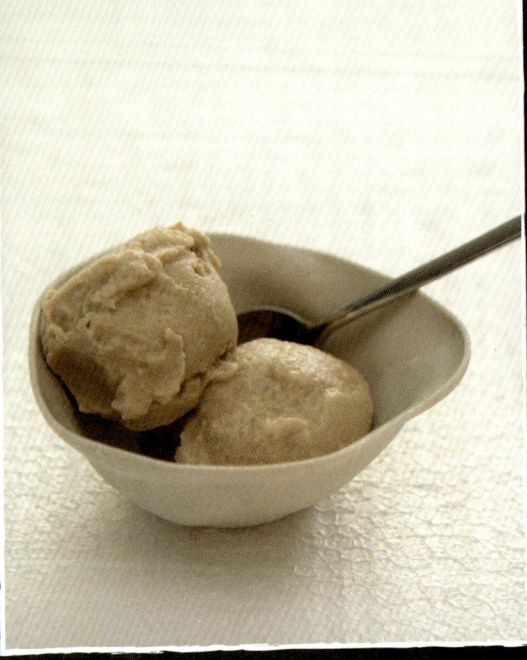

- *200 ml Kokosmilch (kalt, z. B. Thai-Kitchen)*
- *1 Espresso (koffeinfrei, abgekühlt)*
- *1 EL Honig (flüssig)*

Zubereitung
Alle Zutaten im Mixer gut vermischen und in die Eismaschine füllen. Gemäß Anleitung der Eismaschine zu Eis verarbeiten. Dauert ca. 20 Minuten.

In Gläser abfüllen, sofort genießen oder portionenweise einfrieren.

Kann mit Kakaonibs oder Schokoladenraspeln dekoriert werden.

ZUBEREITUNGSZEIT 5 MINUTEN

ZUTATEN FÜR 2 PORTIONEN

- 250 g Beeren (frisch oder aufgetaut)
- 20 g Instant-Gelatine oder Vanilleeiweißpulver
- 1 dl Kokosmilch
- 1 TL Vanillepulver/-extrakt
- 1 EL Honig (flüssig)

Zubereitung

Die Hälfte der Beeren und alle übrigen Zutaten in einen Mixbecher geben und pürieren.

In Gläser verteilen und mit den restlichen Beeren garnieren.

BEERENSUPPE

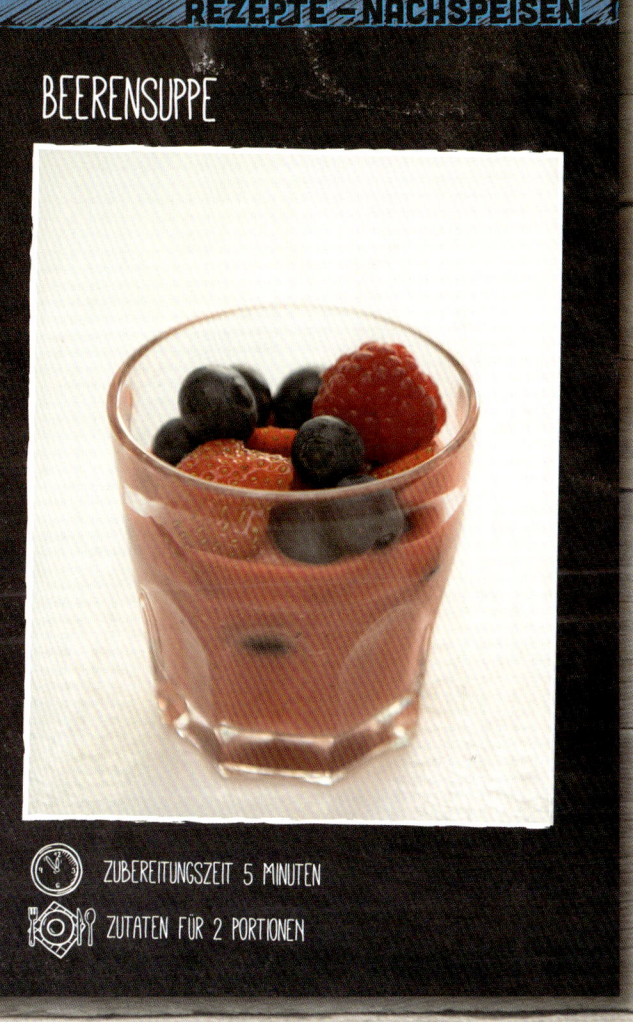

ZUBEREITUNGSZEIT 5 MINUTEN

ZUTATEN FÜR 2 PORTIONEN

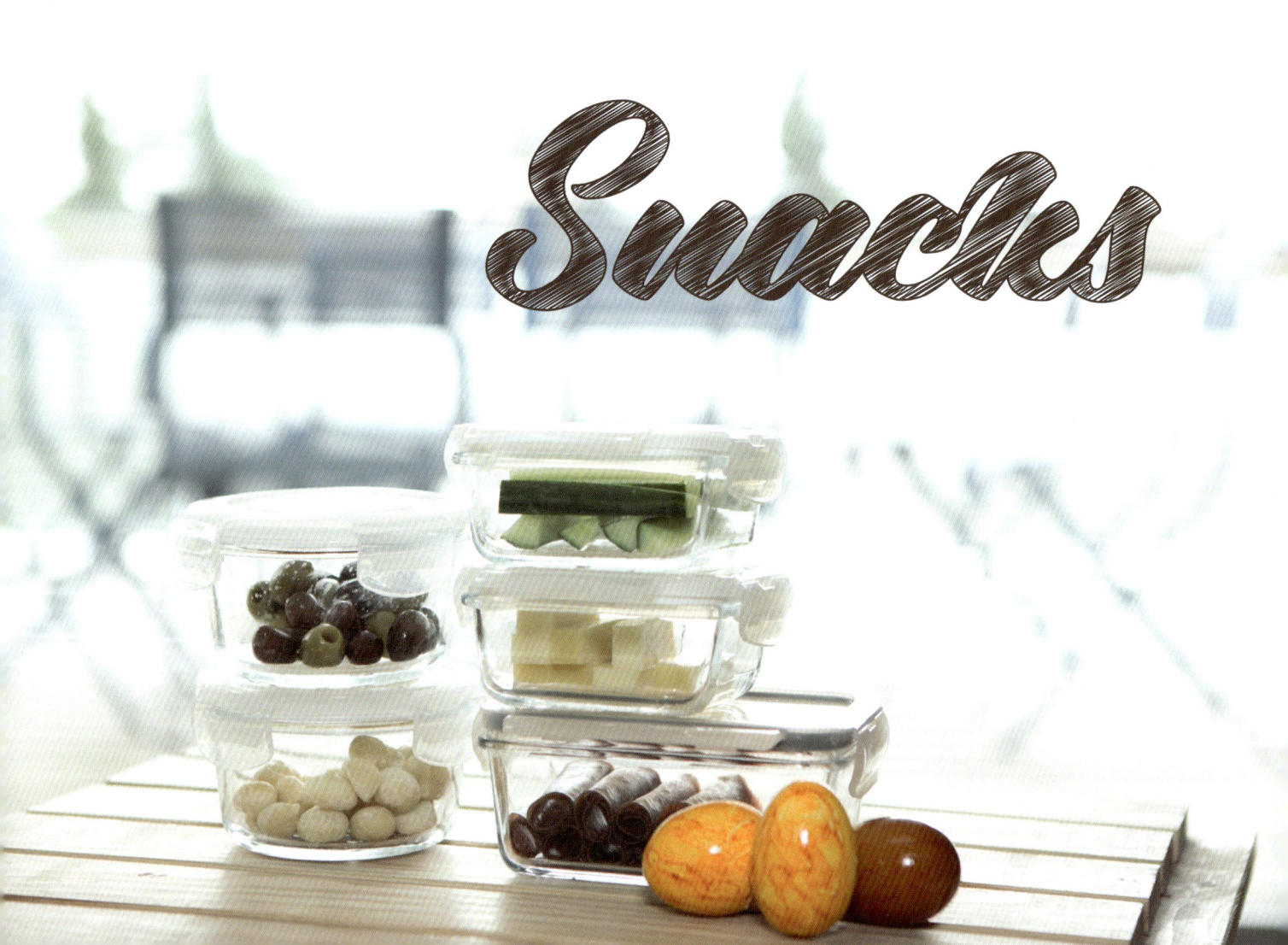

Snacks

Bei den Snacks ist wichtig, dass diese keine oder nur sehr wenige Kohlenhydrate enthalten. Die Gefahr bei kohlenhydrathaltigen Snacks (z. B. Schokoladenriegel) ist, dass diese den Blutzuckerspiegel ansteigen lassen und uns schon nach kurzer Zeit hungriger machen, als wir es vorher waren.

Ein guter Snack ist dazu da, unseren Hunger bis zur nächsten Hauptmahlzeit zu dämpfen. Der Blutzuckerspiegel sollte nur minimal ansteigen. Er soll unseren Magen und unser Hirn in der Ernährungsumstellung (Wechsel von Zuckerstoffwechsel zu Fettstoffwechsel) besänftigen und uns Energie geben.

EMPFEHLENSWERTE SNACKS
1 Portion ist je:

30 g Trockenfleisch (z. B. Bündnerfleisch oder Rohschinken)

30 g Rohmilchhartkäse

1 Hühnerei (hart gekocht)

30 g Oliven

20 g Macadamianüsse (enthalten am wenigsten Kohlenhydrate von allen Nüssen)

und

100 g Salatgurke oder Essiggurken oder

100 g Cherry- oder Datteltomaten

Keine Optionen sind folgende Snacks: Früchte, Karotten, Chips, Süßigkeiten, Softgetränke, Kaffeemixgetränke mit Sirup, alle Arten von Riegeln.

Wann esse ich einen Snack? Zwischen den Hauptmahlzeiten. Zuerst jedoch ein Glas Wasser trinken und 10 bis 20 Minuten warten. Hast du immer noch Hunger, dann genieß einen Snack. Snacks nicht anstelle einer Hauptmahlzeit essen!

Wie groß ist ein Snack? 1 Portion (siehe links in der Aufzählung). Kombination von Protein und Gemüse (z. B. 30 g Trockenfleisch und 100 g Salatgurke) sind möglich.

Was, wenn der Hunger nach dem Snack nicht weggeht? Nach 20 Minuten ein großes Glas Wasser trinken und weitere 10 Minuten abwarten. Ist es dann immer noch nicht Zeit für eine Hauptmahlzeit, kann ein weiterer Snack gegessen werden. Kommt es bei dir immer wieder vor, dass du Hunger zwischen den Mahlzeiten hast, sind die Portionen der Hauptmahlzeiten zu vergrößern.

Warum ist es besser, keine Snacks zu essen? Während der Esspausen kann der Körper die Nahrung der vorangegangenen Mahlzeit vollständig verdauen. Braucht er vor der nächsten Mahlzeit wieder Energie (und erhält keinen Snack) verbrennt er Körperfett.

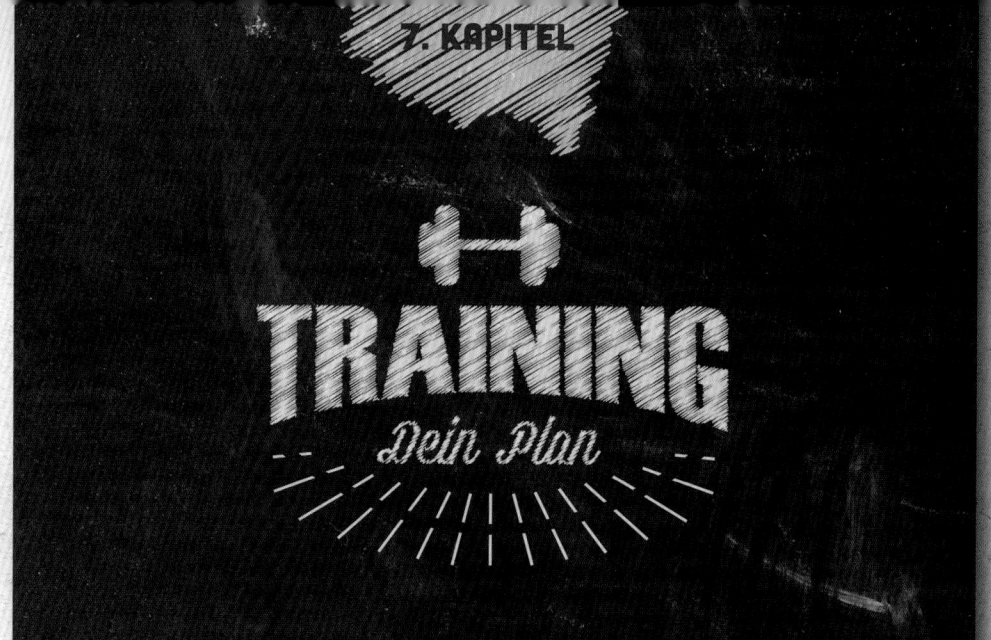

7. KAPITEL

INFORMATIONEN ZU DEN FITNESSPLÄNEN

Fitnesstraining bringt am meisten, wenn du es regelmäßig und intensiv genug durchführst.

> **FITNESS IS LIKE MARRIAGE. YOU CAN'T CHEAT ON IT AND EXPECT IT TO WORK.**
> Bonnie Pfiester

Jede/r trainiert so intensiv, wie sie/er kann. Dies ist absolut unabhängig von deinem Alter, Geschlecht und aktuellem Fitnessniveau. Das heißt, die 20-jährige Frau gibt Vollgas, bis sie nicht mehr kann, und der 65-jährige Pensionär macht dies genauso. Beide so intensiv, wie sie aufgrund ihrer aktuellen Kraft, Ausdauer und Flexibilität können.

WIE OFT TRAINIEREN?

- Führe je nach deinem Zeitbudget zwischen zwei und fünf Einheiten pro Woche durch.
- Beginne mit zwei Einheiten pro Woche und steigere dich monatsweise, wenn es die Zeit erlaubt.
- Vor jedem HIIT zwingend aufwärmen, lockern und/oder dehnen (siehe A, B, C, D, E oder F).
- Achte auf ausreichende Pausen zwischen den Einheiten.
- Mindestens ein Tag Pause zwischen den intensiven Einheiten.
- Zusätzlich jeden Tag (auch an Tagen mit intensiven Trainingseinheiten) mindestens 30 bis 60 Minuten gehen/spazieren (nicht joggen!).

Mindestens 8.000 Schritte pro Tag sind dein Ziel. Als Hilfe kannst du dir einen Schrittzähler kaufen. Bezugsquellen weiter hinten im Buch.

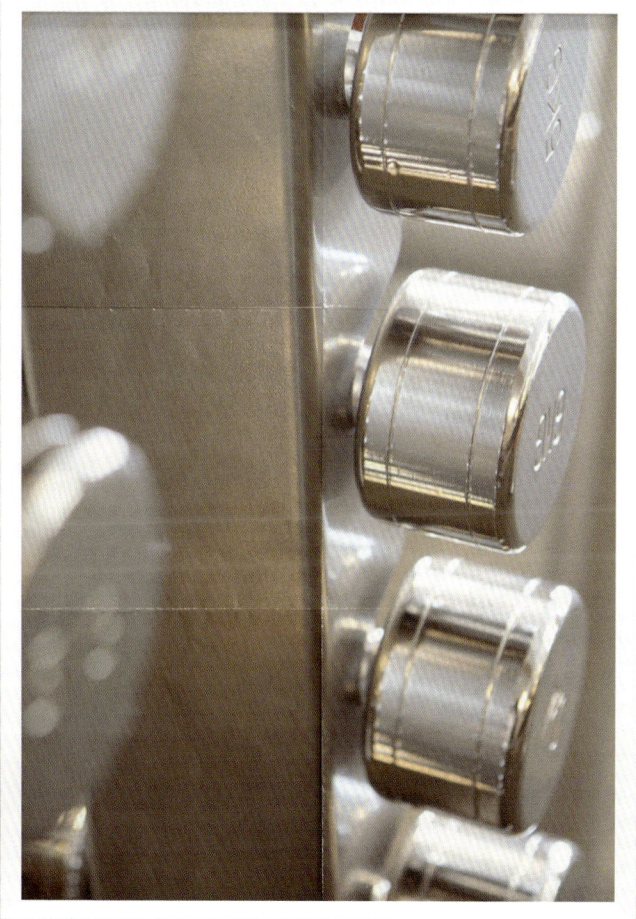

WARUM IST FITNESSTRAINING SO WICHTIG?

PHYSICAL FITNESS IS NOT ONLY ONE OF THE MOST IMPORTANT KEYS TO A HEALTHY BODY. IT IS THE BASIS OF DYNAMIC AND CREATIVE INTELLECTUAL ACTIVITY.

John F. Kennedy

John F. Kennedy sagte schon, dass körperliche Fitness nicht nur der wichtigste Faktor für die Gesundheit, sondern auch die Basis für dynamische und kreative geistige Tätigkeit ist. Ein fitter Körper ist nicht nur resistenter gegen Krankheiten und Stress. Er ist auch entspannter und kann mehr Energie für Denkarbeit eingesetzt.

In einem Interview wurde Sir Richard Branson, erfolgreicher englischer Unternehmer und Milliardär, gefragt, wie er mit Druck umgehe. Er sagte, dass er zum Beispiel unter sehr großem Druck gestanden habe, als seine Weltumseglungs-Rekord-Versuche nicht gelangen. Nur mit einem fitten Körper kannst du auch mentale Höchstleistungen erbringen. Das ist der Grund, wieso ich mich fit halte. Ist der Körper fit, ist auch dein Hirn fit.[69]

IF YOUR BODY IS SHARP, YOUR BRAIN WILL BE SHARP.

Sir Richard Branson

AUFWÄRMEN / LOCKERN / DEHNEN

	ÜBUNG	HILFSMITTEL	RUNDEN	INTERVALL	PAUSE
A	Radfahren (Hometrainer)	Tempo veränderbar	8	20"	10"
B	Wandsitzen	evtl. mit Zusatzgewicht	8	20"	10"
C	Rudern	Widerstände veränderbar	8	20"	10"
D	Crosstrainer	Widerstände veränderbar	8	20"	10"
E	Lockerungs-übungen	Blackroll	10–20 Min.		
F	Dehnungs-übungen		10–20 Min.		

10" HIIT

EMOTM – every minute on the minute (10 Minuten = 10 Runden)

	ÜBUNG	HILFSMITTEL	1–2	3–4	5–6	7–8	9–10
Mann	Liegestütze		4	6	8	10	12
	Klimmzüge	Tisch, Stange	2	4	6	8	10
	Thrusters	2 Kurzhanteln oder Kettlebells	2	4	6	8	10

EMOTM - every minute on the minute (10')

	ÜBUNG	HILFSMITTEL	1–2	3–4	5–6	7–8	9–10
Frau	Liegestütze		4	6	8	10	12
	Kniebeuge		4	6	8	10	12
	Hampelmann		8	10	12	14	16

20" HIIT

AMRAP – as many rounds as possible (20 Minuten)

	ÜBUNG	HILFSMITTEL	Runde 1	Runde 2	Runde3	Runde 4	Runde 5
Mann&Frau	Sprinten		200m	100m	200m	100m	200m
	Handstand Liegesetütze	Treppe / Bank	5	10	15	20	25
	Klimmzüge	Tisch oder Stange	5	10	15	20	25
	Kniebeuge		10	20	30	40	50

AUFWÄRMEN (A, B, C UND D)

A: RADFAHREN

Beim Hometrainerfahrrad das Intervallprogramm entsprechend programmieren, das heißt 20 Sekunden starker Widerstand, 10 Sekunden schwacher Widerstand. Dies wird total 8-mal wiederholt. Das Aufwärmen dauert so 4 Minuten.
Position: Sitz beim Fahrrad so einstellen, dass die Beine am tiefsten Punkt der Pedale ganz durchgestreckt sind.

B: WANDSITZEN

Position: Mit Rücken und Gesäß so gegen die Wand lehnen, dass die Schulterblätter und der untere Rücken nahtlos an der Wand anlehnen und aktiv angedrückt werden. Ober- und Unterschenkel ergeben einen 90-Grad-Winkel zueinander. Der Kopf wird aufrecht gehalten.
Bewegungsausführung: Diese Übung ist eine statische (auch isometrisches Training genannt). Es findet also keine Bewegung statt. Die Position wird lediglich für die vorgegebenen Sekunden gehalten.
Alternativ, um die Übung zu erschweren, kann mit zwei Einzelhanteln eine dynamische Zusatzübung durchgeführt werden, indem die gestreckten Arme mit den Hanteln gerade am Körper nach vorne geführt werden, bis sich die Hände auf Höhe Schulterniveau befinden.

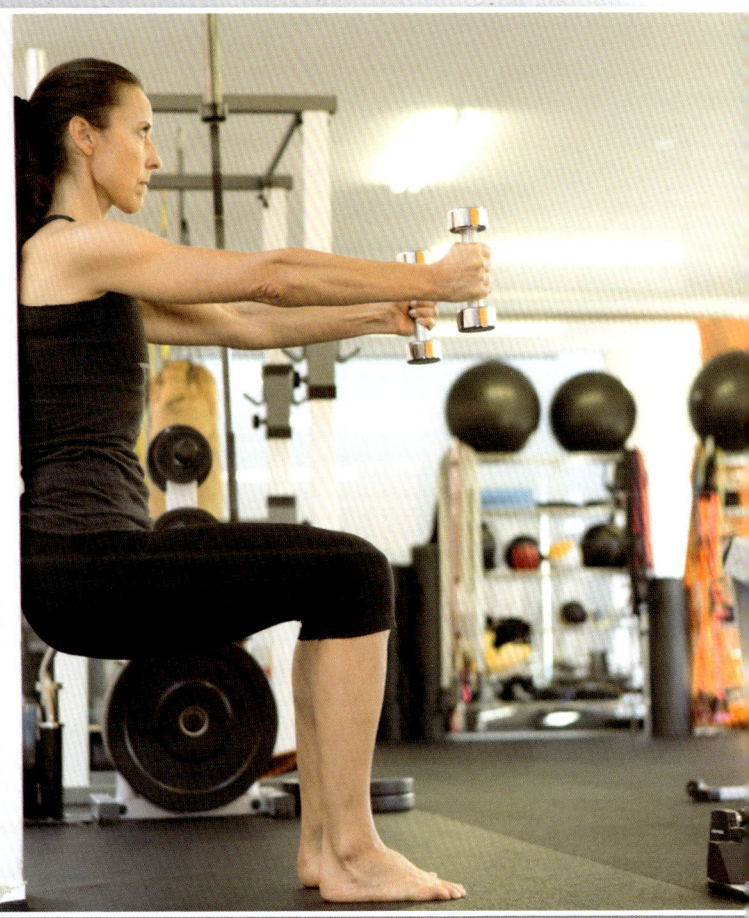

C: RUDERN

Aufwärmen mit 20 Sekunden rudern so schnell wie möglich, 10 Sekunden pausieren, total 8-mal wiederholen.

Ausgangsposition: Die Füße mit den Schlaufen feststellen. Die Fußposition sollte so eingestellt werden, dass sich die Schlaufe auf Höhe des großen Zehengrundgelenks befindet. Die Sitzposition ist aufrecht, die Arme sind gestreckt in Verlängerung der Zugkette.

Bewegungsausführung: Zuerst drückt man sich mit den Beinen nach hinten. Der Oberkörper wird aufrecht gehalten. Sobald die Beine nahezu gestreckt sind, zieht man den Zugstab mit den Armen bis unterhalb der Brust.

Ist die Endposition erreicht, geht man mit den Händen zuerst zurück und sobald man die Knie überwunden hat, folgen die Beine bis in die Ausgangsposition.

Es ist darauf zu achten, dass während der gesamten Bewegungsausführung der Körper aufrecht ist und die Arme in Richtung der Zugkette geführt werden.

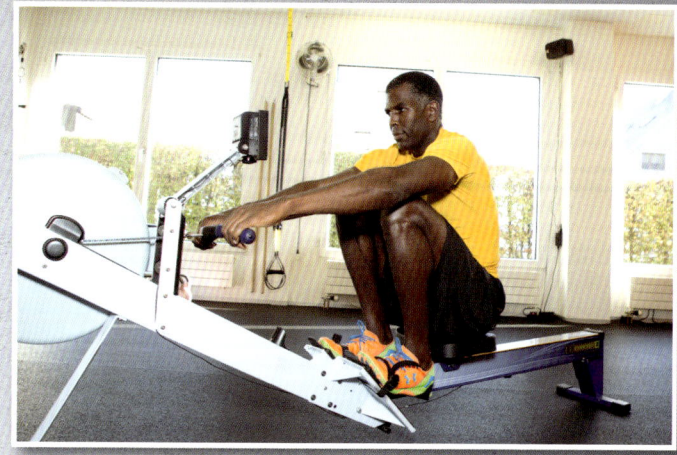

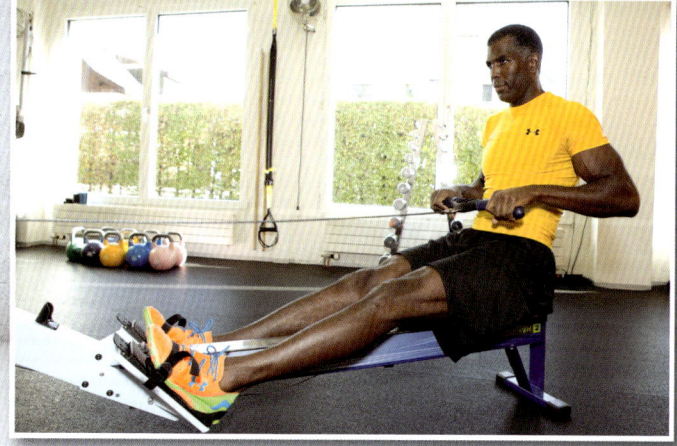

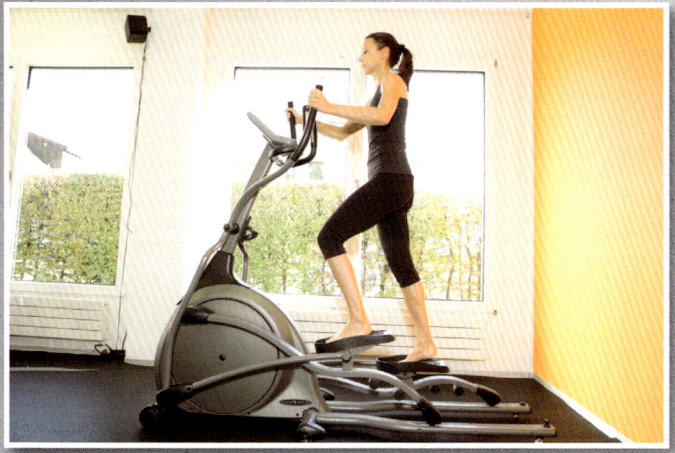

D: CROSSTRAINER

Bewegungsausführung: Es ist darauf zu achten, dass die Übungen mit aufrechter Körperposition durchgeführt werden. Es wird über den Vorderfuß abgerollt.

LOCKERUNGSÜBUNGEN FÜR MUSKELN UND BINDEGEWEBE (E, F, G UND H)

E: OBERSCHENKEL

Den Oberschenkel auf einer Rolle ablegen und langsam vor- und zurückrollen. Das Gleiche in seitlicher Liegeposition durchführen für die Oberschenkelinnenseite. Sich weiter drehen und Oberschenkelrückseite und -außenseite rollen.

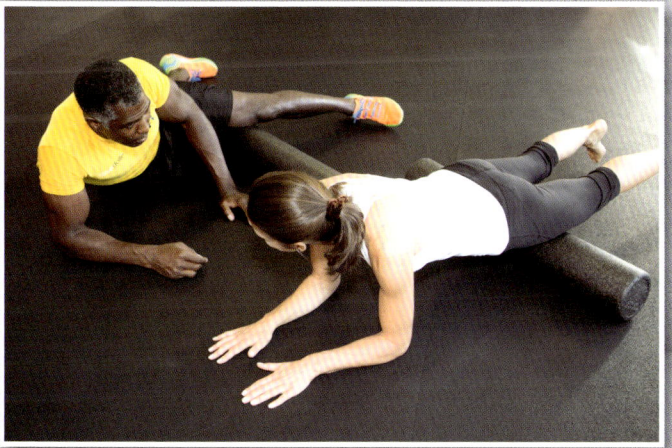

F: OBERER RÜCKEN UND SCHULTERBLATT

In Rückenlage mit den Schulterblättern auf die Rolle legen. Die Arme auf der Brust verschränken und leicht auf der Rolle vor- und zurückbewegen. Das Gleiche mit geöffneten Armen durchführen, indem die Hände hinter dem Kopf verschränkt werden.

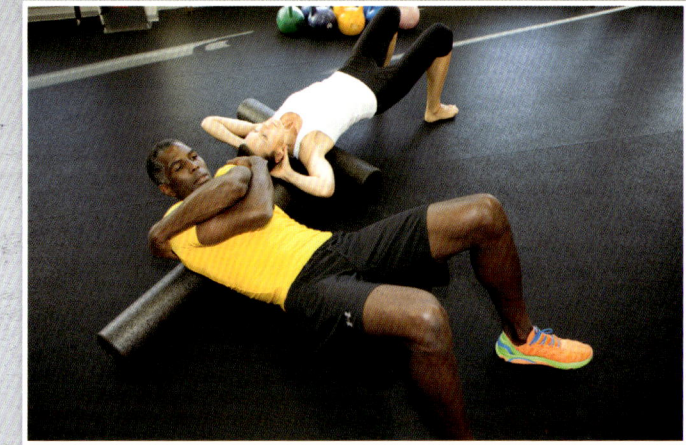

G: BREITER RÜCKENMUSKEL

Liegeposition auf der Rolle einnehmen und einen Arm nach oben strecken. Rolle unter der Rumpfflanke positionieren und leicht auf- und abrollen. Das Gleiche für die andere Seite wiederholen.

Für den oberen Rücken in Liegeposition die Rolle in der Mitte des Rückens fixieren, die Arme über den Kopf strecken, Kopf langsam ablegen, Hände langsam gegen den Boden bewegen. Nur so weit zurückbewegen, wie es ohne Schmerzen geht. Mit der Zeit wird der Bewegungsradius größer und die Hände können auf dem Boden abgelegt werden.

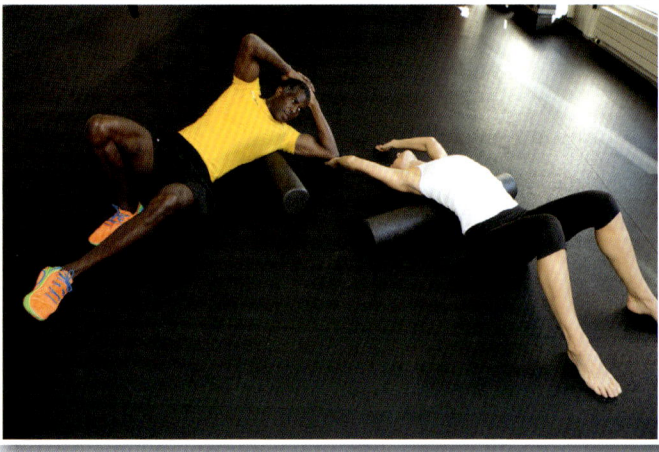

186

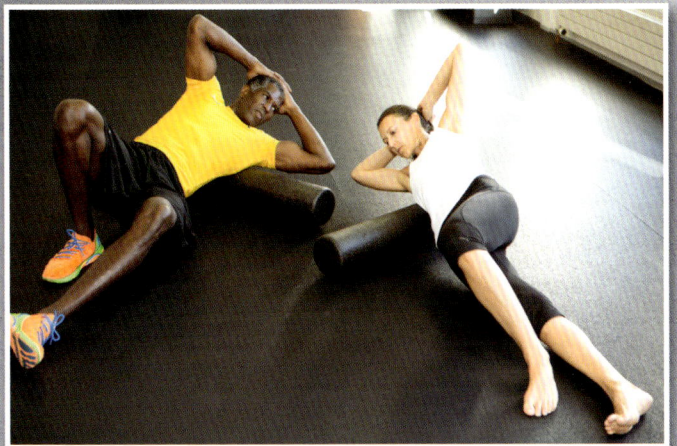

H: SEITLICHE MUSKELN

Seitenlage einnehmen, unteres Bein gestreckt auf dem Boden ablegen, oberes Bein anwinkeln. Rolle unter die Taille legen und mit den Händen den Kopf stützen. Langsam die Rolle Richtung Schulterhöhle mithilfe des aufgestützten Beines hochrollen. Kann am Anfang schmerzhaft sein. Sich langsam an die Bewegung herantasten und auch mithilfe des angewinkelten Beines das Körpergewicht auf dem Roller variieren.

DEHNUNGSÜBUNGEN (I, J, K ,L, M UND N)

I: HINTERER OBERSCHENKEL, VARIANTE 1
Ausfallschritt und den Oberkörper nach vorne beugen. Position halten und langsam in die Dehnung hineingehen.

J: HINTERER OBERSCHENKEL UND WADE, VARIANTE 2
Aus dem Liegestütz mit hüftbreiten und parallel aufgestellten Füßen das Gesäß nach oben drücken. Die Fersen sollten in Kontakt mit dem Boden bleiben, die Knie gestreckt. Aktiv mit den Armen und Schultern den Oberkörper in Richtung Gesäß hochdrücken, bis die Arme eine gerade Linie mit dem Rücken bilden. Position halten.
Zu Anfang achtet man in erster Linie auf gestreckte Knie und darauf, dass die Fersen auf dem Boden bleiben.

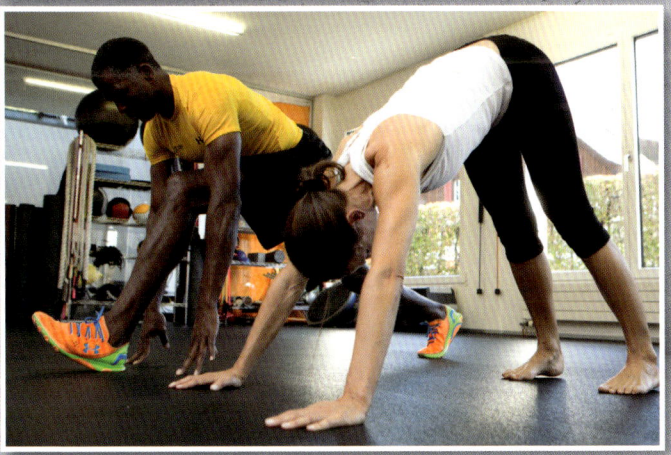

K: BRUSTMUSKULATUR

Mit der Brust auf den Boden legen und einen Arm zur Seite hin strecken, sodass der Arm zum Oberkörper einen rechten Winkel ergibt.

Mit der anderen Hand drückt man sich nun so vom Boden ab, dass der Oberkörper zur Seite des liegenden Armes rotiert wird und im Brustmuskel eine Dehnung zu spüren ist.

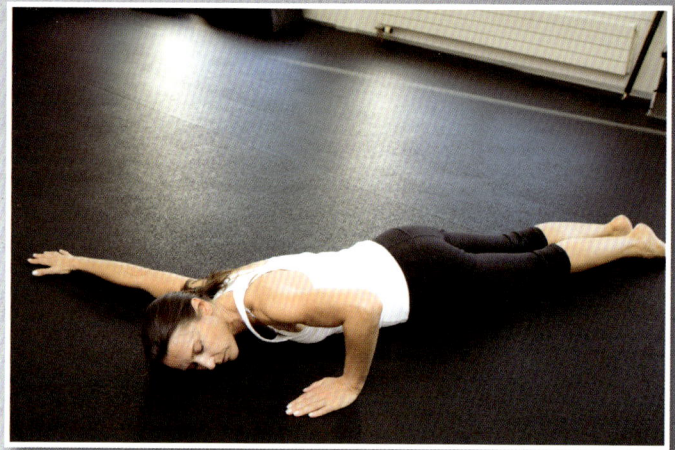

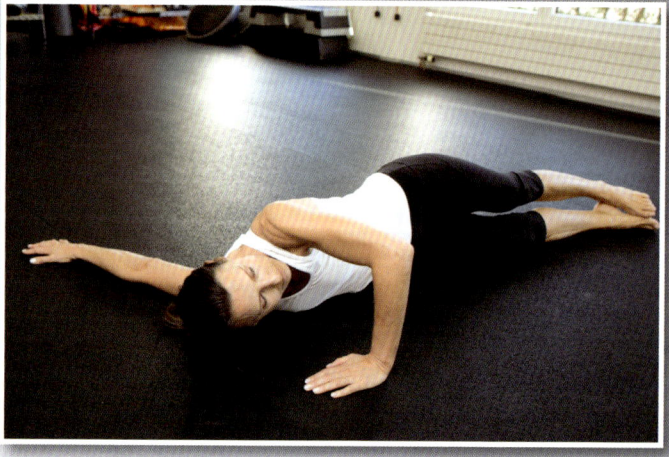

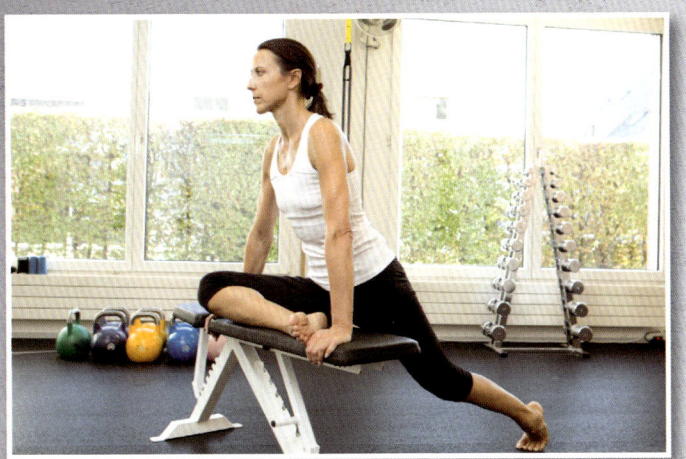

L: GESÄSSMUSKEL

Ein Bein auf einer Bank mit dem Unterschenkel ablegen, so-dass ein rechter Winkel vom Ober- zum Unterschenkel ent-steht. Indem man nun die Hüfte absenkt, verstärkt man die Dehnung im äußeren Gesäßmuskel. Übung für beide Seiten durchführen.

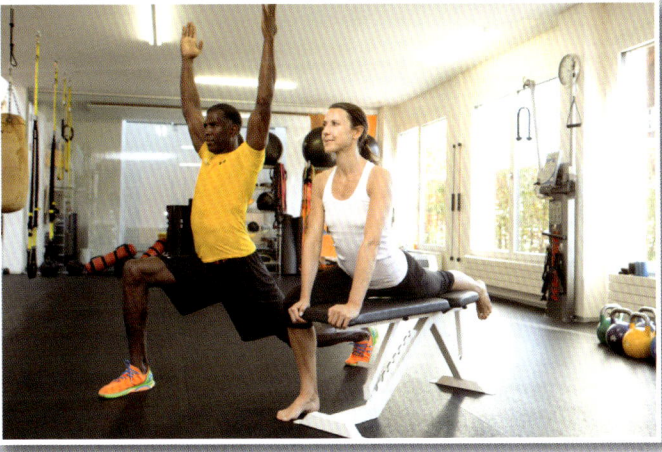

M: HÜFTBEUGER, VARIANTE 1

Ausfallschritt einnehmen, Arme nach oben über den Kopf stre-cken. Nun die Hüfte so weit nach unten absenken, bis im Hüft-beuger eine spürbare Dehnung entsteht. Wichtig ist, dass der Oberkörper gerade und aufrecht bleibt.

N: HÜFTBEUGER, VARIANTE 2

Ein Bein der Länge nach mit dem vorderen Oberschenkel auf einer Bank ablegen, das andere Bein stützt den Körper nach vorne hin ab. Indem man nun den Oberkörper nach oben gera-de aufrichtet, verstärkt man die Dehnung im Hüftbeuger.

HIIT-TRAINING

10 MINUTEN HIGH INTENSIV INTERVALL TRAINING

1. RUNDE + 2. RUNDE
4 Liegestützen
2 Klimmzüge
2 Thrusters
Pause, bis 60 Sekunden abgelaufen sind

3. RUNDE + 4. RUNDE
6 Liegestützen
4 Klimmzüge
4 Thrusters
Pause, bis 60 Sekunden abgelaufen sind

5. RUNDE + 6. RUNDE
8 Liegestützen
6 Klimmzüge
6 Thrusters
Pause, bis 60 Sekunden abgelaufen sind

7. RUNDE + 8. RUNDE
10 Liegestützen
8 Klimmzüge
8 Thrusters
Pause, bis 60 Sekunden abgelaufen sind

9. RUNDE + 10. RUNDE
12 Liegestützen
8 Klimmzüge
8 Thrusters
Pause, bis 60 Sekunden abgelaufen sind

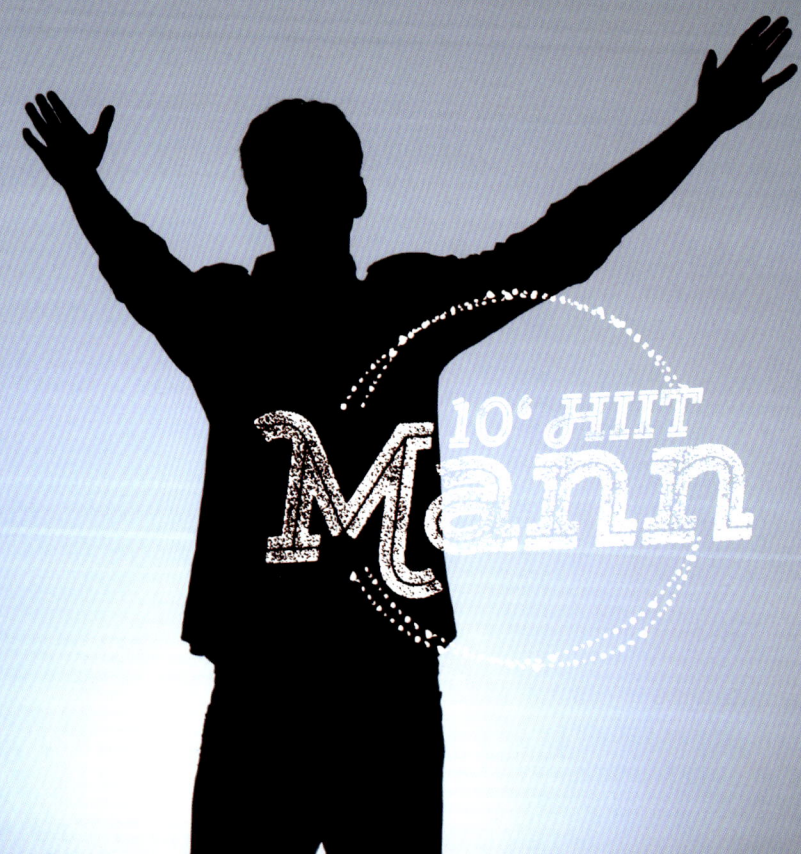

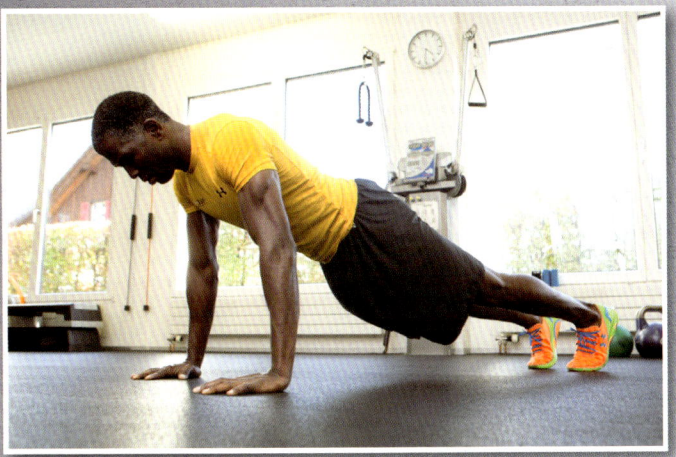

LIEGESTÜTZ

Ausgangsposition: Liegestützposition einnehmen. Die Handposition ist schulterbreit unter der Brust. Die Ellenbogen sind gestreckt. Der Oberkörper befindet sich in einer Linie mit Kopf und Beinen. Auf Bauchspannung achten. Die Füße sind zusammen.

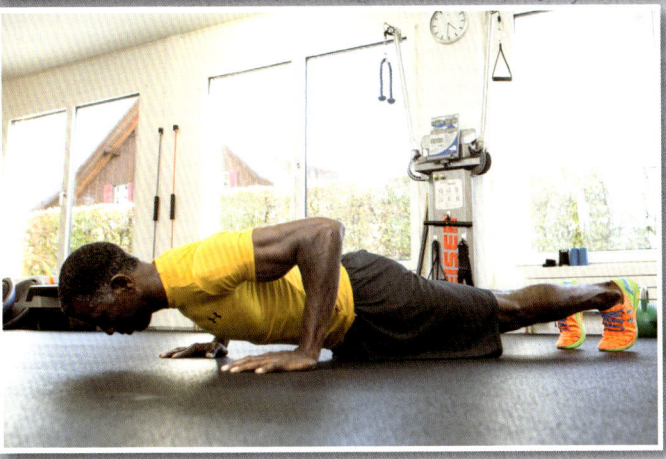

Bewegungsausführung: Arme beugen, sodass sich die Brust dem Boden annähert. Bis eine Handbreit über den Boden gehen. Arme wieder strecken und zurück in die Ausgangsposition. Dabei auf Bauchspannung achten.

KLIMMZÜGE WAAGERECHT

Ausgangsposition: Stange wählen, die sich ungefähr auf Höhe Hüfte befindet oder Stange sicher auf zwei Stühlen befestigen. Notfalls kann man die Übung auch an einer Tischkante durchführen.

Auf Bauchnabelhöhe unter die Stange legen. Die Stange greifen und mit gestreckten Armen hängen lassen. Der gesamte Körper ist wie ein Brett gespannt.

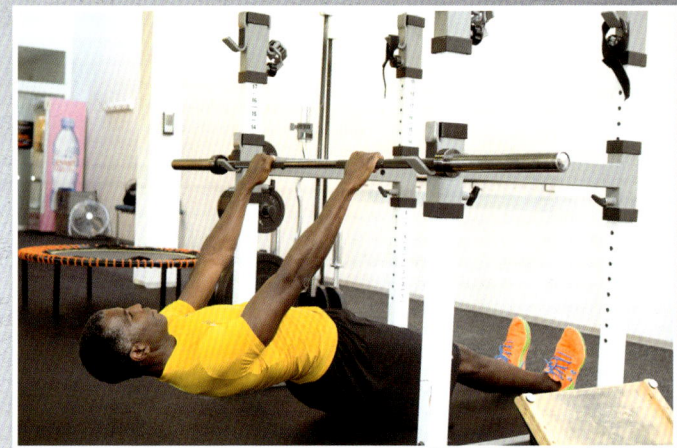

Bewegungsausführung: Mit der Brust zur Stange ziehen, bis man sie fast berührt. Dabei die Spannung im Körper halten. Gleichmäßig atmen, trotz der enormen Körperspannung.

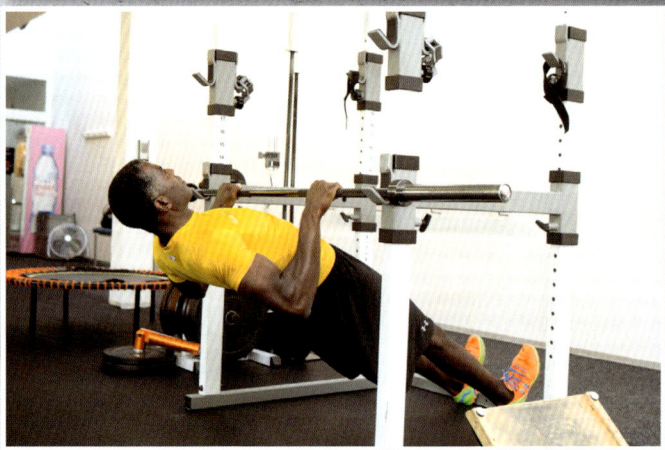

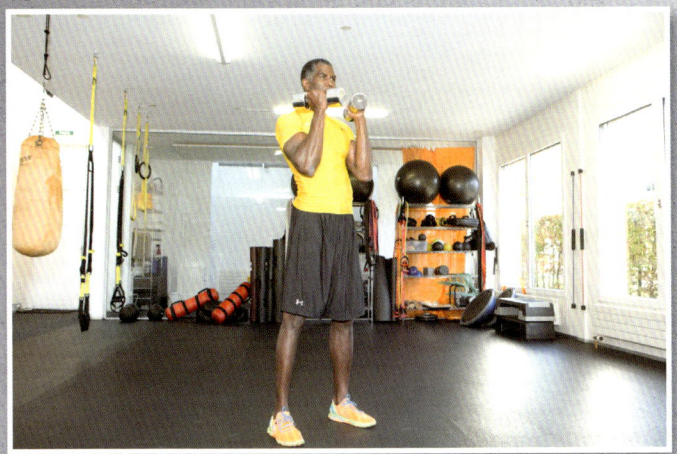

THRUSTERS

Ausgangsposition: Der Stand ist hüftbreit und parallel. Leichte Gesäß- und Bauchspannung. Die Kurzhanteln werden in angewinkelter Position vor der Brust gehalten.

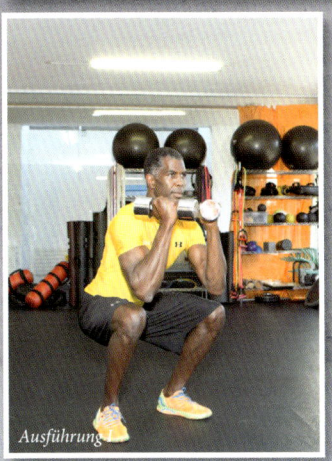

Ausführung

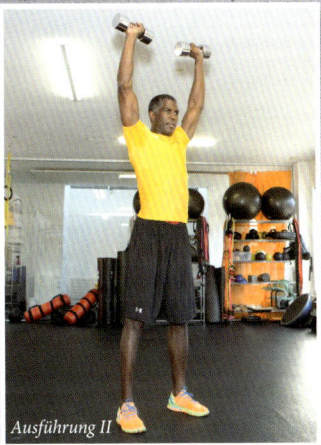

Ausführung II

Bewegungsausführung I: Aus dem Stand wird in die Kniebeuge heruntergegangen. Gesäß auf Kniehöhe. Es ist unbedingt darauf zu achten, dass der Oberkörper aufrecht bleibt. Die Brust zeigt nach vorne oben. Durch das Zusatzgewicht ist es etwas schwieriger als bei der Kniebeuge die Oberkörperposition aufrechtzuhalten.

Bewegungsausführung II: Aus der Kniebeuge geht man wieder hoch in den Stand und drückt gleichzeitig die Kurzhanteln gerade hoch oben über den Kopf bis in die totale Streckung. Auch jetzt ist wieder auf Gesäß- und Bauchspannung zu achten, damit die Wirbelsäule stabilisiert wird. Beim Runtergehen werden die Kurzhanteln wieder in die Brustposition gebracht.

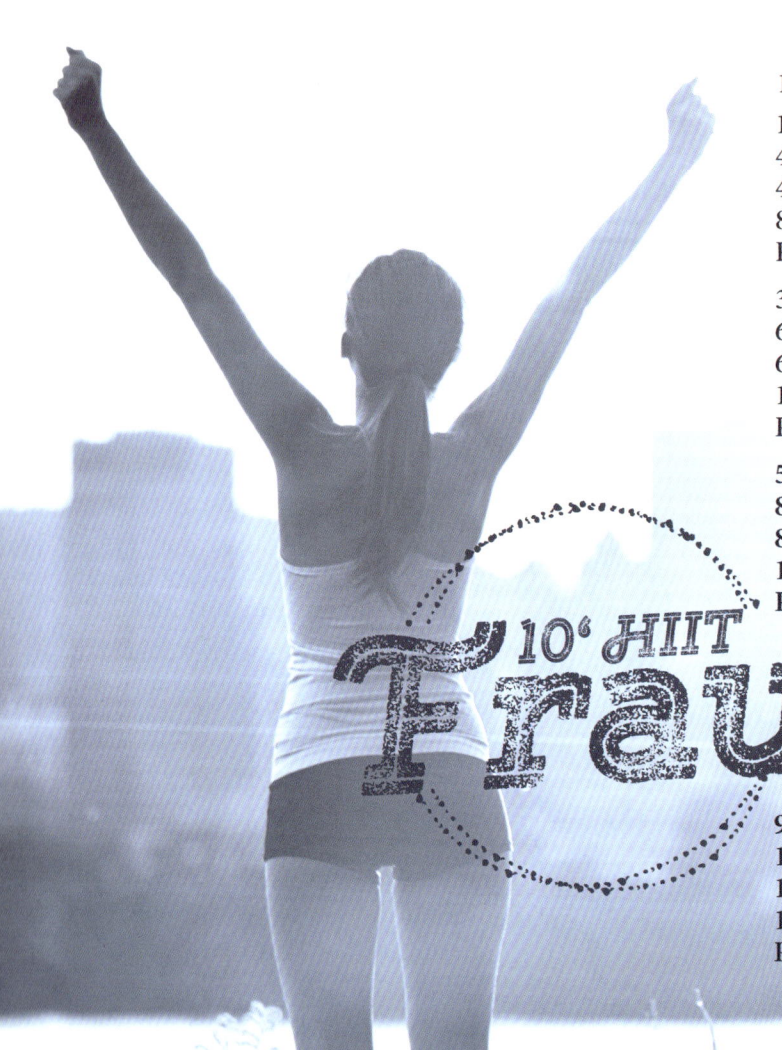

10' HIIT Frau

10 MINUTEN HIGH INTENSIV INTERVALL TRAINING

1. RUNDE + 2. RUNDE
4 Liegestützen
4 Kniebeugen
8 Hampelmänner
Pause, bis 60 Sekunden abgelaufen sind

3. RUNDE + 4. RUNDE
6 Liegestützen
6 Kniebeugen
10 Hampelmänner
Pause, bis 60 Sekunden abgelaufen sind

5. RUNDE + 6. RUNDE
8 Liegestützen
8 Kniebeugen
12 Hampelmänner
Pause, bis 60 Sekunden abgelaufen sind

7. RUNDE + 8. RUNDE
10 Liegestützen
10 Kniebeugen
14 Hampelmänner
Pause, bis 60 Sekunden abgelaufen sind

9. RUNDE + 10. RUNDE
12 Liegestützen
12 Kniebeugen
16 Hampelmänner
Pause, bis 60 Sekunden abgelaufen sind

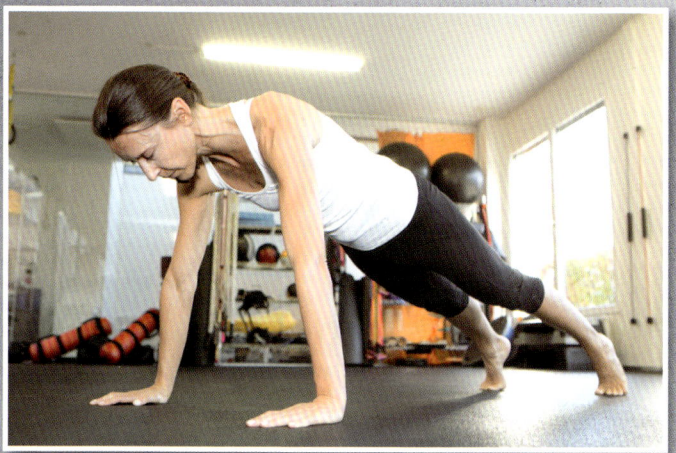

LIEGESTÜTZ

Ausgangsposition: Liegestützposition einnehmen. Die Handposition ist schulterbreit unter der Brust. Die Ellenbogen sind gestreckt. Der Oberkörper befindet sich in einer Linie mit Kopf und Beinen. Auf Bauchspannung achten. Die Füße sind zusammen.

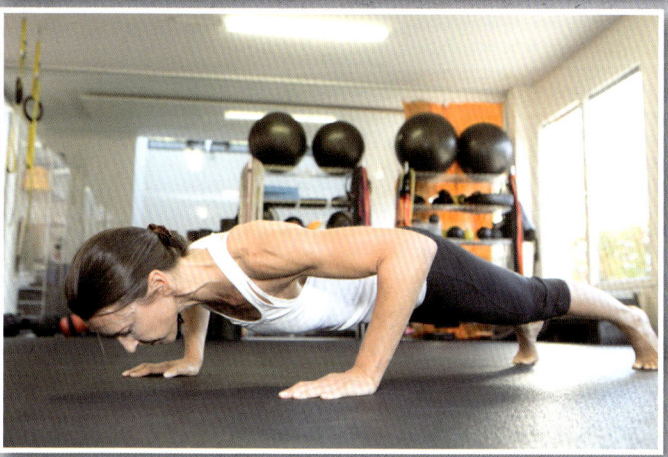

Bewegungsausführung: Arme beugen, sodass sich die Brust dem Boden annähert. Bis eine Handbreit über den Boden gehen. Arme wieder strecken und zurück in die Ausgangsposition. Dabei auf Bauchspannung achten.

Einfachere Variante:

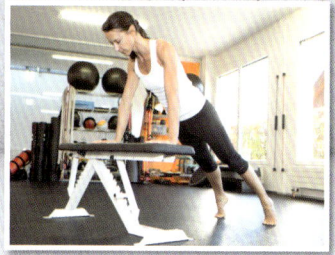 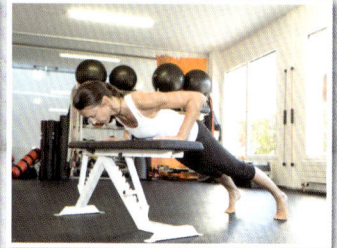

KNIEBEUGE

Ausgangsposition: Stand hüftbreit und parallel. Oberkörper ist aufrecht. Das Gesäß ist leicht angespannt.

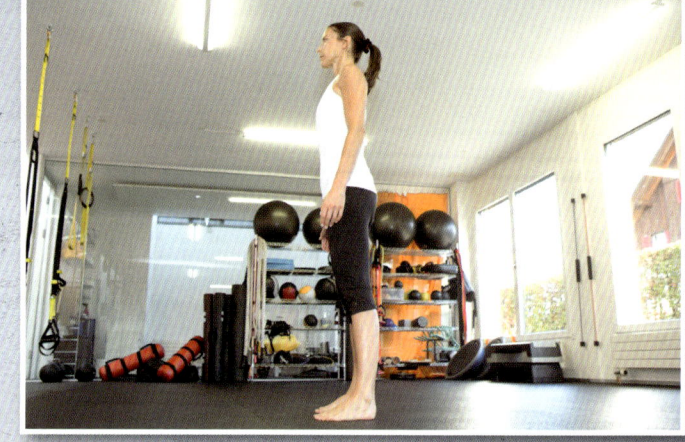

Bewegungsausführung: Zunächst das Gesäß nach hinten führen, als ob man sich auf einen Stuhl setzen möchte. Der Oberkörper bleibt dabei gerade und die Brust oben. Beim Heruntergehen werden die Arme nach vorne gehoben, um das Gleichgewicht zu halten. Mit dem Gesäß bis auf Höhe des Knies heruntergehen. Oberkörper unbedingt gerade halten. Während der Bewegungsausführung darauf achten, dass die Knie auf Höhe der Fußspitzen bleiben.

Als Anfänger kann man sich mit den Händen an einem Gegenstand (Stuhl/Stock) festhalten.

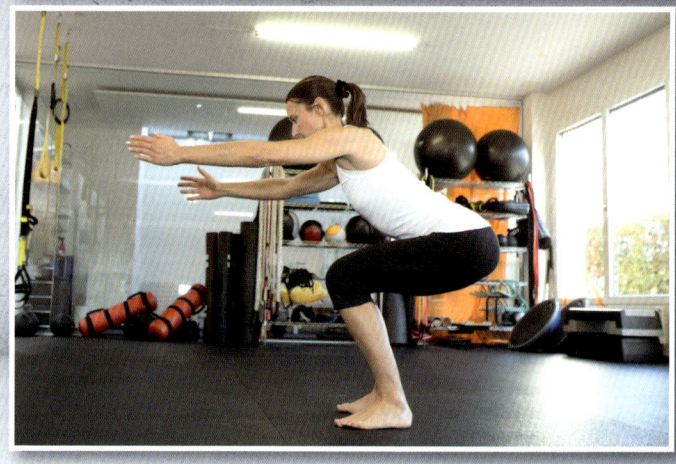

196

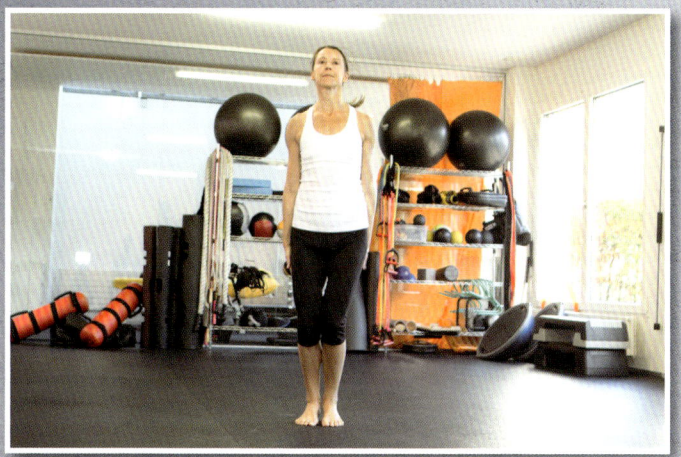

HAMPELMANN

Ausgangsposition: Gerader und aufrechter Stand. Die Füße stehen geschlossen auf dem Boden, die Arme liegen an der Seite an.

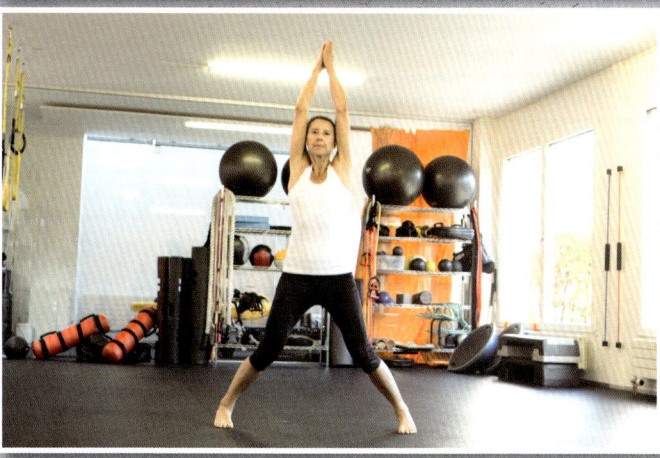

Bewegungsausführung: Aus der Ausgangsposition in die Grätsche springen und mit den Händen über dem Kopf zusammenklatschen. Anschließend in die Ausgangsposition zurückspringen. Die gesamte Bewegungsausführung wird dynamisch in einem kontrollierten Tempo durchgeführt.

20 MINUTEN HIGH INTENSIV INTERVALL TRAINING
So viele Runden durchführen, bis 20 Minuten abgelaufen sind.

1. RUNDE
200 m Sprint
5 Handstand-Liegestützen
5 Klimmzüge
10 Kniebeugen
(ohne Pause)

2. RUNDE
100 m Sprint
10 Handstand-Liegestützen
10 Klimmzüge
20 Kniebeugen
(ohne Pause)

3. RUNDE
200 m Sprint
15 Handstand-Liegestützen
15 Klimmzüge
30 Kniebeugen
(ohne Pause)

4. RUNDE
100 m Sprint
20 Handstand-Liegestützen
20 Klimmzüge
40 Kniebeugen
(ohne Pause)

5. RUNDE
200 m Sprint
25 Handstand-Liegestützen
25 Klimmzüge waagerecht oder hängend
50 Kniebeugen

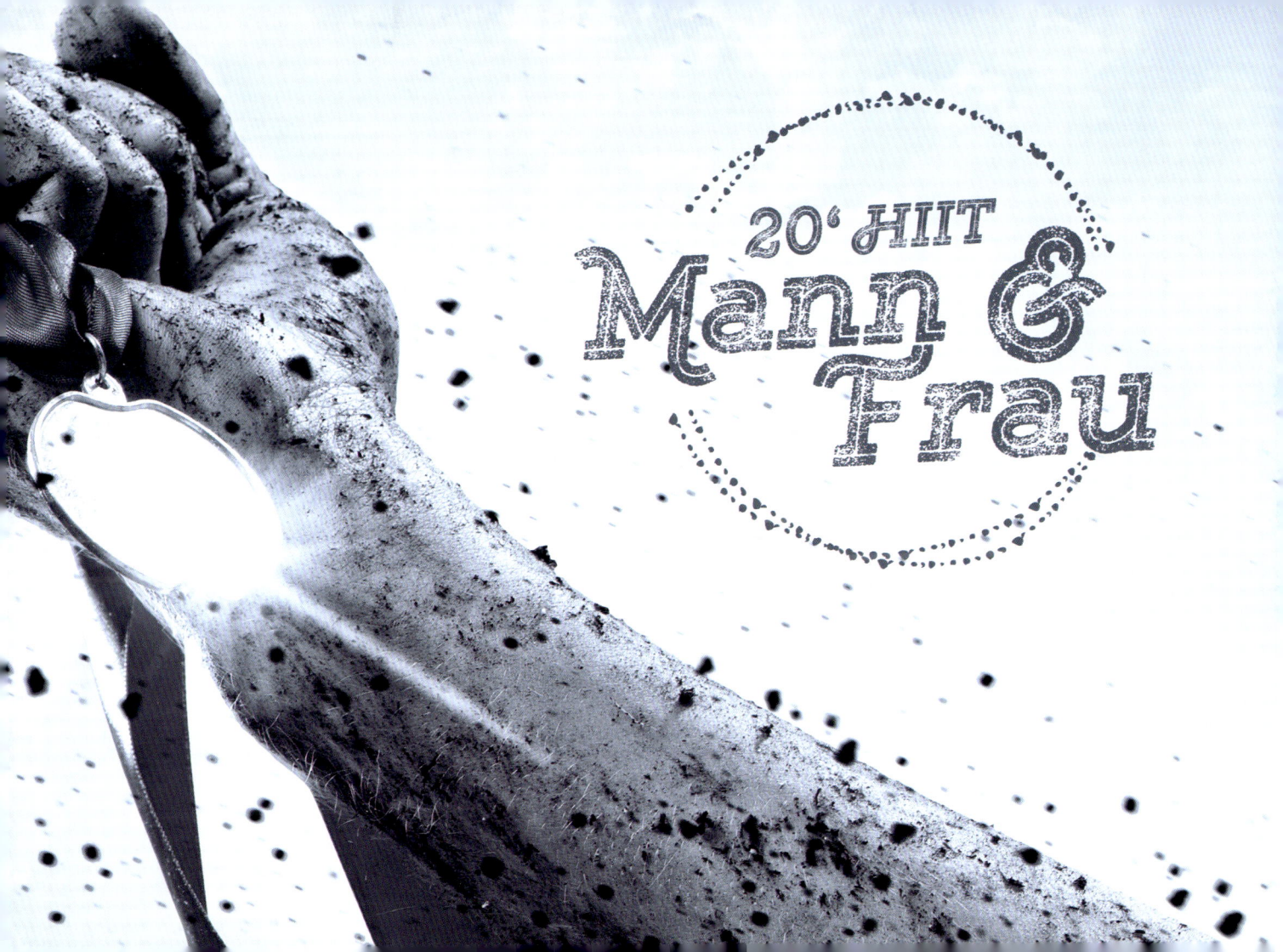

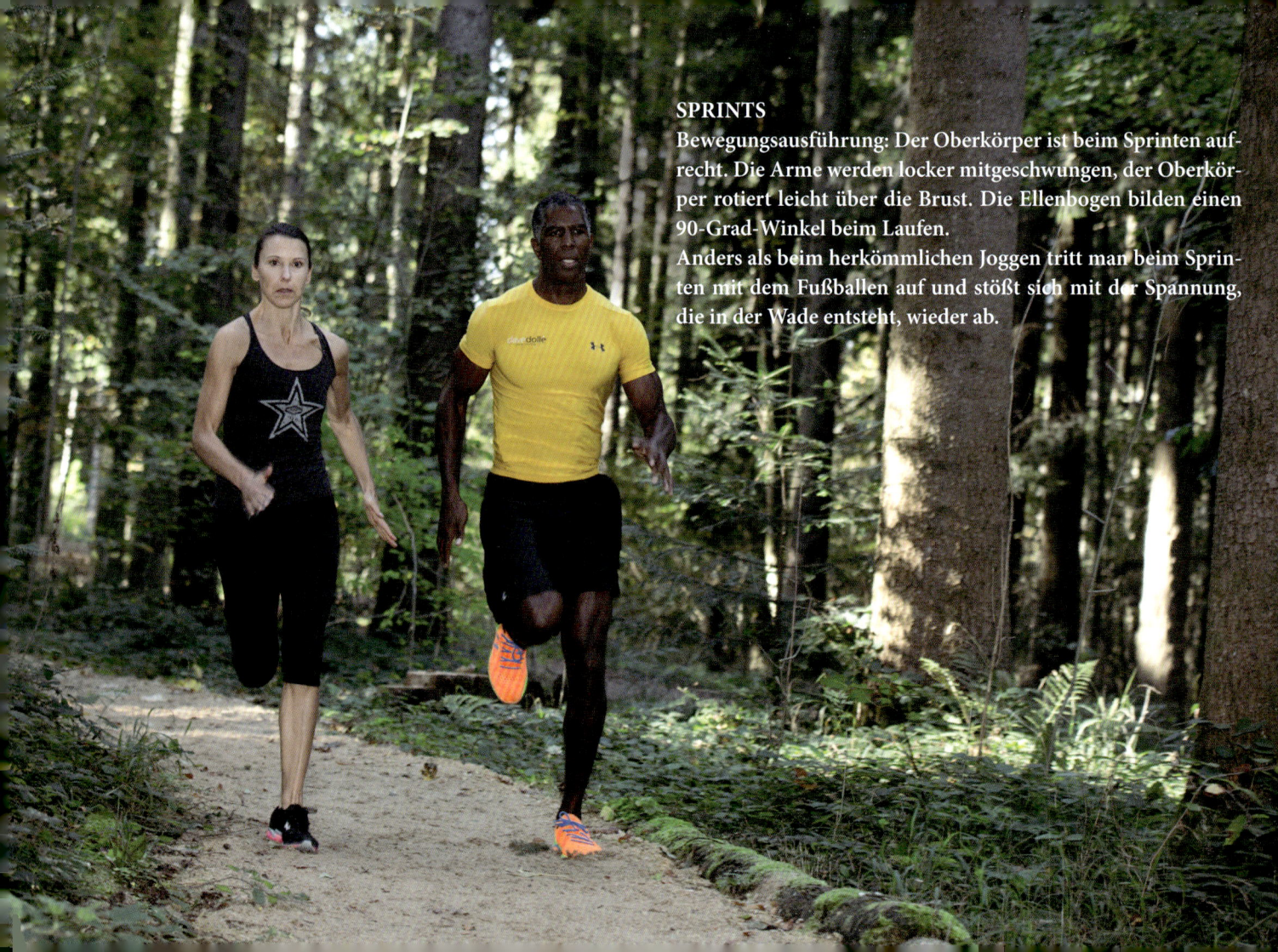

SPRINTS

Bewegungsausführung: Der Oberkörper ist beim Sprinten auf-recht. Die Arme werden locker mitgeschwungen, der Oberkör-per rotiert leicht über die Brust. Die Ellenbogen bilden einen 90-Grad-Winkel beim Laufen.

Anders als beim herkömmlichen Joggen tritt man beim Sprin-ten mit dem Fußballen auf und stößt sich mit der Spannung, die in der Wade entsteht, wieder ab.

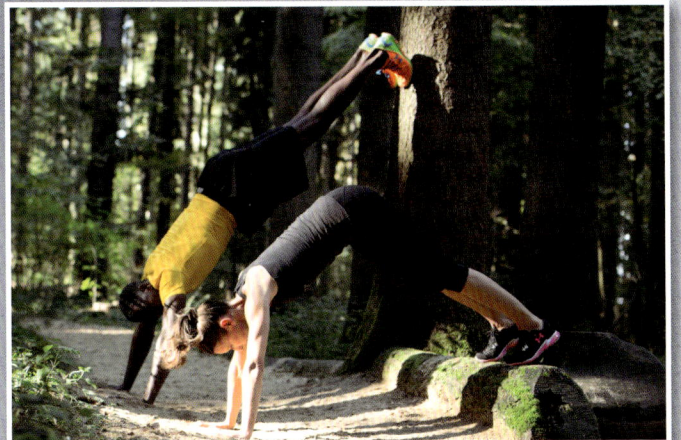

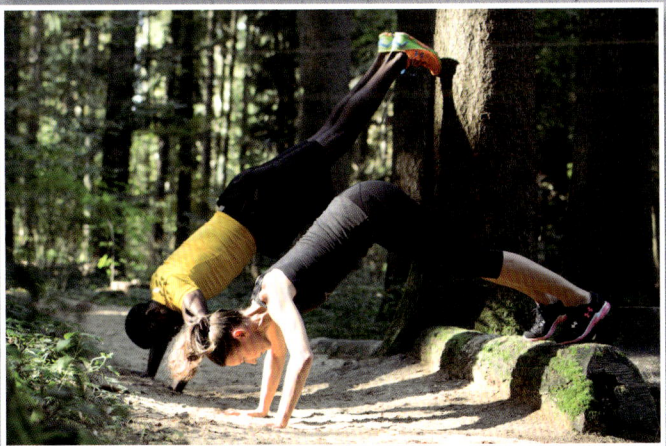

HANDSTAND-LIEGESTÜTZ

Ausgangsposition Anfänger: Mit den Füßen einen rutschfesten, leicht erhöhten Stand einnehmen. Von dieser Position aus in den Liegestütz gehen. Die Handposition ist schulterbreit unter der Brust. Gesäß anheben, sodass zwischen Bauch und Beinen ein rechter Winkel entsteht. Die Knie sind gestreckt, der Rücken ist gerade.

Fortgeschrittener: Liegestützposition einnehmen. Die Handposition ist schulterbreit unter der Brust. Die Füße sind an der Wand. Jetzt mit den Füßen die Wand rückwärts hochlaufen. Dabei unbedingt auf Bauchspannung achten.

Bewegungsausführung: Die Arme werden so gebeugt, dass man sich mit dem Kopf dem Boden annähert. Die Körperspannung bleibt gleich. Aus dieser Position wieder nach oben drücken.

KLIMMZÜGE WAAGERECHT
(Beschreibung der Übung siehe Seite 192)

KLIMMZÜGE SENKRECHT
Ausgangsposition einfachere Variante (Romy): Hände schulterbreit halten und mit der Handfläche zu die Stange greifen. Schwierigere Variante (Dave): Hände außerhalb der Schultern platzieren und mit der offenen Handfläche von vorne die Stange greifen.

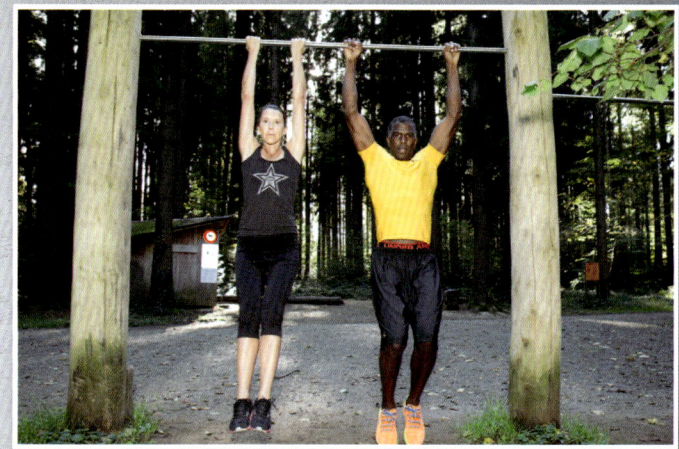

Bewegungsführung: Aus der gestreckten Armposition hochziehen, bis das Kinn über der Stange ist. Langsam zurück in die Ausgangsposition (gestreckte Arme).

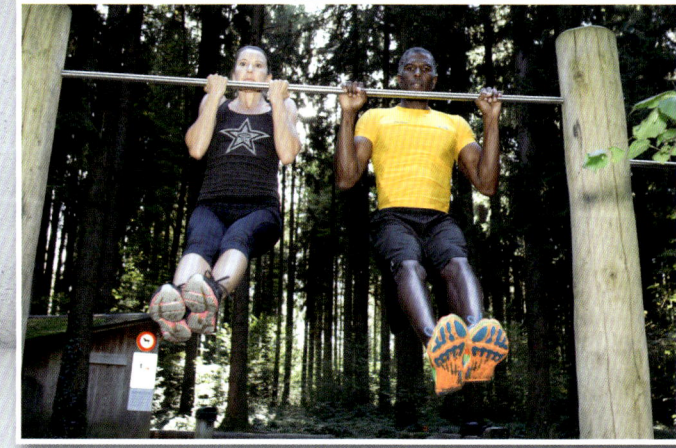

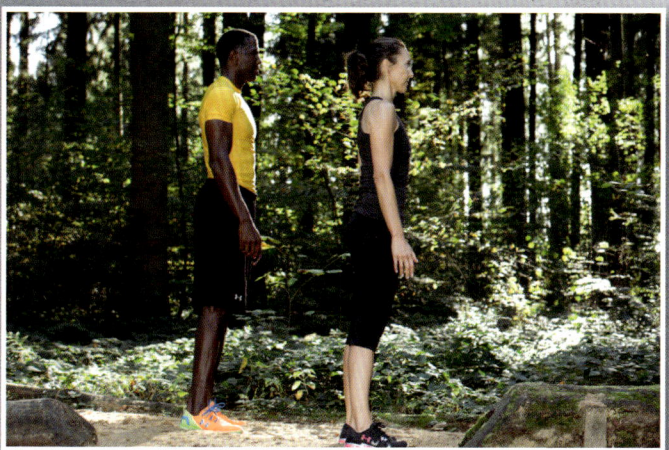

KNIEBEUGE

Ausgangsposition: Stand hüftbreit und parallel. Oberkörper ist aufrecht. Das Gesäß ist leicht angespannt.

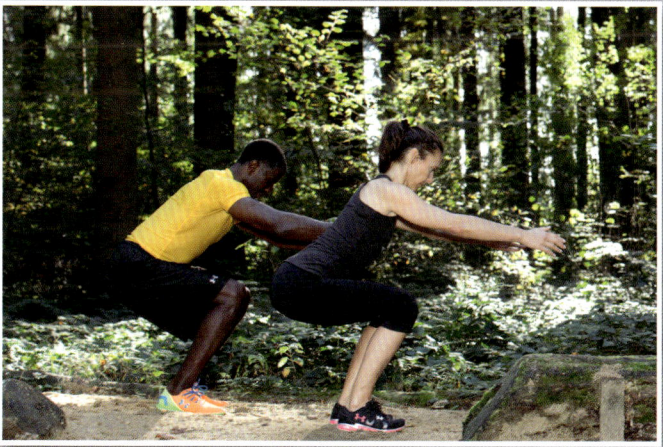

Bewegungsausführung: Zunächst das Gesäß nach hinten führen, als ob man sich auf einen Stuhl setzen möchte. Der Oberkörper bleibt dabei gerade und die Brust oben. Beim Heruntergehen werden die Arme nach vorne gehoben, um das Gleichgewicht zu halten. Mit dem Gesäß bis auf Höhe des Knies heruntergehen. Oberkörper unbedingt gerade halten. Während der Bewegungsausführung darauf achten, dass die Knie auf Höhe der Fußspitzen bleiben.

Als Anfänger kann man sich mit den Händen an einem Gegenstand festhalten.

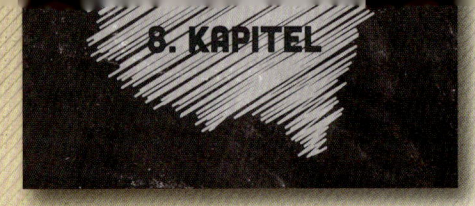

8. KAPITEL

Bezugsquellen

ADRESSEN & INFORMATIONEN

PURE-FOOD-BASICS

LADEN (ONLINE)	PRODUKTE	CH	D	A
Free From Supermarkt www.freefrom-supermarket.com, www.isana.de	Kokosprodukte, Nussbutter, Chia-Samen, Marronimehl	★		
BioVerde www.bioverde.ch	Kokosprodukte, Kakaoprodukte	★	★	★
Naturkostbar www.naturkostbar.ch/de/	Kokosprodukte, Kakaoprodukte, Nussbutter	★		
Chrüterhäx www.chrüterhäx.ch/ghee	Schweizer Bio-Ghee	★		
Kleine Steinzeit www.kleine-steinzeit.de	Kokosprodukte, Kakaoprodukte, Nüsse, Fleisch, Gelatine		★	★
Keimling www.keimling.ch, www.keimling.de, www.keimling.at	Kokosprodukte, Nüsse, Kakaoprodukte	★	★	★
Nu3 www.nu3.ch, www.nu3.de, www.nu3.at	Kokosprodukte, Trink-/Instantgelatine	★	★	★
Superfood For You www.superfoodforyou.de	Ecke für Paleo, mit Algen und Nüssen		★	★
Paleo Webshop www.paleowebshop.de	Diverse Produkte, alles für Paleo		★	
Dr. Georg www.virgin-coconut-oil.de	Alles aus Kokosnuss	★	★	★

Für Bio-Fleisch und Bio-Fisch sowie auch das Gemüse finden sich heute bereits viele Möglichkeiten in einem der Bio-Läden oder in gängigen Supermarktketten. Migros, Coop, Rewe etc. bieten bereits heute eine selektionere Auswahl an Bio-Produkten von hoher Qualität an.

Für erwähnte Kokosprodukte ist der Gang ins Reformhaus oder zu einem auf Seite 203 erwähnten Onlineshop unerlässlich. In der Schweiz finden sich bei Migros mit der Einführung der Alnatura-Produkte in vielen Filialen sehr hochwertige Produkte in den Regalen.

Schlagwörter, welche auf gute Qualität hindeuten können:

- Bio
- Roh-
- Extra Virgine
- AHA!/Freefrom (laktosefrei/glutenfrei)

Der Gang auf den Wochenmarkt und der Einkauf beim Dorfbauern verbinden den Einkauf aber noch mit einem sinnlichen Erlebnis.

INFO ZU PURE-FOOD-GRUNDNAHRUNGSMITTELN

VCO

Virgin Coconutoil ist kalt gepresstes Kokosnussöl. Es besitzt einen hohen Anteil an kurzkettigen Fettsäuren und benötigt für die Verdauung keine Galle oder Verdauungsenzyme. Dies erleichtert die Verdauung erheblich. Hochwertiges Kokosöl enthält einen hohen Anteil an Laurinsäure, welche natürlich in der Muttermilch vorkommt. Kokosöl ist praktisch frei von Omega-6-Fettsäuren und auch cholesterinfrei. Zu vermeiden sind gehärtete Kokosölprodukte, welche in vielen Discountern nebst Schweineschmalz als billiges Frittierfett angeboten werden. Kokosnussöl kann hoch erhitzt werden und eignet sich aus diesem Grunde auch gut zum Anbraten. Unter 25 °C ist es fest, über 25 °C flüssig.

Extra Vergine Olivenöl

Kalt gepresstes Ölivenöl wurde bereits in der Antike wegen seiner gesundheitsfördernden Eigenschaften gerne verwendet. Der Anteil von mehrfach ungesättigten Fettsäuren ist sehr hoch. Besonders die Ölsäure ist beim Olivenöl dominant. Wirklich hochwertig sind aber nur Produkte, welche folgendermaßen gekennzeichnet sind: nativ extra, extra virgin, vierge extra, kalt gepresst oder aus erster Pressung. Leider gab es schon sehr viele Skandale rund um die Qualität von Olivenöl. Als Faustregel kann angenommen werden, dass ein hochwertiges Produkt für fünf Deziliter nicht unter zehn Schweizer Franken kostet. Olivenöl sollte niemals hoch erhitzt werden, denn dann sättigen sich die Fettsäuren und es kann sogar schädlich wirken. Am besten kalt über das Essen geben oder für Dressings verwenden. Schonendes Andünsten ist möglich.

Instantgelatine/Trinkgelatine

Gelatine ist ein reines Eiweiß, das aus kollagenhaltigen, tierischen Rohstoffen wie Knochen, Knorpel, Bindegewebe etc. gewonnen wird. Gelatine gibt es als Pulver oder gepresst in Form durchsichtiger Blätter (Blattgelatine). Sie enthält 18 verschiedene Aminosäuren, unter anderem alle essenziellen Aminosäuren, mit Ausnahme von Tryptophan.[70]

Viele von uns kennen Gelatine in der Küche nur als Hilfsmittel, um Flüssigkeiten zu verdicken. Wir benutzen sie zum Beispiel, um bekannte Nachspeisen wie Rote Grütze, Panna Cotta oder pikante Sülze herzustellen.

Weniger bekannt ist Gelatinepulver als Nahrungsergänzungsmittel: die sogenannte Trink- oder Instantgelatine.

Sie ist geschmacksneutral und geliert nicht. Sie versorgt den Körper mit wichtigen Baustoffen für die laufende Erneuerung unsere Gelenkknorpel, Haare, Haut, Bindegewebe und Nägel. Rund 40 Prozent des gesamten Proteins im menschlichen Körper besteht aus Kollagen, welches hauptsächlich in Haut- und Bindegewebe enthalten ist.

Gelatine kannst du auch daheim selbst herstellen, indem du eine Knochenbrühe aufsetzt und über mehrere Stunden köcheln lässt. Solange die Suppe vor sich hin köchelt, siehst du die Gelatine nicht. Lässt du die Suppe erkalten, geliert das Eiweiß und die flüssige Suppe wird zu einer gelartigen Masse.

Hochwertige Kakaoprodukte
(> 80 Prozent Schokolade, Kakaopulver, Kakaonibs)

Bei den Ureinwohnern Lateinamerikas galt Kakao einst als besonders wertvoll. In der Maya-Kultur dienten Kakaobohnen als Zahlungsmittel. Und die Azteken hielten die braunen Samen für das Geschenk einer gefiederten Schlangengottheit mit dem Namen Quetzalcoatl. So gut und wertvoll Kakao auch ist, hier gilt mit Maß! Hochwertiger Kakao ist nicht Schokoladenpulver, nicht die geliebte Caotina oder Nesquick ... hochwertiges Kakaopulver oder auch die zerstückelte Kakaobohne (Kakaonibs) sind eher bitter, herb und gar nicht süß im Geschmack. Hochwertiger Kakao enthält eine große Anzahl von Antioxidantien.

Kokosmehl

Kokosmehl wird aus dem getrockneten Fruchtfleisch der Kokosnüsse gewonnen. Es ist glutenfrei, ballaststoffreich und kohlenhydratarm. Kokosmehl kann als Mehlersatz zum Backen verwendet werden. Jedoch muss mehr Flüssigkeit hinzugefügt werden, und es hat nicht dieselben Backeigenschaften wie herkömmliches Mehl.

Tamari

Tamari ist die traditionelle glutenfreie Sojasauce. In der industriellen Sojasauce wird Weizen zum Brauen verwendet, dieser fehlt bei der Tamari. Tamari besteht rein aus fermentiertem Soja und Salz.

Ghee

Ghee ist geklärte Butter oder auch bekannt als Butterschmalz. Zur Herstellung im Haushalt wird Butter vorsichtig erhitzt und für etwa 30 Minuten flüssig gehalten, ohne sie zu bräunen. Dabei setzt sich das geronnene Eiweiß im Schaum und am Boden ab, das Wasser verdunstet. Durch Abschöpfen des Schaumes, anschließendes Abgießen und/oder Filtern wird die Butter geklärt. Restlaktose und Casein (Milcheiweiß) werden in diesem Prozess eliminiert. Ghee enthält somit die hochwertigen kurzen Fettsäuren der Milch und ist nebst Kokosnussöl eines der am leichtesten verdaulichen Fette. In der indischen Küche gilt Ghee als regelrechtes Wundermittel.

Süßkartoffeln

Süßkartoffeln sind, obwohl der Name darauf hinweist, botanisch gesehen keine Kartoffeln. Sie können sogar roh verzehrt werden. In China, Japan, USA und Südamerika sind sie ein Grundnahrungsmittel. Nur hier in Europa genießt die Süßkartoffel ein Schattendasein. In der Verwendung ist die Süßkartoffel der Kartoffel sehr ähnlich, in der Zusammensetzung hingegen nicht. Je nach Sorte enthält die Süßkartoffel wesentliche Anteile von beta-Karotin, Vitamin A , B_6 und C, Thiamin und Kalium.

Rohmilchprodukte

Aus Rohmilch werden viele traditionelle Käsesorten, Butter, Quark und auch die Milch selbst verkauft. Rohmilch ist nicht pasteurisiert oder anderweitig erhitzt und auch nicht homogenisiert. Durch die Zerkleinerung der Fettmoleküle kann die Milch für den Körper schwerer verdaulich werden, und mit der Erhitzung gehen wesentliche Vitamine und Enzyme verloren. Bei einer vorliegenden Laktoseintoleranz muss auf die Rohmilch und den Quark verzichtet werden. Weichkäsesorten hingegen und natürlich Hartkäse werden meist sehr gut vertragen. Rohmilchprodukte sind eine leicht verdauliche Protein-, Vitamin-, Kalzium- und Fettquelle.

Macadamia

Macadamias sind neben der Kokosnuss die Nüsse mit dem geringsten Anteil von Omega-6-Fettsäuren. Und die Macadamia ist die mit Abstand fettreichste Nuss an sich. Real Pure Food!!!!!

PROTEINPULVER/EIWEISSPULVER

In den Rezepten, insbesondere bei den Smoothies, taucht immer wieder das Eiweißpulver auf. Oder auch bekannt als Proteinpulver. Die erste Suggestion ist das Bild der Bodybuilderläden von oben bis unten vollgestopft mit riesen Tonnen von Proteinpulver, aber keine Angst, Proteinpulver ist nicht gleich Doping oder Bodybuilding. Es ist je nach Hersteller vielmehr eine sehr einfache und sichere Methode zu qualitativ hochwertigem Protein zu gelangen.

Aber Proteinpulver ist nicht gleich Proteinpulver! Es gibt Pulver von diversen Nahrungsquellen, molkebasiert, caseinbasiert, eibasiert, sojabasiert, fleischbasiert und bei den veganen Proteinpulvern sogar noch Reis oder Erbsen sowie Hanf.

Nun magst du dich fragen, welches du denn nun wählen solltest! Ich rate dir zu einem Whey Isolate.

Whey ist ein Molkeprotein mit besonders hoher biologischer Wertigkeit (sprich, es wird vom Körper sehr gut aufgenommen) und sehr guter Bekömmlichkeit. Casein (Milchprotein) oder auch Eiprotein können zu Verdauungsproblemen führen.

Sojaprotein ist häufig genetisch manipuliert und Rindfleischprotein von minderer Herkunft. Besonderen Augenmerk ist auch auf den Laktoseanteil der verschiedenen Proteinpulver zu legen. Wir wollen ja ein laktosefreies Produkt wählen (Casein oder auch Wheykonzentrat enthalten beachtliche Mengen an Laktose), aus diesem Grunde müssen wir noch weiter ins Detail gehen.

Um es aber noch vollkommen kompliziert zu machen, es gibt für die Gewinnung von Whey mehrere Verfahren. Besonders hochwertig und somit klarer Spitzenreiter ist die Crossflow-Microfiltration (CFM). Von Pulver aus dem Ionenaustauschverfahren raten wir ab.

Je hochwertiger das Whey desto weniger ist der Restanteil von Laktose. Ein wirklich hochwertiges Whey Isolate ist somit praktisch bis komplett laktosefrei.

Es gibt viele sehr gute Produkte, welche im Falle von Sponser sogar im Supermarkt erhältlich sind. Besonders hohe Qualität haben meist schweizer oder deutsche Produkte.

MARKE	PRODUKT	ERHÄLTLICH U. A. BEI
Sponser	Whey 94 oder Whey Isolate	Migros, www.powerfood.ch, www.sponsor.de
Scitec	Zero Iso Great	www.nu3.ch, www.nu3.de, www.scitecnutrition.ch
Nutriathletic	Pure Whey Protein	www.nutriathletic.com

ZUCKERGEHALTE

🟩 erlaubt   🟨 weniger als 100 g   🟧 verboten

	Fruktose	FODMAP		Fruktose	FODMAP
Ananas	2,44	0	Grapefruit	2,10	2
Apfel	5,74	2	Grünkohl	0,92	0
Aprikose	0,09	2	Gurke	0,86	0
Artischocke	1,73	2	Heidelbeere	3,35	1
Aubergine	1,03	0	Himbeere	2,05	1
Avocado	0,20	1	Honigmelone	1,30	0
Banane	3,40	0	Johannisbeere, rot	2,49	1
Birne	6,70	2	Johannisbeere, schwarz	3,07	1
Blumenkohl	0,86	2	Johannisbeere, weiß	3,00	1
Blumenkohl, gekocht	0,76	2	Kaki		2
Brokkoli	1,04	1	Kaktusfeige	0,60	0
Brokkoli, gekocht	0,80	1	Kartoffel	0,17	0
Brombeere	3,11	2	Kirschen	6,10	2
Champignons	0,21	2	Kiwi	4,60	0
Chicorée	0,68	0	Kohlrabi	1,23	1
Chinakohl	0,51	0	Kopfsalat	0,53	0
Endiviensalat	0,60	0	Kürbis	1,32	1
Erdbeere	2,30	0	Lauch	1,23	2
Fenchel	1,06	1	Limetten	0,80	0
Feige	23,50	2	Litchi	3,20	2

	Fruktose	FODMAP
Löwenzahnblätter	0,55	0
Mandarine	1,30	0
Mango	2,60	2
Mangold	0,27	0
Okra	0,80	0
Orange	2,58	0
Papaya	0,33	0
Passionsfrucht	3,96	0
Pastinake	0,26	0
Petersilie, Blatt	0,32	0
Petersilie, Wurzel	0,66	0
Pfifferling, Eierschwämmli	0,07	1
Pfirsich	1,23	2
Pflaume	2,01	2
Preiselbeere	2,93	1
Randen		2
Radieschen	0,72	1
Rettich	0,60	1
Rhabarber	0,39	0
Rosenkohl	0,79	1
Rosenkohl, gekocht	0,54	1
Rüebli	1,31	1

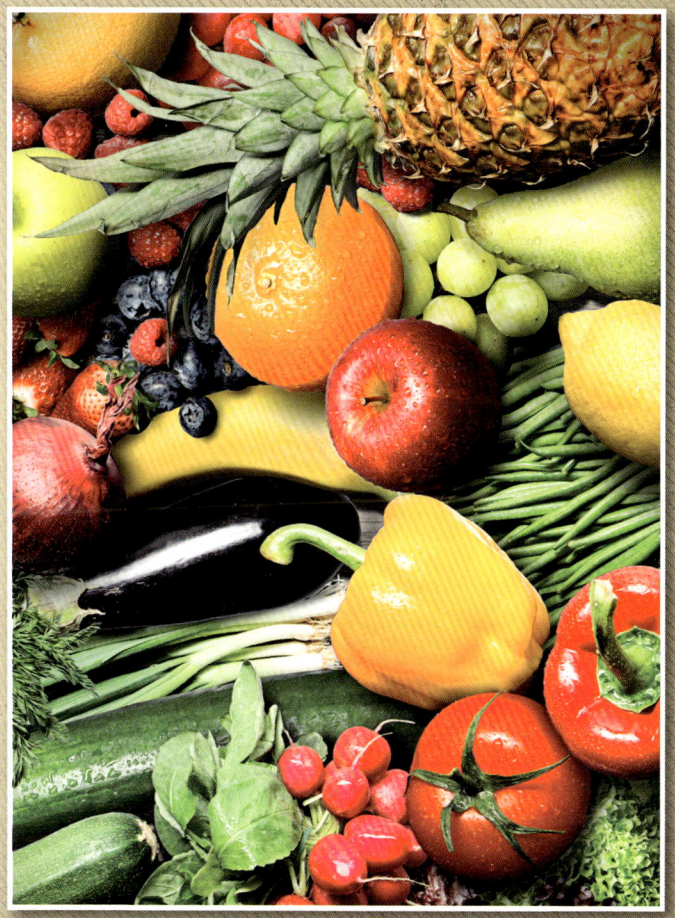

	Fruktose	FODMAP
Rüebli, gekocht	0,94	1
Sauerkraut	0,20	2
Sauerkraut, abgetropft	0,21	2
Sellerieknolle	0,10	1
Spargel	0,99	2
Spargel, Dose	0,57	2
Spinat	0,12	0
Stachelbeere	3,33	2
Steinpilz	0,26	2
Süßkartoffel, Batate	0,66	2
Tomate	1,36	0
Tomaten, Dose	1,25	0
Trauben	7,44	0
Wassermelone	3,92	2
Weißkohl	1,76	0
Wirsingkohl, Wirz	0,90	0
Zitrone	1,35	0
Zitronensaft	1,03	0
Zucchini	1,02	1
Zwiebel	1,34	2
Honig		2

Laktosegehalt Rohmilchprodukte

	Laktose	FODMAP
Milch (Kuh, Schaf, Ziege)	4,9	0
Vollmilchquark	2,5	1
Magermilchquark	2,0	1
Rahm	3,5	1
Butter	Spuren	0
Camembert AOC	keine	0
Brie AOC	keine	0
Halbhartkäse		
Appenzeller, Alpkäse	keine	0
Hart- und Extrahartkäse		
Sbrinz, Emmentaler	keine	0
Alpkäse, Parmesan	keine	0

FRÜCHTEWAMPE

Getreide plus mögliche Verwendung

	Gluten	FODMAP
Weizen		
(Pasta, Brot, Backwaren)	ja	2
Hartweizen		
(Pasta, Couscous)	ja	2
Roggen		
(Brot, Backwaren)	ja	2
Gerste, Grünkern	ja	2
Kamut, Emmer	ja	2
Dinkel		
(Brot, Pasta, Backwaren)	ja	0
Hafer	Spuren	0
Reis (pur, Waffeln, Nudeln)	nein	0
Buchweizen (pur, Mehl)	nein	0
Quinoa (pur, Pasta)	nein	0
Amaranth (pur, Pops)	nein	0
Kartoffel	nein	0
Süßkartoffel	nein	2
Mais (Polenta)	nein	0
Maronni	nein	0
Teff	nein	0
Hirse	nein	0

Nüsse/Samen

	FODMAP
Mandeln	2
Cashews	2
Haselnüsse	2
Macadamia	0
Pecan	0
Pinienkerne	0
Pistazien	2
Chiasamen	0
Kürbiskerne	0
Sesam	0
Sonnenblumenkerne	0
Walnüsse	0
Tempeh	0

ACHTUNG BEI
SENF, BOUILLONPULVER, SAUCENBINDER,
TROCKENFEIGEN, SALAMI, VEGETARISCHER FLEISCHERSATZ

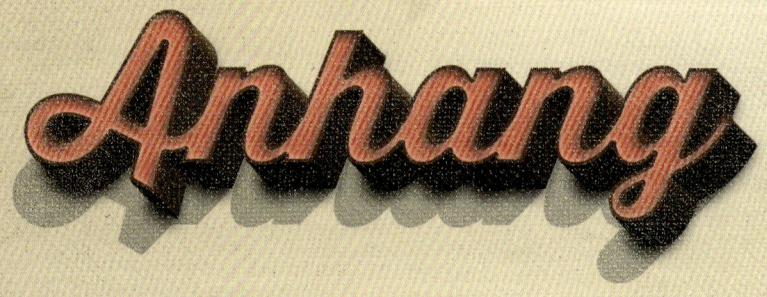

EINKAUFSLISTE QUICK-FIX-PLAN

IM VORRATSSCHRANK:
Trinkgelatine, Olivenöl, Salz, Pfeffer, Butter
Optional: Muskatnuss, Kurkuma, Zimt, Kardamom, Kokosöl, Sesamsamen

EINKAUFEN (1 PERSON):
- 5 dl Kokosmilch (2 x 2,5 dl)
- frischer Ingwer
- 2 Stängel Zitronengras
- Chili
- Thai-Basilikum
- 1 Bund Schnittlauch
- 1 Bund Petersilie
- 1 Avocado
- mindestens 425 g Randen, gedämpft
- 2 Packungen gedämpfte Karotten plus 500 g frische Karotten oder 1 kg frische Karotten
- 450 g Süßkartoffeln
- 400 g Kartoffeln
- 400 g frischer Blattspinat
- 100 g Aubergine
- 100 g Zucchini
- 125 g Kürbis
- 100 g Knollensellerie
- 200 g Dosentomaten
- 375 g Hähnchenbrust ohne Haut
- 100 g Minutenschnitzel
- 150 g nicht mageres Rinderhackfleisch
- 125 g Kalbsgeschnetzeltes
- 150 g Lachsfilet
- 125 g Thunfisch (Dose) in Salzwasser

SCHRITTZÄHLER

MARKE	ERHÄLTLICH U. A. BEI
Nike+ Fuelband	https://secure-nikeplus.nike.com/plus/?locale=de_de&sitesrc=europenikerunning
Fitbit One	http://www.fitbit.com/de/one
Jawbone UP MOVE	https://jawbone.com/

LITERATURHINWEISE

1) http://www.weiss.de/krankheiten/blaehungen/grundlagen/
2) http://www.onmeda.de/symptome/blaehungen.html
3) http://www.umstellung.info/anleitungen/abnehmen/der-weg-zum-flachen-bauch/,
   http://pagewizz.com/bauchumfang-reduzieren-tipps-gegen-blaehbauch-oder-bauch-speck-fuer-frauen/,
   http://www.umstellung.info/anleitungen/abnehmen/der-weg-zum-flachen-bauch/der-blaehbauch/
4) http://www.mayr-kuren.de/mayr-kur-bauchformen.html
5) http://www.mayr-kuren.de/mayr-kur-bauchformen.html, Rauch, Erich (2005): Lehrbuch der Diagnostik und Therapie nach F. X. Mayr: Kriterien des Krankheitsvorfeldes, der Gesundheit und Krankheit. 3. überarbeitete Vorlage. Stuttgart: Karl F. Haug Verlag
6) http://de.wikipedia.org/wiki/Franz_Xaver_Mayr_(Arzt)
7) Rauch, Erich (2005): Lehrbuch der Diagnostik und Therapie nach F. X. Mayr: Kriterien des Krankheitsvorfeldes, der Gesundheit und Krankheit. 3. überarbeitete Vorlage. Stuttgart: Karl F. Haug Verlag, S. 45
8) Rauch, Erich (2005): Lehrbuch der Diagnostik und Therapie nach F. X. Mayr: Kriterien des Krankheitsvorfeldes, der Gesundheit und Krankheit. 3. überarbeitete Vorlage. Stuttgart: Karl F. Haug Verlag, S. 51 ff.
9) Rauch, Erich (2005): Lehrbuch der Diagnostik und Therapie nach F. X. Mayr: Kriterien des Krankheitsvorfeldes, der Gesundheit und Krankheit. 3. überarbeitete Vorlage. Stuttgart: Karl F. Haug Verlag, S. 50
10) http://www.foodulution.com/koerpertypen/
11) http://www.lebensmittelunvertraeglichkeiten.de/
12) http://www.zentrum-der-gesundheit.de/glutenintoleranz.html#ixzz3IOti7CUC
13) http://www.zentrum-der-gesundheit.de/glutenintoleranz.html#ixzz3IOrz4fKi
14) http://www.apotheken-umschau.de/kohlenhydrate
15) http://www.diabetes-ratgeber.net/Ernaehrung/Suessstoffe-Kalorienfreie-Dickmacher-229259.html
16) http://www.focus.de/gesundheit/ernaehrung/tid-13247/gesund-essen-suessstoff-macht-dick_aid_366093.html
17) http://de.wikipedia.org/wiki/S%C3%BC%C3%9Fstoff#cite_note-12
18) http://www.gesundheit.de/wissen/haetten-sie-es-gewusst/ernaehrung/was-ist-xylit
19) http://www.fruktobase.at/erythrinol.php
20) http://www.zentrum-der-gesundheit.de/fruchtzucker.html
21) http://www.wissen.de/bildwb/obst-zum-anbeissen-gut
22) http://www.welt.de/wams_print/article1874493/Wenn-Erdbeeren-wieder-wie-Erdbeeren-schmecken.html
23) http://www.doppelherz.de/laktase-special/was-ist-laktose
24) http://www.doppelherz.de/laktase-special/was-ist-laktoseintoleranz
25) http://www.histaminintoleranz.ch/symptome.html
26) http://www.histaminintoleranz.ch/einleitung_kurzfassung.html
27) http://www.histaminintoleranz.ch/einleitung_kurzfassung.html
28) http://www.histaminintoleranz.ch/einleitung_kurzfassung.html
29) http://www.lebensmittellexikon.de/r0002180.php#1
30) http://www.focus.de/gesundheit/experten/christine_mueller/die-negative-seite-von-rohkost-wieso-salat-den-bauch-dick-machen-kann_id_4130055.html
31) http://www.richtig-essen.org/pdf/ErnaehrungIndividuell.pdf
32) Univ.-Dozent Dr. med. Maximilian Ledochowski (2014): Nahrungsmittelintoleranzen. Unverträglichkeiten erkennen und gut damit leben. 2., vollständig überarbeitete Neuauflage. Stuttgart: TRIAS Verlag in MVS. S. 12
33) Univ.-Dozent Dr. med. Maximilian Ledochowski (2014): Nahrungsmittelintoleranzen. Unverträglichkeiten erkennen und gut damit leben. 2., vollständig überarbeitete Neuauflage. Stuttgart: TRIAS Verlag in MVS. S. 13 f.
34) http://www.pta-aktuell.de/aktion/news/5448-Unregelmaessige-Verdauung/
35) http://www.fastenundrohkost.at/tcm-ayurveda-rohkost-eine-kontroverse/
36) http://www.ernaehrungsberatung-wien.at/blog/bauchgrummeln-durchfall-und-co-10-tipps-zum-staerken-der-verdauungskraft-mit-tcm
37) http://dasgehirn.info/denken/motivation/schaltkreise-der-motivation-986/.
38) http://www.dw.de/so-reagiert-der-körper-auf-hunger/a-6641241
39) http://www.tk.de/tk/stress/010-phaenomen-stress/was-ist-stress/118620
40) http://www.tk.de/tk/stress/010-phaenomen-stress/was-ist-stress/118620
41) http://www.spiegel.de/gesundheit/psychologie/dauerstress-anhaltende-belastung-fuehrt-zu-erkrankungen-a-962009.html
42) http://www.zentrum-der-gesundheit.de/stress-mach-dick-ia.html
43) Gemäß Aussage von Frau Brigitte Ruff, Atemtherapeutin http://www.atem-praxis.ch/
44) Dillmann, Alexander (2011): Aktiv schlank mit myline. München: Südwest Verlag
45) Dillmann, Alexander (2011): Aktiv schlank mit myline. München: Südwest Verlag
46) Dillmann, Alexander (2011): Aktiv schlank mit myline. München: Südwest Verlag. S. 23
47) https://www.egym.de/blog/a/fitness-fuer-frauen, http://blog.tillsukopp.de/home/die-3-grosten-trainingsfehler-von-frauen, http://www.fitnessmagnet.com/Artikel/tabid/217/Fitness/View/Fitnessartikel/1636/5-mogliche-Grunde-waum-das-Fett-an-deinem-Bauch-nicht-verschwindet.aspx

48) http://www.aesthetics-blog.com/carb-backloading-cbl-das-kraftsport-ernaehrungskonzept-fuer-fettfreie-muskelmasse/

49) http://bodyandhealth.canada.com/channel_section_details.asp?text_id=3868&channel_id=1055&relation_id=30090

50) Kleinbeck, 2006, S. 255

51) www.zentrum-der-gesundheit.de/gluten

52) Dr. Robert Lustig, „Sugar: The Bitter Truth"

53) http://www.who.int/mediacentre/news/notes/2014/consultation-sugar-guideline/en/

54) http://www.aok-business.de/bayern/gesundheit/bewegung/gesunder-ruecken/schonung-die-richtige-koerperhaltung/

55) http://www.aok-business.de/bayern/gesundheit/bewegung/gesunder-ruecken/schonung-die-richtige-koerperhaltung/

56) http://www.aok-business.de/bayern/gesundheit/bewegung/sitzen-das-neue-rauchen/

57) http://www.fitforfun.de/sport/abnehmen-mit-sport/hiit-sagen-sie-ihrem-fett-hochintensiv-lebewohl_aid_13865.html

58) http://www.zentrum-der-gesundheit.de/fettverbrennung-mit-hiit-ia.html

59) http://www.zentrum-der-gesundheit.de/fettverbrennung-mit-hiit-ia.html

60) http://www.zentrum-der-gesundheit.de/fettverbrennung-mit-hiit-ia.html

61) http://www.netzathleten.de/Sportmagazin/Richtig-trainieren/Was-ist-der-Unterschied-zwischen-Tabata-und-HIIT/5589303770464677385/head

62) http://www.gdi.ch/de/Think-Tank/Trend-News/Neue-GDI-Studie-Schlafen-wird-zum-Lifestyle

63) http://www.welt.de/gesundheit/article3633513/Was-zu-einem-guten-Schlaf-dazugehoert.html

64) http://www.palverlag.de/stress-symptome.html

65) http://www.palverlag.de/Stressabbau.html

66) http://www.gdi.ch/de/Think-Tank/Emotionen-sind-angelernt-und-nicht-naturgegeben

67) Chopra, D., Tanzi, R. SUPER BRAIN, 2012, S.61

68) http://aware-magazin.ch/2013/03/expressives-schreiben-eine-effektive-methode-der-emotionalen-verarbeitung/

69) http://www.dailymail.co.uk/health/article-2003255/Sir-Richard-Branson-reveals-secrets-good-health.html#ixzz3K0g8S8Ki

70) http://www.ewaldgelatine.de/deutsch/gelatine/index.php

Danksagung

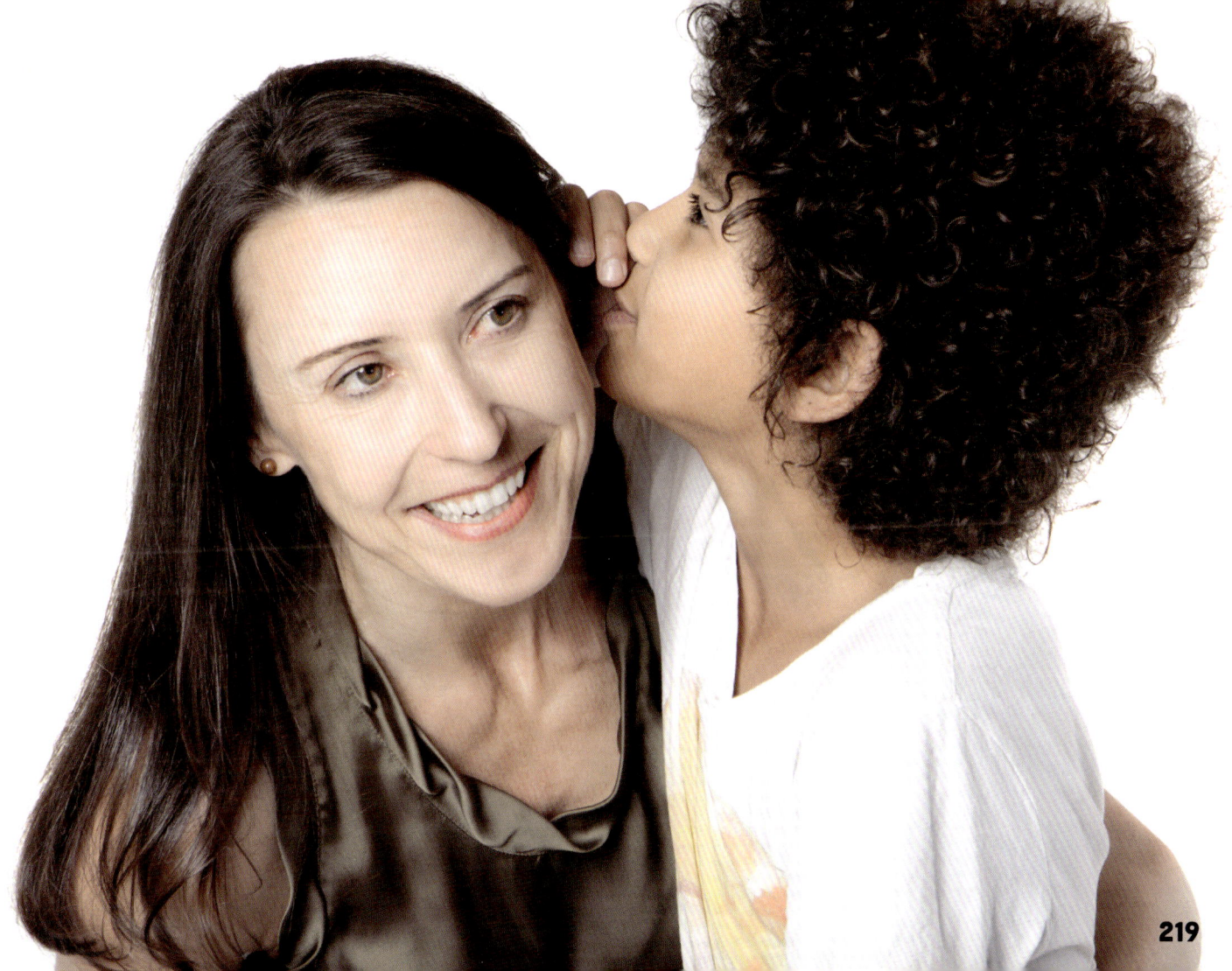

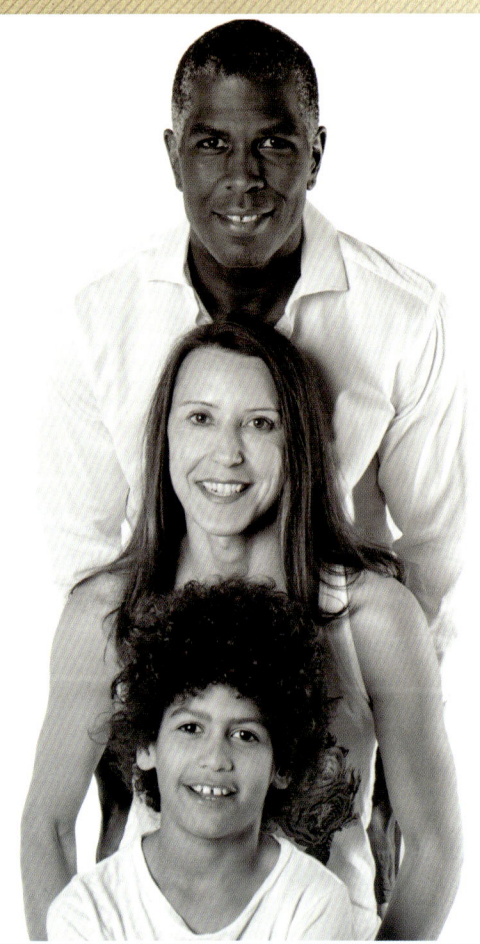

Meinem Mann Dave und meinem Sohn Ray danke ich für ihre Unterstützung. Sie sind meine kritischsten Rezeptetester. Dave und ich diskutieren viel über die verschiedenen Lebensstilthemen. Wir recherchieren gemeinsam und entwickeln uns und unser Lebensphilosophie gemeinsam weiter. Ich schätze dies sehr und bin dankbar dafür, dass wir diese Erfahrungen und Erkenntnisse gemeinsam erleben können. Ray ist mein Sonnenschein und bringt mich täglich mehrmals zum Lachen. Wir diskutieren täglich, wo die Grenzen sind. Wir argumentieren hartnäckig und umarmen uns ausgiebig.

Um von der Buchidee zum fertigen Werk zu gelangen, habe ich von vier hellen Köpfen großzügig Unterstützung erhalten. Wir waren ein motiviertes Team von unterschiedlichsten Charakteren. Es hat einfach Spaß gemacht – dafür danke ich:

Sibylla, für ihre fundierten Recherchen, ihrem eloquenten Schreibstil und unermüdlichen Einsatz. Sie ist auf dem besten Weg, selbst eine erfolgreiche Journalistin/Autorin zu werden.

Nadine E. für ihr enormes Wissen über Ernährung und Nahrungsmittel. Sie kann ich alles fragen und erhalte immer sofort eine Antwort. Sie ist es auch, die alles im Buch hinterfragte und kritische Fragen stellt. Das hat nicht immer Freude gemacht, aber es hat definitiv das Buch besser gemacht und mich zu Höchstleistungen angetrieben. Nadine übernahm alle Aufgaben, die hohe Perfektion und Genauigkeit verlangten – wir Kreativen waren ihr dafür sehr dankbar.

Nadine G. für ihre unglaubliche Freude und Enthusiasmus – sie hat ihr ganzes Herzblut in die Themen Bauchformen, Fitness und Stress investiert. Wir alle haben von ihrem fröhlichen Gemüt profitiert und ins Buch einfließen lassen.

Torsten für seine medizinischen und wissenschaftlichen Ausführungen. Er beschreibt die schwierigen Themen, sodass wir sie alle verstehen. Torsten hat auch das gesamte Manuskript auf Richtigkeit und Angemessenheit überprüft.

Ein riesengroßes Dankeschön geht an den systemed Verlag, Sabine Schmieder, für ihr Vertrauen in mich und meine Ideen. Die Zusammenarbeit war von Anfang an sehr professionell und konstruktiv.

Vielen Dank auch an Fabian Seiler (www.fabian-seiler.ch), der seine Erfahrungen mit uns geteilt hat und uns tief in sein Inneres hat blicken lassen.

In der Abschlussphase des Buches, als ich ein wenig den Fokus verlor und mein Ehrgeiz etwas schwächer wurde – 80 Prozent sind gemäß Pareto-Prinzip mehr als genug –, kam Gabrielle in mein Leben. Sie lehrte mich, zu akzeptieren. Meine Müdigkeit, meine Unlust am Manuskript zu arbeiten, meine Ungeduld und meine Angst, kein perfektes Werk abzuliefern – einfach alles zu akzeptieren und loszulassen. Ich erlebte intensive Momente in ihrem Neurofeedback-Training und konnte mich befreien, akzeptieren und einen fulminanten Schlussspurt hinlegen. Dafür danke ich Gabrielle ganz herzlich.

Ein herzlicher Dank geht auch an dich, liebe/r Leser/in. Gerne stehe ich dir für Fragen und Informationen zur Verfügung. Meine Kontaktdaten findest du auf meiner Internetseite: www.romydolle.com

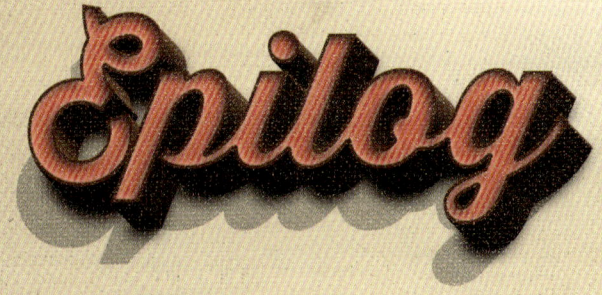

Du hast es bis hierhin geschafft. Das ganze Buch gelesen und vielleicht schon das eine oder andere ausprobiert. Oder du bist vielleicht, wie Helen, vom Intro zum Schlusswort gesprungen und hast kurz zwischendurch schnell ein paar Fotos angeschaut. Es gibt keine allgemeine Regel, wie du das Buch liest oder wie du dein Leben lebst. Wichtig ist, dass du für dich einen Weg findest, der dich glücklich und zufrieden macht. Nicht vergessen: Gesundheit ist die Basis eines glücklichen Lebens. Wenn dir das bewusst ist, dann fallen viele Entscheidungen leichter.

Ich habe wieder viel gelernt, seit ich begonnen habe, über dieses Buch und seinen Inhalt nachzudenken. Ich habe mich weiterentwickelt und ein neues Niveau erreicht. Ein Prozess, der scheinbar nie zum Stillstand kommt. Ich habe viele Bücher und Blogartikel zum Thema Gesundheit, Fitness, Ernährung, Fasten, Meditation gelesen.

In den letzten Jahren versuchte ich immer wieder, mit Meditieren zu beginnen. Ich probierte verschiedene Meditationsarten aus. Keine ließ mich wirklich zur Ruhe kommen und in die Tiefe der völligen Entspanntheit gleiten. Ich fand über die Jahre heraus, dass ich mich wunderbar beim Spazieren entspannen konnte. Durch die gleichmäßigen Schritte entspannen sich meine Hüften und langsam steigt das Gefühl über Becken, Bauch, Brust, Schultern in den Kopf. Ich bin nach ca. 20 Minuten im Flow und genieße mich – tönt lustig. Es beschreibt jedoch genau mein Gefühl. Ich bin einfach zufrieden, dass ich diesem Moment mit mir alleine bin und mich fühle. Ich nehme die Luft und die Temperatur auf meiner Haut wahr und spüre den Boden unter meinen Füßen. In diesem Moment ist alles in Ordnung. Ich bin im Hier und Jetzt.

Kurz bevor ich mit dem Manuskript für dieses Buch startete, konnte ich beruflich eine Auszeit nehmen. Ich hatte auf einmal sehr viel mehr Zeit zum Schreiben. Ich konnte meine Tage frei einteilen. Das war sehr schön und gleichzeitig sehr ungewohnt. Ich hatte keinen strukturierten Tag mehr. Alles war fließend und flexibel. Ein paar Wochen genoss ich diesen Zustand. Das Manuskript entwickelte sich jedoch bald nicht mehr nach meinem Zeitplan. Ich hatte so viele andere Interessen und spannende Menschen, mit denen ich meine Zeit verbrachte.

So gab ich meinen Tagen eine neue Struktur. Morgens gibt es ein fixes Programm: früh aufstehen, kurzes intensives Fitnesstraining, 20 Minuten lesen, sieben Minuten meditieren, ein Dankbarkeitsjournal führen und eine To-do-Liste für den Tag erstellen. Dies dauert ungefähr eine Stunde und gibt mir eine gute Basis für den ganzen Tag. Eine Stunde für mich allein. In der ich etwas für meinen Körper, Geist und meine Seele mache.

Ich startete einen neuen Versuch mit Meditieren. Ich setzte mir ein kleines Ziel und fing mit einer Minute meditieren an. Es vergingen ein paar Tage, bis ich eine Minute am Boden sitzen oder liegen konnte und meinen Kopf nicht einen Gedanken nach dem anderen produzierte. Langsam konnte ich mich auf sieben Minuten, steigern. Ich bin jetzt schon ein paar Wochen bei diesen sieben Minuten, und es wird wohl auch noch etwas dauern, bis ich länger meditieren kann. Ich sehe dies jedoch entspannt. Nur schon zwei oder fünf Minuten komplett entspannt sein, gibt mir so viel Raum im Kopf. Ich kann in diesen Minuten meinen Kopf leeren und neu ordnen.

Ich konnte durch das fixe Morgenprogramm die Meditation zur liebgewonnen Gewohnheit etablieren. Es ist jetzt schon so, dass ich mich manchmal im Laufe des Tages nach dem freien entspannten Gefühl im Kopf, welches ich während der Meditation erlebe, sehne. Und nur schon dieser Gedanken lässt mich entspannen. Ich bin mir sehr dankbar, dass ich es nach so vielen erfolglosen Versuchen mit dem Meditieren doch noch geschafft habe.

Das Dankbarkeitsjournal zeigt mir jeden Morgen die positiven Seiten meines Lebens auf. Es begleitet mich den ganzen Tag. Ich schreibe fast jeden Tag in mein Journal: Ich bin dankbar, dafür dass ich gesund bin, dass ich gut geschlafen habe, dass mein Mann und mein Sohn gesund sind. Und dann kommen weitere Dinge, Menschen oder Ereignisse für die ich dankbar bin.

Das tönt jetzt vielleicht total banal. Es ist auch eine ganz einfache Übung. Die Wirkung auf mein Bewusstsein und meine Zufriedenheit sind jedoch extrem eindrücklich. Sorgen und Probleme werden relativiert – nicht ignoriert. Das Gute im Leben wertgeschätzt. Jeden Morgen mit den positiven Seiten deines Lebens starten, hilft, entspannter zu sein.

Im entspannten Zustand kann ich bessere Entscheidungen treffen, bin dadurch weniger gestresst und kann meine Energie sinnvoller einsetzen. Das Leben und die Arbeit fallen leichter und die Ergebnisse sind besser.

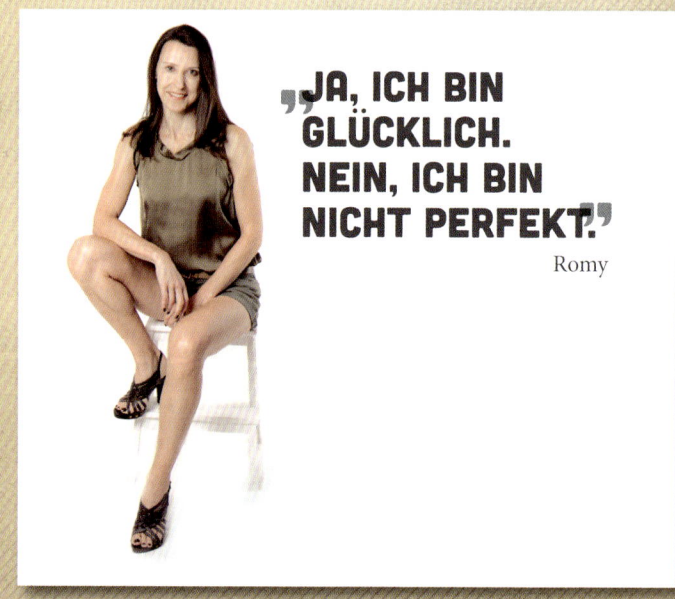

„JA, ICH BIN GLÜCKLICH. NEIN, ICH BIN NICHT PERFEKT."

Romy

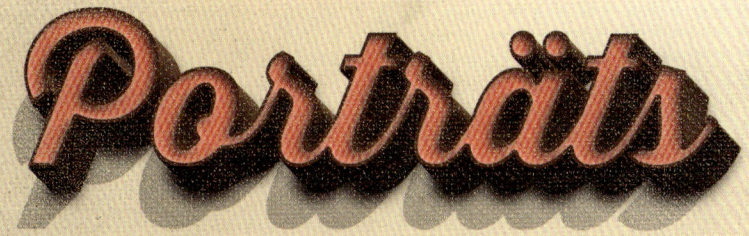

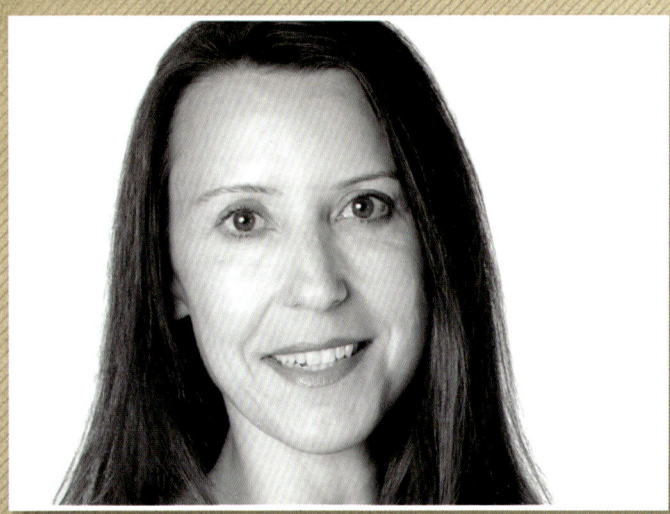

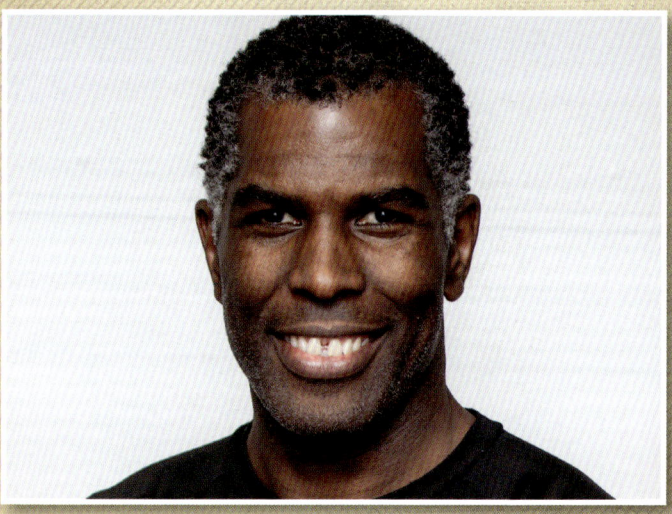

ROMY DOLLÉ

verheiratet mit Dave Dollé und Mutter von Ray (2005). Familienfrau und Unternehmerin, eidg. dipl. Bankfachfrau/MBA und Buchautorin.

Neugierig und abenteuerlustig, risikofreudig und doch bedacht auf finanzielle Sicherheit. Voller Lust, neue Orte zu entdecken, Erfahrungen zu machen, Menschen zu beobachten und kennenzulernen. Freundschaften zu pflegen und wertzuschätzen – im Wissen darum, dass Liebe und Freiheit perfekt nebeneinander existieren können.

DAVE DOLLÉ

verheiratet mit Romy Dollé und Vater von Ray (2005). Ehemaliger Spitzensportler (100 und 200 m Sprint). Heute bekannter CH-Fitness-Experte, Trainer und Unternehmer. Gefragter Referent/Key Note Speaker im In- und Ausland.

Spaß und Bewegung optimal kombinieren. Zusammen mit der Familie Snowboard fahren, Freeskiing in den tief verschneiten Alpen, den Skatepark in der Stadt unsicher machen oder den Golfball 310 Meter weit abschlagen.

Immer aufmerksam auf der Suche nach dem Warum. Abläufe optimieren und effizienter gestalten sind an der Tagesordnung. Wachsam und trotzdem entspannt sein, das sind einige seiner Stärken.

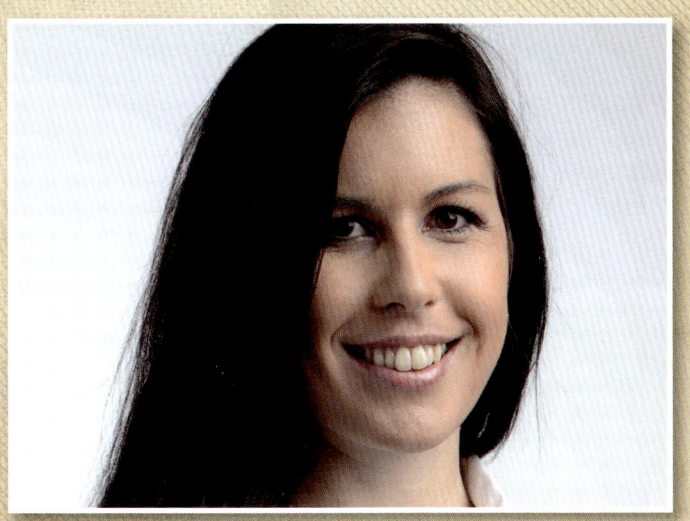

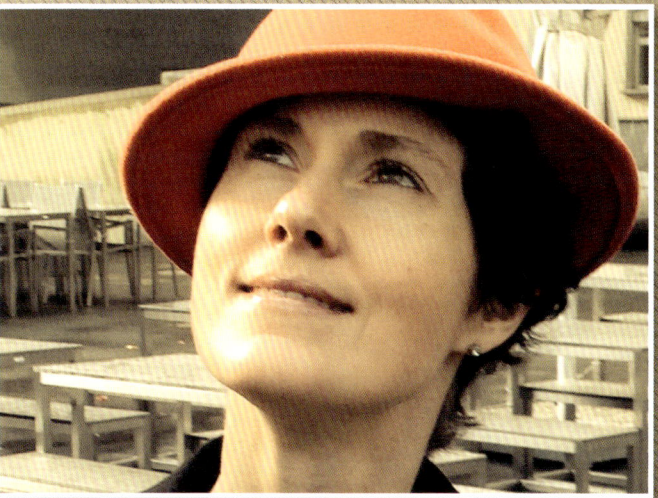

SIBYLLA ROTZLER

studiert Journalismus und Corporate Publishing an der Schule für Angewandte Linguistik (SAL) in Zürich, arbeitet bei SIX Group für Corporate Communications, schreibt für Dave Dollé Blogbeiträge und leitet dessen Blogredaktion. Nach ihrem Abschluss an der Höheren Fachschule für Tourismus (HFT) in Luzern erkundete sie als Flugbegleiterin die Welt und schätzte die Erfahrung, andere Länder und deren Kulturen kennenzulernen, als unbezahlbares Gut. Das Wissen über die Macht der Gedanken treibt sie an, mehr über den Menschen und sein Verhalten zu erfahren. Sport und Ernährung setzt sie in eine Balance, die ihr Kraft und Energie für den Alltag gibt. Im Power Yoga und der Meditation findet sie Entspannung und die nötige Portion Fitness.

NADINE ESPOSITO

Die Faszination an Ernährungsfragen und Sport haben Nadine Esposito und Romy miteinander in Kontakt gebracht. Der jahrelange Kampf mit Nahrungsmittelunverträglichkeiten hat Nadine zwangsläufig eingehender mit den Lebensmitteln und deren Zusammensetzung auseinandersetzen lassen. Aus dem Zwang wurde mittlerweile eine Passion. Es hat ihr große Freude bereitet, nebst dem Buch „Gute Fette, böse Fette" Romy auch bei ihrem neuen Buch „Früchtewampe" unterstützen zu dürfen. Die Botschaft, dass Ernährung kein Kampf, sondern ein zentraler Aspekt des täglichen Lebens und Fundament für Gesundheit ist, möchte Nadine gerne helfend mitverbreiten. Nahrung sollte Energie, Sinnlichkeit und Freude bereiten.

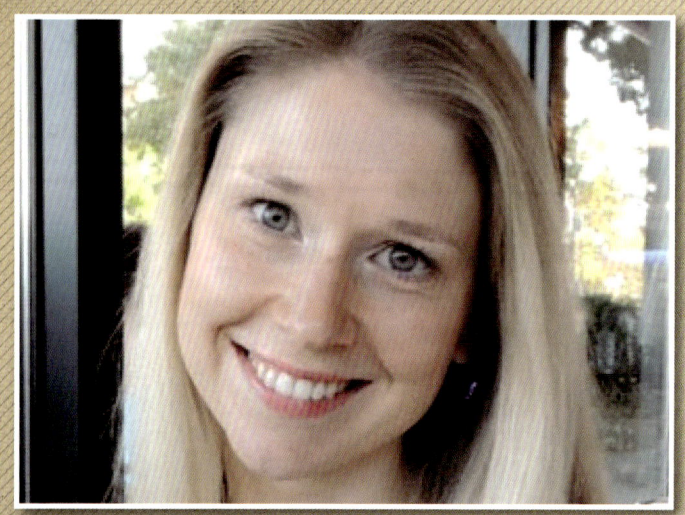

NADINE GERETZKY

Junior Personal Trainerin bei www.davedollé.com

Meine Leidenschaft zur Fitness hat mich zu davedollé pure training geführt, um meinen Berufswunsch als Personaltrainerin zu verwirklichen. Ursprünglich habe ich Soziale Arbeit (B.A.) studiert und mich auf die Schwerpunkte Prävention und Gesundheitsförderung (Resilienzförderung) konzentriert. Anschließend absolvierte ich eine Zusatzausbildung zur Fachkraft für Betriebliches Gesundheitsmanagement. Ganz besonders interessiere ich mich für die äußerst komplexe Wechselwirkung von Körper, Geist und Seele.

Ich habe selbst diverse Erfahrungen mit verschiedensten Ernährungsformen gemacht und dadurch nach und nach herausgefunden, was mir persönlich gut tut. Leckeres, gesundes/natürliches Essen, intensives Kraft- und Fitnesstraining und erholsame Entspannungsphasen machen mich zu einem glücklichen und ausgeglichenen Menschen.

Ich liebe es, Menschen mit meiner Begeisterung für einen gesunden Lebensstil anzustecken, sie zum Lachen zu bringen und darin zu stärken, ihren Weg zu gehen und dabei ihre eigenen, individuellen Ziele zu erreichen.

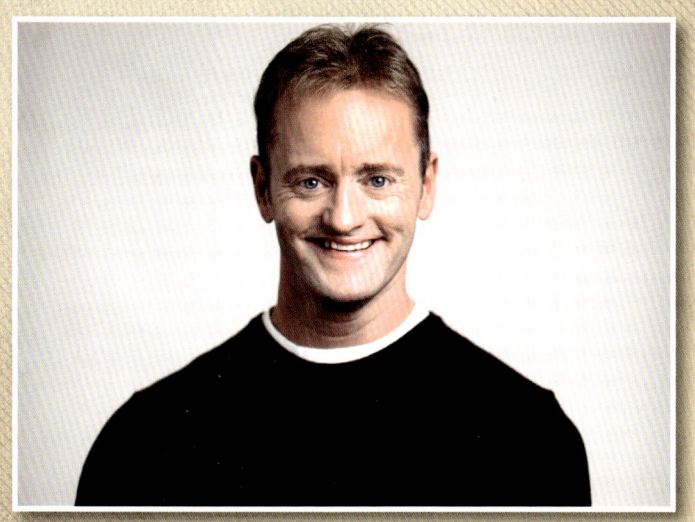

DR. MED. TORSTEN ALBERS

albers concepts, Zürich/Schlieren, www.albers-concepts.com
Promovierter Sport- und Ernährungsmediziner und ehemaliger Leistungssportler, betreut seit Jahren Athleten und Hobbysportler in den Bereichen Training und Ernährung. Hier bringt er seine Expertise in den Bereichen Ernährung, Medizin und Training bei der Betreuung von Kunden und Patienten ein.

Sein Klientel erstreckt sich über Leistungssportler (u. a. Kampfsportler, Triathleten, Eishockeyspieler, Artisten), Fitnessenthusiasten und Abnehmwillige bis hin zu Personen mit medizinischen Problemen. Daneben betreut er im Rahmen eines umfassenden Gesundheitscoachings Unternehmer und Führungskräfte, die ihre körperliche und mentale Fitness sowie Leistungsfähigkeit wiederherstellen oder verbessern wollen.

Impressum

©2015 systemed Verlag, Lünen. Alle Rechte vorbehalten. Nachdruck, auch auszugsweise, sowie Verbreitung durch Film, Funk und Fernsehen, durch fotomechanische Wiedergabe, Tonträger und Datenverarbeitungssysteme jeglicher Art nur mit schriftlicher Genehmigung des Verlages.

Hinweis

Das vorliegende Buch ist sorgfältig erarbeitet worden. Dennoch erfolgen alle Angaben ohne Gewähr. Weder die Autorin noch der Verlag können für eventuelle Nachteile oder Schäden, die aus den im Buch gemachten praktischen Hinweisen resultieren, eine Haftung übernehmen.

Redaktion:	systemed Verlag, Lünen
Umschlaggestaltung:	Hauptmann & Kompanie Werbeagentur, Zürich
Fotografie:	davedollé pure training gmbh, Zumikon/Schweiz
Fotograf:	Arman Oeztürk
Buchsatz:	Lars Hohmann, Dortmund
Druck:	Generál Druckerei GmbH, Szeged/Ungarn
ISBN:	978-3-942772-83-9

1. Auflage

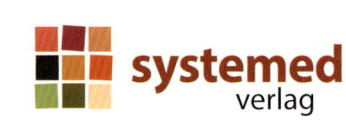

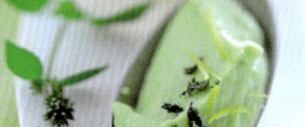 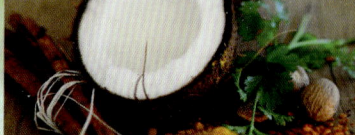
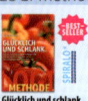
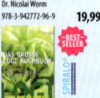
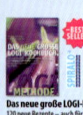
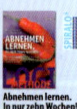 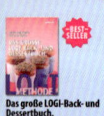
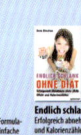
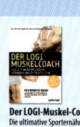
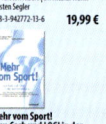
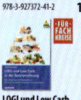
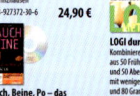
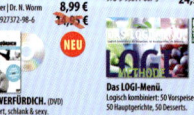
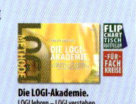
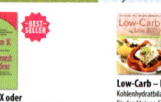

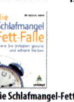

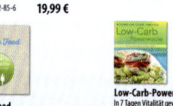
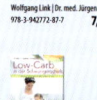
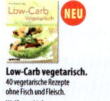
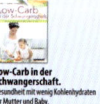

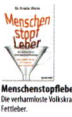
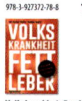

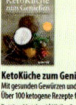

 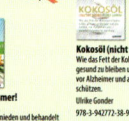

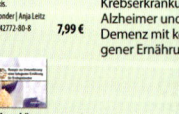

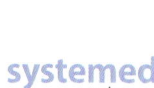

...ährung, Gesundheit, Lifestyle, Wellness

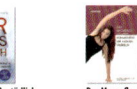

...weiß – tödlich.
...das Zucker uns umbringt – und wie wir das verhindern können.
...ohn Yudkin | Prof. Robert Lustig
...942772-41-9
14,99 €

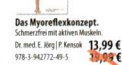

Das Myoreflexkonzept.
Schmerzfrei mit aktiven Muskeln.
Dr. med. E. Jörg J.P. Kensok
~~13,99 €~~ **19,99 €**
978-3-942772-49-5

Allergien vorbeugen.
Schwangerschaft und Säuglingsalter
Dr. I. Reese | Dr. U. Schäfer
~~9,99 €~~ **14,99 €**
978-3-942772-50-4

Ethisch Essen mit Fleisch.
Eine Streitschrift über nachhaltige und
ethische Ernährung mit Fleisch und
die Missverständnisse und Risiken einer
streng vegetarischen und veganen
Lebensweise.
Lierre Keith | Ulrike Gonder
978-3-927372-87-7
14,99 €

Köstlich kochen mit Tee.
Einfache und inspirierende Rezepte.
Tanja Bischof | Harry Bischof
~~4,99 €~~ **9,95 €**
978-3-927372-76-1

Der Paleo-Code.
Das Steinzeit-Programm.
Romy Dollé
978-3-927372-86-3
19,99 €

JETZT ALS PAPERBACK

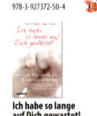

...r & Gewürze als Medizin.
...und schlank mit Vitalkräften aus der ...potheke der Natur.
...Oberbeil
15,00 € ~~19,99 €~~
...942772-92-1

GESUND DURCH STRESS!
Gesund durch Stress!
Wer wrolig lebt, bleibt länger jung!
Hans-Jürgen Richter
Dr. Peter Heslmeyer
~~4,99 €~~ **19,99 €**
978-3-927372-42-9

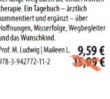

Ich habe so lange auf Dich gewartet!
Der lange Weg durch die Kinderwunschtherapie. Ein Tagebuch – ärztlich kommentiert und aufgearbeitet – über Hoffnungen, Misserfolge, Wegbegleiter und das Wunschkind.
Prof. M. Ludwig | Maileen L.
9,59 €
978-3-942772-11-2

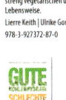

GUTE KOHLENHYDRATE SCHLECHTE KOHLENHYDRATE
Gute Kohlenhydrate – schlechte Kohlenhydrate.
Pfunde verlieren und Energie tanken.
Barbara Plaschka | Petra Linné
978-3-927372-81-8
12,95 €

Schwer verdaulich.
Wie uns die Ernährungsindustrie
mästet und krank macht.
Pierre Weill
978-3-942772-40-2
12,95 €

Früchtewampe. **NEU**
Warum Obst und Gemüse dick machen können.
Romy Dollé
978-3-942772-83-9
19,99 €

...it mit
...00
...eben lang schlank & glücklich.
...gramme für Körper und Seele.
...wertvolle Ernährungstipps.
...Oberbeil
14,99 €
...927372-93-1

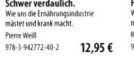

Yes, I can!
Erfolgreich schlank in 365 Schritten.
Dr. Ilona Bürgel
~~4,99 €~~ **14,99 €**
978-3-927372-51-1

Natürlich verhüten ohne Pille.
Welche Methode ist die beste?
Alle sicheren Alternativen. Was tun bei
Kinderwunsch? Wie aus den natürlichen
Techniken rasch und sicher erlernt.
Anita Heßmann-Kosaris
8,99 €
978-3-927372-63-4

66 Ernährungsfallen
...und wie sie mit Low-Carb zu vermeiden sind.
- in typischen Alltagssituationen
- für Büro und Freizeit
- mit Einkaufsführer im Supermarkt
- mit ausführlichem Restaurant-Guide
Barbara Plaschka | Petra Linné
978-3-927372-55-9
15,95 €

Das Kohlenhydratkartell.
Die Diätkatastrophe, die fetteren
Machenschaften der Zuckerlobby und
Wege aus dem Diätendschungel.
Clifford Opoku-Afari
978-3-942772-39-6
12,95 €

Iss einfach gut.
Das Prinzip Nahrungskette – einfach und
pragmatisch erklärt von Koch der
Deutschen Fußballnationalmannschaft
Holger Stromberg
978-3-942772-50-1
~~14,99 €~~ **18,99 €**

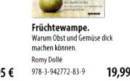
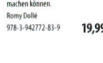

...m Fische nie dick werden.
...schlank mit Meeresfrüchten.
...a-3-Fettsäuren, Algen und Jod.
...Oberbeil | Patrick Coudert
...942772-71-6
19,99 €

Homöopathie – sanfte Heilkunst für Babys und Kinder.
Homöopathische Behandlung im Alltag.
Angelika Szymczak
978-3-927372-49-8
5,99 €

LOW CARB für Männer
Low-Carb für Männer. Ein Mann – (k)ein Bauch.
Jetzt noch überraschlicher – mit komplett überarbeiteter Kohlenhydrattabelle zum Nachschlagen.
Barbara Plaschka | Petra Linné
978-3-942772-52-5
15,99 €

Die letzte Reise.
Eine Reise über deutsche Friedhöfe
von Sylt bis Konstanz.
Clemens Menne
978-3-927372-76-4
20,00 €

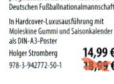
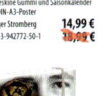
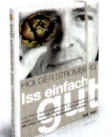

Iss einfach gut

...n-Code.
...heimnis der Epigenetik – wie wir ...ährung und Bewegung unsere Gene ...beeinflussen können.
...rich Strunz
...942772-01-3
14,99 €

Yoga & Achtsamkeit

Das Hatha Yoga Praxisbuch.
Für Einsteiger und Fortgeschrittene.
Marcel Anders-Hoeppgen
978-3-95814-035-6
29,99 €

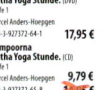

Sampoorna Hatha Yoga Stunde. (DVD)
Stufe 1
Marcel Anders-Hoeppgen
978-3-927372-64-1
17,95 €

Sampoorna Hatha Yoga Stunde. (CD)
Stufe 1
Marcel Anders-Hoeppgen
978-3-927372-65-8
9,79 €

Sampoorna Hatha Yoga Stunde. (DVD)
Leichte Mittelstufe
Schwerpunkt: Dehnung der Hüften
Marcel Anders-Hoeppgen
978-3-927372-04-4
17,95 €

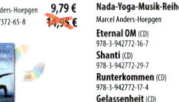

Hatha Yoga Stunde. (DVD)
Leichte Mittelstufe
Schwerpunkt: Kraftaufbau
Marcel Anders-Hoeppgen
978-3-927372-84-9
17,99 €

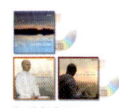

Hebammen Yoga.
Übungen zur Geburtsvorbereitung
und Rückbildung. Inkl. Mantra-Audio-CD.
Marcel Anders-Hoeppgen
978-3-927372-99-3
5,99 €

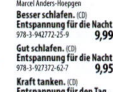
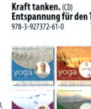

Hebammen Yoga. (Doppel-DVD)
Übungen zur Geburtsvorbereitung und
Rückbildung.
Marcel Anders-Hoeppgen
978-3-942772-03-7
16,95 €

Nada-Yoga-Musik-Reihe.
Marcel Anders-Hoeppgen

Eternal OM (CD)
978-3-942772-16-7
9,99 €

Shanti (CD)
978-3-942772-29-7
9,99 €

Runterkommen (CD)
978-3-942772-17-4
9,99 €

Gelassenheit (CD)
978-3-942772-15-0
9,99 €

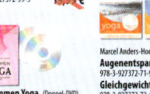

Marcel Anders-Hoeppgen
Besser schlafen. (CD)
Entspannung für die Nacht.
978-3-942772-25-9
9,99 €

Gut schlafen. (CD)
Entspannung für den Tag.
978-3-942772-62-7
9,95 €

Kraft tanken. (CD)
Entspannung für den Tag.
978-3-942772-61-0
7,99 €

Marcel Anders-Hoeppgen
Augenentspannung (CD)
978-3-942772-71-9
8,95 €

Gleichgewicht (CD)
978-3-942772-72-6
8,95 €

Nackenentspannung (CD)
978-3-942772-70-2
8,95 €

Oberen Rücken stärken (CD)
978-3-942772-73-3
8,95 €

Unteren Rücken stärken (CD)
978-3-942772-74-0
8,95 €

Bauchmuskulatur stärken (CD)
978-3-942772-75-7
8,95 €

Yoga von Kopf bis Fuß.
5-Minuten-Übungen aus dem Sampoorna Hatha Yoga.
Die Box beinhaltet:
- Augenentspannung (CD)
- Gleichgewicht (CD)
- Unteren Rücken stärken (CD)
- Oberen Rücken stärken (CD)
- Bauchmuskulatur stärken (CD)
Marcel Anders-Hoeppgen
978-3-942772-69-3
15,00 € ~~19,99 €~~
(erhältlich solange der Vorrat reicht)

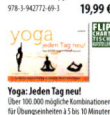

yoga jeden Tag neu
Yoga: Jeden Tag neu!
Über 100.000 mögliche Kombinationen für Übungssequenzen à 5 bis 30 Minuten.
Marcel Anders-Hoeppgen
978-3-942772-09-6
13,99 € ~~15,00 €~~

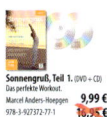

Marcel Anders-Hoeppgen
Sonnengruß, Teil 1. (DVD + CD)
Das perfekte Workout.
978-3-942772-77-1
9,99 €

Marcel Anders-Hoeppgen
Sonnengruß, Teil 2. (DVD + CD)
Der perfekte Stressabbau.
978-3-942772-97-9
9,99 € ~~10,95 €~~

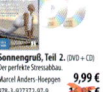

Rücken for fit. NEU
Das 30-Tage-Programm für einen schmerzfreien Rücken in nur fünf Minuten am Tag.
Inklusive Übungs-DVD.
Marcel Anders-Hoeppgen
978-3-942772-52-2
14,99 €

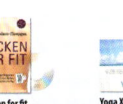
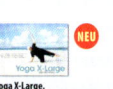

Yoga X-Large NEU
Auch Dicke können Yoga machen!
Die LOGI-Methode für Menschen mit Plus-Size-Körpern.
Birgit Feliz Carrasco
978-3-942772-77-8
17,99 €

Die Anti-Stress-Ernährung.
Die LOGI-Methode im Einsatz gegen
Stressbewältigung. Mehr Power für die Körperzellen.
Uschi Eichinger | Kyra Hoffmann
978-3-942772-67-9
19,99 €

Die Yogi-Methode.
30-Tage-Challenge zur aktiven Ernährung.
Vegan – ayurvedisch – yogisch.
Marcel Anders-Hoeppgen
978-3-942772-45-7
19,99 €

Anti-Stress-Yoga.
Kartenspiel mit 18 Rezepten und 56 Asanas.
Petra Orzech
978-3-942772-85-3
14,99 €

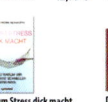

GLÜCKS
Der Glücksvertrag
Das 21-Tage-Programm. Ein glückliches
Leben in Balance dank einer Formel aus
Psychologie und fernöstlicher Heilkunst.
A. Mehta | G. Brüggemann
978-3-942772-14-3
~~5,99 €~~ **9,99 €**

Mut zur Trennung.
Was Kinder wirklich brauchen, wenn ihre Eltern sich für eine mutige und produktive Entscheidung – Kinder brauchen Aufrichtigkeit.
Jutta Martha Beiner
978-3-942772-47-1
9,59 €

Warum Stress dick macht
Warum Stress dick macht
Dass richtig satt werden und mit entspannt schneller abnehmen.
Ronald Pierre Schweppe
978-3-942772-51-8
9,75 €

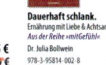

Der Burnout-Irrtum.
Ausgebrannt durch Vitalstoffmangel –
Burnout fängt in der Körperzelle an!
Das Präventionsprogramm mit
Praxistipps und Fallbeispielen.
Uschi Eichinger | Kyra Hoffmann
978-3-942772-06-8
19,99 €

Selbstheilung.
Gesundheit durch Liebe & Achtsamkeit.
Aus der Reihe »mitGefühl«.
Fei Long
978-3-95814-003-5
7,99 €

ACHTSAMKEIT
Schlank durch Achtsamkeit.
Durch inneres Gleichgewicht
zum Idealgewicht.
Ronald Pierre Schweppe
978-3-942772-90-7
14,99 €

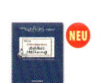

Achtsam abnehmen.
33 Methoden für jeden Tag.
Ronald Pierre Schweppe
978-3-942772-99-0
12,99 €

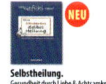

Dauerhaft schlank.
Ernährung mit Liebe & Achtsamkeit.
Aus der Reihe »mitGefühl«.
Dr. Julia Bollwein
978-3-95814-002-8
7,99 €

Glückliche Kinder. NEU
Erziehung in Liebe & Achtsamkeit.
Aus der Reihe »mitGefühl«.
Ronald Pierre Schweppe
978-3-95814-000-4
7,99 €

Starke Partner. NEU
Beziehung in Liebe & Achtsamkeit.
Aus der Reihe »mitGefühl«.
Alpscha Long
978-3-95814-001-1
7,99 €

systemed Verlag
Kastanienstraße 10
D-44534 Lünen
Telefon 02306 63934
Telefax 02306 61460
www.systemed.de
faltin@systemed.de

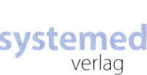
systemed verlag